中文翻译版

乳腺外科、内分泌外科及肿瘤外科手术技巧

Operative Techniques in Breast, Endocrine, and Oncologic Surgery

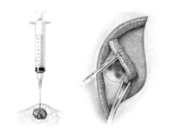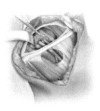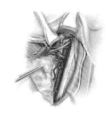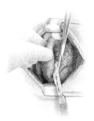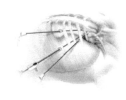

原著主编　Michael S. Sabel

丛书主编　Michael W. Mulholland

主　　译　杨　猛

主　　审　黄林平

科学出版社

北　京

图字：01-2017-3045

内 容 简 介

　　本书分乳腺外科、乳腺整形外科及内分泌外科三部分，共32章。详细阐述了乳腺外科、乳腺整形外科、甲状腺外科、甲状旁腺外科的术前评估和准备，手术技术及必要的术后管理。简单明了地诠释了乳腺、甲状腺、甲状旁腺外科手术技术的最高境界。

　　本书适合各个级别的普通外科医生参考阅读。不论是住院医师、进修医生还是资深教授都能从本书中获得知识的更新及手术技术的提高，是难得的临床实践指导性用书。

图书在版编目(CIP)数据

乳腺外科、内分泌外科及肿瘤外科手术技巧 / （美）米歇尔 S. 萨贝尔 (Michael S. Sabel) 主编；杨猛主译. 一北京：科学出版社，2017.6
书名原文：Operative Techniques in Breast, Endocrine, and Oncologic Surgery
ISBN 978-7-03-053149-0

Ⅰ. 乳… Ⅱ. ①米… ②杨… Ⅲ. ①乳房疾病－外科手术②内分泌腺－外科手术③肿瘤－外科手术 Ⅳ.①R655.8②R659③R730.56

中国版本图书馆CIP数据核字（2017）第121386号

责任编辑：王海燕 / 责任校对：赵桂芬
责任印制：徐晓晨 / 封面设计：吴朝洪

科 学 出 版 社 出版
北京东黄城根北街 16 号
邮政编码：100717
http://www.sciencep.com
北京建宏印刷有限公司 印刷
科学出版社发行　各地新华书店经销
*
2017 年 6 月第 一 版　开本：787×1092 1/16
2020 年 3 月第二次印刷　印张：18 1/2
字数：415 000
定价：150.00 元
（如有印装质量问题，我社负责调换）

主编简介

主编

Michael S. Sabel, MD

肿瘤外科主任

外科学教授

密歇根大学医疗体系

密歇根州安阿伯市

丛书主编

Michael W. Mulholland, MD, PhD

大外科主任　教授

密歇根大学医学院

密歇根州安阿伯市

插图：Body Scientific International 有限责任公司提供

译者名单

主　译　杨　猛　中日友好医院

主　审　黄林平　中日友好医院

译　者　（以姓氏笔画为序）

王　宁　中日友好医院

刘　军　中日友好医院

孙小亮　中日友好医院

纪浩洋　中日友好医院

张　洁　中日友好医院

赵　瑾　中日友好医院

彭维朝　中日友好医院

编著者名单

Amy K. Alderman, MD, MPH
Plastic Surgeon
Researcher
Breast Reconstruction
The Swan Center for Plastic Surgery
Alpharetta, Georgia

Benjamin O. Anderson, MD, FACS
Director
Breast Health Clinic
Seattle Cancer Care Alliance
Professor of Surgery and Global Health
    Medicine
University of Washington
Seattle, Washington

Peter Angelos, MD, PhD
Linda Kohler Anderson Professor of Surgery
    and Surgical Ethics
Chief
Endocrine Surgery
Associate Director
MacLean Center for Clinical Medical Ethics
The University of Chicago Medicine
Chicago, Illinois

Saïd C. Azoury, MD
Resident
The Johns Hopkins Hospital
Baltimore, Maryland

Jonathan Bank, MD
Department of Surgery
Division of Medicine and Biological Sciences
Section of Plastic and Reconstructive Surgery
The University of Chicago
Chicago, Illinois

Peter D. Beitsch, MD, FACS
Director
Dallas Breast Center
Dallas, Texas

Judy C. Boughey, MD
Associate Professor of Surgery
Department of Surgery
Mayo Clinic
Rochester, Minnesota

Kristine E. Calhoun, MD
Associate Professor
Department of Surgery
University of Washington School of Medicine
Breast Health Clinic, Seattle Cancer Care
    Alliance
Seattle, Washington

**Anees B. Chagpar, MD, MSc,
    MPH, MA**
Director

The Breast Center—Smilow Cancer Hospital
    at Yale-New Haven
Associate Professor
Department of Surgery
Yale School of Medicine
New Haven, Connecticut

Amy S. Colwell, MD, FACS
Assistant Professor
Harvard Medical School
Division of Plastic Surgery
Massachusetts General Hospital
Boston, Massachusetts

Amy C. Degnim, MD
Associate Professor of Surgery
Consultant
Division of Subspecialty General Surgery
Department of Surgery
Mayo Clinic
Rochester, Minnesota

Gerard M. Doherty, MD
Surgeon-in-Chief
Boston Medical Center
Utley Professor
Chair
Surgery
Boston University
Boston, Massachusetts

Frank Fang, MD
Department of Surgery
Section of Plastic Surgery
Resident
Section of Plastic Surgery
University of Michigan Health System
Ann Arbor, Michigan

Amy C. Fox, MD
Endocrine Surgeon
Regions Hospital
St. Paul, Minnesota

Paul G. Gauger, MD
Professor
Endocrine Surgeon
A. Alfred Taubman Health Care Center
University of Michigan Health System
Ann Arbor, Michigan

Raymon H. Grogan, MD
Assistant Professor
Department of Surgery
Section of General Surgery
Director
Endocrine Surgery Research Program
Pritzker School of Medicine
University of Chicago
Chicago, Illinois

Eric G. Halvorson, MD
Assistant Professor of Surgery
Harvard Medical School
Division of Plastic Surgery
Brigham and Women's Hospital
Boston, Massachusetts

Jean-François Henry, MD, FRCS
Professor of Surgery
Consultant
Department of Endocrine Surgery
University-Hospital La Timone
Marseilles, France

William B. Inabnet, III, MD
The Mount Sinai Hospital
Eugene W. Friedman Professor of Surgery
Chief
Division of Metabolic, Endocrine and
    Minimally Invasive Surgery
The Mount Sinai Hospital
New York, New York

Edwin L. Kaplan, MD
Professor
Department of Surgery
Section of General Surgery
Pritzker School of Medicine
University of Chicago
Chicago, Illinois

Cary S. Kaufman, MD, FACS
Associate Clinical Professor of Surgery
University of Washington
Bellingham Regional Breast Center
Bellingham, Washington

Anita R. Kulkarni, MD
Memorial Sloan Kettering Cancer Center
Section of Plastic Surgery
New York, New York

A. Marilyn Leitch, MD
Professor of Surgery
Division of Surgical Oncology
The University of Texas Southwestern
    Medical Center
Dallas, Texas

Valerie Lemaine, MD, MPH, FRCSC
Assistant Professor of Plastic Surgery
Vice Chair for Research
Department of Surgery
Division of Plastic Surgery
Mayo Clinic
Rochester, Minnesota

Gabriele Materazzi, MD
Department of Surgery

University of Pisa
Pisa, Italy

Christopher R. McHenry, MD
Vice Chairman
Department of Surgery
MetroHealth System
Professor of Surgery
Case Western Reserve University School of
    Medicine
Cleveland, Ohio

Claire W. Michael, MD
Professor of Pathology
Director
Clinical Research Program and Faculty
    Career Development
Director
Cytopathology Fellowship
Department of Pathology
Case Western Reserve University
University Hospitals Case Medical Center
Cleveland, Ohio

Paolo Miccoli, MD, FACS
Department of Surgery
University of Pisa
Pisa, Italy

Adeyiza O. Momoh, MD
Department of Surgery
Clinical Assistant Professor of Surgery
Section of Plastic Surgery
University of Michigan Health System
Ann Arbor, Michigan

Maurice Y. Nahabedian, MD, FACS
Department of Plastic Surgery
Georgetown University
Washington, DC

Lisa Newman, MD, MPH, FACS
Director
University of Michigan Breast Care Center
Professor of Surgery
University of Michigan Health System
Ann Arbor, Michigan

Barnard J. A. Palmer, MD, MEd
Assistant Clinical Professor of Surgery
Department of Surgery
UCSF East Bay Surgery Program
Oakland, California

Judy C. Pang, MD
Assistant Professor
Department of Pathology

University of Michigan Health System
Ann Arbor, Michigan

Julie E. Park, MD
Assistant Professor of Surgery
Director
Breast Reconstruction
Associate Program Director
Department of Surgery
Division of Medicine and Biological Sciences
Section of Plastic and Reconstructive Surgery
University of Chicago
Chicago, Illinois

Ketan M. Patel, MD
Assistant Professor of Surgery
Division of Plastic and Reconstructive Surgery
Keck School of Medicine of USC
Los Angeles, California

Andrea L. Pusic, MD, MHS
Department of Surgery
Section of Plastic Surgery
Memorial Sloan Kettering Cancer Center
New York, New York

Emily B. Ridgway, MD
Division of Plastic Surgery
Dartmouth-Hitchcock Medical Center
Lebanon, New Hampshire
Instructor in Surgery
Geisel School of Medicine at Dartmouth
Hanover, New Hampshire

Michael S. Sabel, MD
Chief, Division of Surgical Oncology
Associate Professor of Surgery
University of Michigan Health System
Ann Arbor, Michigan

Brian D. Saunders, MD
Assistant Professor of Surgery and Medicine
Department of Surgery
Penn State Milton S. Hershey Medical Center
Penn State College of Medicine
Hershey, Pennsylvania

Ashok R. Shaha, MD
Attending Surgeon
Jatin P. Shah Chair
Head and Neck Service
Department of Surgery
Memorial Sloan Kettering Cancer Center
New York, New York

Andrew G. Shuman, MD
Surgical Fellow
Head and Neck Service
Department of Surgery
Memorial Sloan Kettering Cancer Center
New York, New York

Rache Simmons, MD
Chief
Breast Surgery
Department of Surgery
Weill Cornell Medical College
New York, New York

David H. Song, MD, MBA, FACS
Cynthia Chow Professor
Chief
Plastic and Reconstructive Surgery
Vice Chairman
Department of Surgery
Division of Medicine and Biological Sciences
University of Chicago
Chicago, Illinois

Tiffany A. Torstenson, DO
Breast Surgical Oncology Fellow
Department of Surgery
Mayo Clinic
Rochester, Minnesota

Eleni Tousimis, MD, FACS
Chief
Breast Surgery
President
American Medical Women's Association
MedStar Georgetown University Hospital
Washington, DC

Dale Collins Vidal, MD, MS
Professor of Surgery
Geisel School of Medicine at Dartmouth
Chief
Plastic Surgery
Director
Center for Shared Decision Making
Dartmouth-Hitchcock
Hanover, New Hampshire

Martha A. Zeiger, MD, FACS, FACE
Professor of Surgery
Department of Surgery
Chief of Oncology, Cellular, and Molecular
    Medicine
Section of Endocrine Surgery
Johns Hopkins University School of Medicine
Baltimore, Maryland

丛书前言

外科治疗非常复杂，技术性强，发展快，虽然有很多标准书籍涵盖了普通外科、胸外科、血管外科或移植外科手术学的各个方面，但本书"外科手术技巧"的特点是从独特的角度提供了综合的现代治疗理念。开放手术、腔镜手术和最新的机器人手术方式都会在本书中讲述，同时提供了很多可选择的、互相补充的手术方式，这是本书的范围和目的所在。

本丛书根据解剖学进行组织，各章节包括胸外科、上消化道外科、肝胆胰外科、结直肠外科，乳腺外科、内分泌外科和与肿瘤外科相关内容也分别包括在不同卷目中，现代血管外科和移植外科也包括在内。

本丛书的作者均是具有很高威望的外科医生，是各个领域的专家学者，是外科界的领导者，每个人都有很高的外科水准和出色的外科技术。乳腺外科、内分泌外科和肿瘤外科内容由密歇根大学的 Michael Sabel 医生编写，胸外科和上胃肠外科内容由伯明翰阿拉巴马大学的 Mary Hawn 医生编写，肝胆胰外科由佛罗里达大学的 Steven Hughes 医生编写，结直肠外科由贝勒医学院的 Daniel Albo 医生编写，血管外科内容由斯坦福大学的 Ronald Dalman 医生编写，包括了开放手术和腔内手术，移植外科由密歇根大学的 Michael Englesbe 医生编写。同时，各位主编招募了很多世界级的编者，使得本丛书具有国际化风范。

外科学是一门可视化的科学，《外科手术技巧》丛书运用了大量丰富的引人注目的示意图和术中照片进行阐述。所有图解示例均由 Body Scientific International 公司独家提供，呈现了统一的风格，强调清晰、有力和干净的线条。术中照片从外科手术医生的视角拍摄，因此呈现的就是手术实际操作的景象，视觉冲击力很强，非常漂亮。所配文字意在精简，重点放在关键手术细节和术后管理上。

本丛书为所有各级别外科医生设计制作，包括外科住院医、进修医生和经验丰富的外科教授。外科技术的飞速发展意味着本系列丛书将会为所有外科医生提供崭新思路和视野。《外科手术技巧》丛书由 Wolters Kluwer Health 公司独家出版，这是一家集独特视野、组织和天赋于一身的单位。感谢执行总编 Brian Brown，组稿编辑 Keith Donnellan，产品开发编辑 Brendan Huffman 的视角和不懈的努力。

Michael W.Mulholland, MD, PhD

译者前言

本书由美国著名内分泌外科专家 Michael S. Sabel 教授及其他来自世界各地的顶尖外科专家们共同编著，从不同角度和层次系统阐述了乳腺外科、乳腺整形外科、甲状腺外科、甲状旁腺外科的术前评估和准备、手术技术及必要的术后管理。该书内容丰富，涵盖范围广泛，文字简单明了，重点突出，深入浅出，同时配以精美的示意图和术中真实操作的照片，一目了然，视觉冲击力强大，给阅读者留下深刻的印象，是一部不可多得的精品力作。

乳腺、甲状腺和甲状旁腺疾病越来越引起人们的重视，目前外科手术技术突飞猛进，日新月异，专业性越来越强，外科医生只有不断更新知识体系，掌握新的理念和技术方法，与时俱进才能适应时代的要求。《乳腺外科、内分泌外科及肿瘤外科手术技巧》恰恰给我们提供了一个优秀的学习平台，编者都是世界上最优秀的外科医生，他们根据亲身体会和长期积累的经验，细致入微地编写了各个章节内容，贴近临床实践，阅读时就像是来到了各个医学大家的手术室中，听他们耐心地讲述，体会他们手把手地指导手术操作，获益匪浅。笔者曾在美国杜克大学医学院内分泌外科访问学习，感觉本书的内容和美国一流医学院的风格十分贴近，强烈推荐给各位读者，不用出国就能学习到国际上最先进的手术技术和理念，具备国际化视野。

该书适合不同层次的普通外科医生，不论是住院医生、主治医生、进修医生，还是资深教授，都能从这本书里获得理论和实践的指导、获得新的思路和技术方法，与世界最前沿的外科手术技术保持同步。

但是，由于我们的翻译、理解水平有限，可能存在翻译不足之处，敬请读者理解、批评和指正。

在此书翻译过程中得到了各位译者、编辑和领导的大力支持，各位译者和出版社的领导老师们为此书的翻译和出版付出了辛勤的工作，在此表示衷心的感谢。

中日友好医院　黄林平　杨　猛

原著前言

《乳腺外科、内分泌外科及肿瘤外科手术技巧》为外科住院医师、进修医师和外科执业医师提供创造了非常独特且综合广泛的资源。为了最高效，各章为提纲形式，重点阐述了术前评估和准备、手术技术及必要的术后管理。各步骤分解为每一小步，结合大量的术中照片和细致入微的绘图，视觉感非常好，特别是在电子设备上阅读时会更佳，可谓是必备的现代化读本。

本书作者不仅是相关专业的顶尖专家，更是最新手术技巧发展的开创者。他们致力于相关领域的快速更新，其中包括外科手术在多学科治疗中的地位和肿瘤内分泌外科的微创治疗。

特别感谢总编辑 Dr.Michael W. Mulholland 和 Wolters Kluwer Health 编辑部的项目管理工作人员，包括 Brendan Huffman 和 Keith Donnellan。他们的视角和鼓励性的指导使得此书得以完成，成为各层次外科医师的非常有用的参考书。

Michael S. Sabel, MD

致　谢

致我伟大的妻子 Janeel 和我的三个漂亮的孩子 Alex, Madison 和 Lauren。感谢在我没有时间陪伴他们的时候对我的爱和理解。

同样感谢我的父母 Steven 和 Rhoda。没有他们的支持，一切皆无可能。

Michael S, Sabel

目 录

第一部分　乳腺外科

第二部分　乳腺整形外科

第一部分

乳腺外科

第 1 章　乳腺肿物的细针抽吸活检

Judy C. Pang　Claire W. Michael

概念

- 细针抽吸活检（Fine needle aspiration，简称 FNA）是一种经皮的利用细针（加用或不用注射器）抽取囊肿内液体，或者吸取可触及实体肿块的细胞成分进行细胞学分析的操作过程。

患者病史和临床表现

- 应当从患者处获得包括肿块存在时间、大小变化、相关疼痛，以及肿物随月经周期的改变等局部病史。还应了解既往外伤史和恶性肿瘤病史。体格检查时，定位肿物位置是位于乳腺实质内、腋下还是胸壁的皮下组织是十分重要的。其需要鉴别的诊断可能不同。另外，注意到皮肤的改变，如发红、皮温升高或者水肿也有助于诊断。确定肿块的大小、质地、深度，以及与周围组织的关系可使穿刺恰当且并发症最小化。FNA 没有绝对禁忌证。

影像学及其他诊断

- 钼靶和超声的发现可有助于获得准确的诊断。了解病变是实性或者囊性有助于选择合适的细针和注射器。对于不可触及或难以触及的病变，提倡进行影像学（如超声）引导下的细针抽吸活检来确保能对肿块进行恰当的穿刺。

鉴别诊断

- 良性（如纤维腺瘤、囊肿）。
- 恶性（如癌、淋巴瘤）。
- 非典型（需要空芯针活检或外科切除来明确诊断）。

非手术的处理

- 对于选择不活检的患者，建议进行短期随访（4～6 个月），需要重复影像学及临床检查并记录病变是稳定或者变化。

外科处理

- 肿块处理除了细针抽吸活检之外，可选择空芯针活检或外科切除。
- 对于实性肿物，细针抽吸活检可提供细胞以用于细胞学检查，而空芯针则可以取到组织。若无有经验的细胞病理学家或者必须取到组织以明确诊断（如区分是原位还是浸润性病变）时，空芯针活检成为首选。
- 外科切除适用于当细针抽吸活检或者空芯针活检无法确定诊断时。对于小肿瘤，当患者强烈要求切除时也可以考虑使用。

术前准备

- 在进行 FNA 前，应当和患者确认可触及肿物的位置。应在站立位和仰卧位分别检查肿物以确定理想的活检体位。

体位

- 患者采取站立位或平卧位取决于肿物的位置。患者应当处于方便触诊和穿刺肿物的最佳位置。

方法

- FNA 操作可用以下方法：①穿刺针、注射器、注射器支架；②穿刺针、注射器；③只用穿刺针。

设备

- 酒精纱布清洁皮肤，准备清洁纱布用于操作完成后加压包扎。
- 可选择局部麻醉。
- 尖端为斜面的皮下穿刺针。
  - 首选 23 号针，也是通常一开始时用的。如果取材不满意，可采用专门用于少间质肿瘤（如淋巴瘤、黑色素瘤）的 22 号针，或者专门用于韧性或纤维性肿瘤（如纤维腺瘤）的 25 号针。
  - 经典的穿刺针长度为 5/8in 到 1.5in，是刚好可以够到目标的长度。较短的穿刺针由于不易弯曲而更容易操作。
- 最好使用直口无扣注射器（slip-tip syringe），因其容易把持并且密封性好。鲁尔锁扣注射器（Luer lock syringe）也可使用，但拔下穿刺针会相对困难。10ml 注射器是首选，因为手离穿刺目标近且只需要 2 ~ 4ml 的抽吸空间。对于较大的囊性病变，20ml 注射器更有优势。
- 注射器支架可以满足单手握持和抽吸操作，可以解放另一只手来固定目标。
- 载玻片和盖玻片。
- 风干玻片的支架。
- 将玻片放于盛有 95% 的乙醇（无水酒精）容器中固定细胞或者喷雾法固定，如果容器没有玻片分隔槽，那么用纸夹在每张玻片之间可达到同样的效果。
- 有很多快速的染色方法可用于恰当的检测，包括甲苯胺蓝法、快速 HE 染色、对固定后的玻片进行快速巴氏法，以及对风干玻片进行吉姆萨染色和 Diff-Quik 染色。
- 穿刺针的冲洗可在 RPMI 培养基进行（淋巴瘤可用细胞块或者流式细胞术），或者 10% 福尔马林液（细胞块），或者用 CytoLyt（液基薄层）。

利用穿刺针、注射器及注射器支架的细针抽吸活检

- 仔细触诊肿物以评估其大小、深度，以及周围需要注意避免损伤的结构，如大血管、骨、肺等，尤其是较小乳房更应注意。
- 用手指固定肿物位置。
  - 较大病变用拇指和相对的手指固定（图 1-1）。
- 较小病变将示指和中指放在病变表面然后张开，将皮肤拉开（图 1-2）。
- 设计穿刺针进入皮肤穿刺点的角度并确定穿入的深度。
  - 如果穿刺针是 90° 进针，那么针头应当在肿物表面进入皮肤（图 1-3A、B）。
  - 如果穿刺针是 30° ~ 45° 进针，这个角度常常更舒适及易操作，那么为达到锐角，针

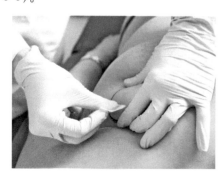

图 1-1 ● 大肿块固定用拇指和相对手指

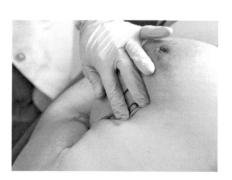

图 1-2 ● 小肿物固定用示指和中指

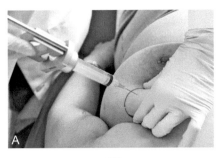

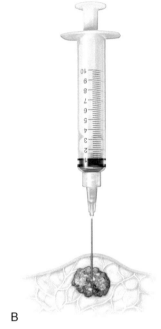

图 1-3 ● A、B. 针以 90°进入肿块的需要从肿块顶端的皮肤穿刺

头可从肿物邻近皮肤进针而非肿物表面（图1-4A、B）。

- 进针 90°时，穿刺过深可能会导致气胸。若考虑到该因素（如对于接近胸壁的肿块），取 30°～ 45°进针应为首选。

- 为了固定器械，可将注射器的针筒搁置在触诊肿物那只手的示指上，或者在穿刺针进入肿物时用拇指稳定注射器。一旦细针进入肿块便可将拇指移开（图 1-4A）。

- 取材。

  - 对于囊性病变，不用来回移动针头直接抽吸就可奏效。

  - 对于实性肿物，在负压抽吸结束、拔针之前还应在肿物里进行 15 ～ 20 次来回穿刺。如果针筒中发现出血，那么应当限制来回穿刺的次数，可在达到 15 ～ 20 个回合之前就拔针。针头从患者体内拔出之前一定要释放负压，否则，所有取材将会回流到针筒内导致不易取出标本（图 1-5）。

- 充分采样。

  - 为了在清晰的大病变的不同区域取样，最好是采用各自独立的针道到达不同的区域。这个也适用于明确的病变。对于不清晰的穿刺目标，特别是纤维囊性变的乳腺里，

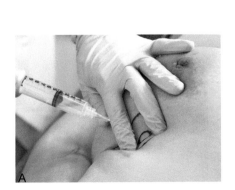

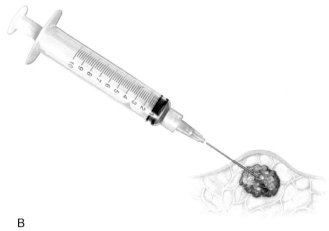

图 1-4 ● A、B. 针以 30°～ 45°角进针，针从肿物邻近皮肤进针而非肿物表面

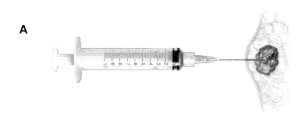

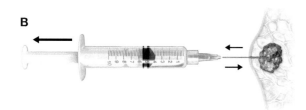

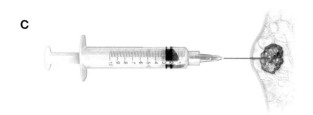

图 1-5 ● A. 针头进入肿物；B. 回抽活塞创造 2 ~ 4ml 的真空（负压），然后进行 15 ~ 20 次来回穿刺；C. 针头从患者体内拔出之前释放活塞（负压）

最好是在一个扇形区域里通过改变针的走向实现取样。为避免撕裂组织造成出血，针在改变线路之前应当回到肿物的表面（但仍在患者体内）（图 1-6）。

■ 通常情况下，2 ~ 3 次穿刺就足够了。但如果目标过大或者取材不满意，可进行额外

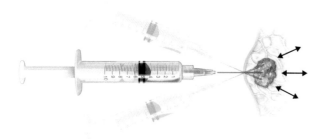

图 1-6 ● 为取不同区域的组织，针可在一个扇形区域内改变方向

穿刺。然而通常多于 3 次的穿刺是不推荐的，因为出血使得可诊断材料的产量会随着每一次的穿刺而逐渐减低。第一次穿刺往往是最好的。

■ Zajdela 技术，是一种只用细针而不用注射器或注射器支架的方法（图 1-7）。这种技术对于小目标是理想的，因为它对于区分病变和正常乳腺组织质地的灵敏性增加，而应用注射器和注射器支架是无法实现的。另外还不易出血。然而这种方法的取材量经常比使用负压吸引要少，同时若是囊性病变也有取材溢出的风险。必要时可以加用没有活塞的注射器针筒（图 1-7B）。

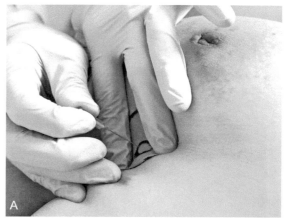

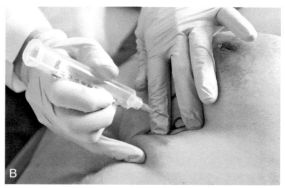

图 1-7 ● Zajdela 技术：只用针头（A）或针头另加无活塞的注射器针筒（B）

准备制片

- 排出取材
  - 针头从注射器取下（图 1-8）。将活塞从头到尾拉回，然后再连接针头（图 1-9A、B）。如果用的是使用针头和注射器针筒的 **Zajdela** 技术，在把活塞放回注射器内之前取下针头。
  - 将针头尖端放在玻片上（斜面向下），有力地推动活塞，这样所有的取材都会在玻片上（图 1-10A、B）。如果取材量大，可以缓慢推动活塞，这样每一个玻片上都只会有少量的组织。玻片应当用铅笔标记患者信息（如姓名和出生日期）。
  - 如果针筒内还有残留的物质，可以对其冲洗用于细胞离心技术（在 CytoLyt 中冲洗）或者用于制作细胞块（在 10% 福尔马林缓冲液或 RPMI 培养基中冲洗）（图 1-11）。如果需要额外的涂片，可用倒置法将针头固定在真空采血管的橡胶帽顶端，然后反复在玻片上轻叩。滴在玻片上的材料即可用于涂片（图 1-12）。

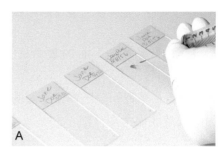
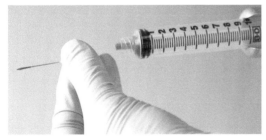

图 1-10 ● A、B　将针头尖端放在玻片上（斜面向下），有力地推动活塞，这样所有的取材都会在玻片上。如果取材量大，可缓慢推动活塞，这样每一个玻片上都只会有少量的组织

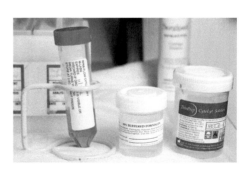

图 1-11 ● 针头可在 RPMI 培养基、10% 福尔马林缓冲液或者 CytoLyt 中冲洗

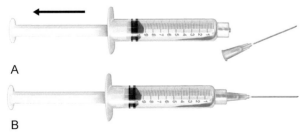

图 1-8 ● 针头从注射器上取下

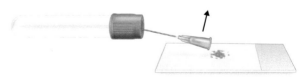

图 1-12 ● 将针头固定在真空采血管的橡胶帽顶端，反复在玻片上轻叩

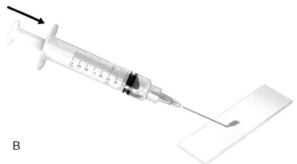

图 1-9 ● A、B　将活塞从头到尾拉回（A），然后再连接针头（B）

- 涂片技术。
  - 将另一张玻片的边缘置于包含吸出材料的玻片表面（图 1-13）。
  - 旋转上面的玻片与下面的玻片平行（图 1-14）。
  - 保持两张玻片平行，轻压并使上面的玻片在下面的玻片表面滑动（图 1-15）。

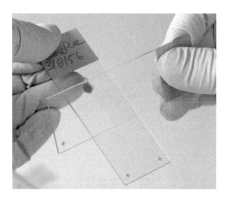

图 1-13 ● **将另一张玻片置于包含取材的玻片表面**

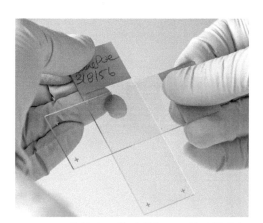

图 1-14 ● **旋转上面的玻片与下面的玻片平行**

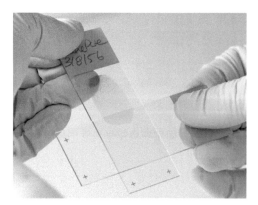

图 1-15 ● **轻压并使上面的玻片在下面的玻片表面滑动**

- 最终成品应该是玻片表面的取材呈厚度均匀的椭圆形（图 1-16）。实际上，所有取材都应在下面这张玻片上。显微镜下，细胞应保护完好并且胞质完整。如用压力过大，会有破碎的细胞核，罕有胞质完整的细胞。如果玻片没有保证彼此平行，将会出现取材被刮掉、丢失或者变形失真。
- 其他技术。
  - 将一张干净的玻片与含有取材的玻片放置完全平行后划开，两张玻片上都会有取材存在（也能做出好的涂片）（图 1-17A、B）。
  - 对于含血的提取物，将玻片倾斜使血流入收集媒体（图 1-18A、B）。残留在玻片的颗粒物用另一张玻片的边缘刮下再涂到另外的玻片上（图 1-18C、D）。或者，原来的玻片上的颗粒可以直接拿另一张干净的玻片进行涂片（图 1-18E）。

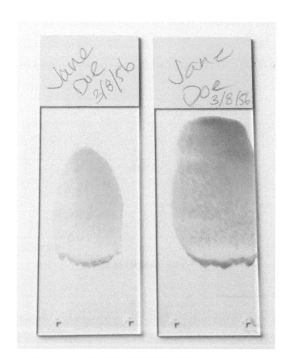

图 1-16 ● **取材呈椭圆形的成品**

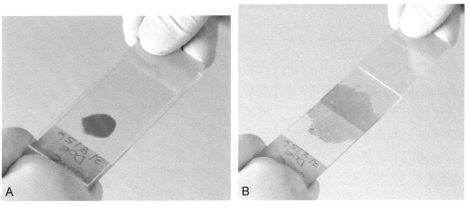

图 1-17 ● A、B 将一张干净的玻片与含有取材的玻片放置完全平行后划开

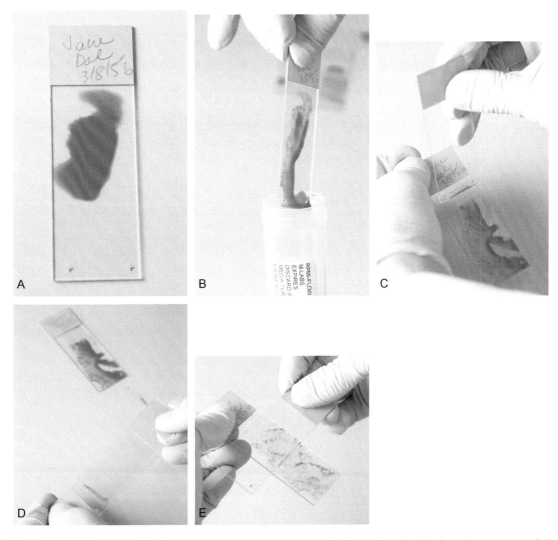

图 1-18 ● A. 含血的提取物；B. 将玻片倾斜使血流入收集媒体；C. 用另一张玻片的边缘刮下残留在原玻片的颗粒物再涂到另外的玻片上（D），或者直接拿另一张干净的玻片把原来的玻片上的颗粒推开（E）

固定玻片

- 应将载玻片浸渍在 95％ EtOH 中固定，或通过喷雾固定（图 1-19）。该步应在涂片完成后尽快进行以避免出现风干伪像。另外，玻片也可留置空气中干燥而不固定。理想的情况是，无论是空气风干还是固定的玻片都可以用于细胞学评价。

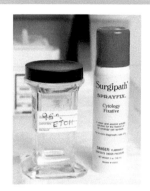

图 1-19 ● 立即用 95％ EtOH 或喷雾固定玻片

经验与教训

适应证	■ 可触及肿物：应当进行简要病史询问和局部查体。
	■ 诊断：原发肿瘤（良性或恶性），肿瘤复发，继发性或转移性肿瘤，炎性疾病（不常见），非典型上皮性病变（需要进一步研究）。
	■ 治疗：单纯性囊肿的排空。
主要诊断盲区	■ 假阴性：小的恶性病灶在一个以良性病变为主的背景中出现（如纤维囊性变），在复杂增殖性病变中存在的癌（如乳头状瘤），高分化癌，罕见的肿瘤类型，广泛坏死或囊性癌，采样错误，涂片不充分。
	■ 假阳性：纤维腺瘤，乳头状瘤（乳头样病变），导管上皮不典型增生，妊娠相关（哺乳期变化），脂肪坏死，胶原组织病，皮肤附属器肿瘤。
主要局限性	■ 无法区分侵袭性和原位癌。
	■ 精确度往往依赖于病变的大小（如果病变 < 0.5cm 不敏感）。
	■ 肿瘤主要为坏死或囊性成分时精确度低。
	■ 对于多数良性病变缺乏特异性诊断。
	■ 对所有"非典型"诊断的病变需要活检（空芯针或切除全部病灶）。
	■ 只有获得足够的样品时才能准确地进行激素受体和 HER-2／neu 分析。

术后护理

- 穿刺点应该压迫几分钟确保止血，然后使用无菌敷料覆盖。

结果

- 灵敏度 80％ ～ 100％，特异性超过 99％。
- 3％ ～ 5％ 的假阴性率和 0.5％ ～ 2％ 的假阳性率。
- 实施"三重检验"是必不可少的（临床、影像学和细胞学的关联性）。

并发症

- 并发症发生率低并且多数为轻微并发症。
- 疼痛。
- 出血（血肿）。
- 感染。
- 血管迷走神经性反应。
- 气胸。
- 上皮异位（肿瘤种植）。
- 穿刺后发生的伪像改变可能会干扰影像学解释和外科切除的组织学评价（上皮异位可与浸润性癌相似）。

第 **2** 章　　导丝定位的乳腺活检

Michael S. Sabel

概念

- 导丝定位的切除活检（或细针定位活检）可用于取得查体不可触及、影像学可检测到的异常组织来为诊断所用。乳腺病变的定位切除有很多方法，包括导丝定位、体表标记定位、放射胶体引导的隐匿病变定位（ROLL）。本章介绍的导丝定位是最常用的方法。

- 将影像学引导的活检作为第一步是首选的（立体定位活检或者超声、磁共振成像引导的活检），因其可以使良性病变的患者避免外科手术，而恶性病变的患者则可有明确的肿瘤治疗手术。因此，导丝定位的切除活检应当限于影像学引导的活检不适合或者失败的病例。导丝定位的肿瘤切除术是针对已经诊断为乳腺癌患者的类似操作。其目标是对肿瘤进行周围有足够正常组织围绕切缘的完整切除，通常需要两根导丝来"托住"肿物以保证完整切除。

患者病史和临床表现

- 对于所有预计进行导丝定位乳腺活检的患者都应进行双侧乳腺体检，原因有两个。首先，评估病变是不是真的不可触及。如果是可触及的异常，那么用导丝定位的活检就没有必要了。如果触及异常病灶，那么关键便是与放射科医生再回顾确认，该触及的异常与因影像学发现而建议活检的异常是否对应。第二个原因是，检查双侧乳房以确保没有其他可触及的隐匿病变需要活检。

- 对于要进行导丝定位下肿瘤切除术的活检证实为癌症的患者，必须要做彻底的病史询问和体格检查，以确保患者是保乳手术（BCT）的适合人选。保乳手术的禁忌证包括放射史、胶原血管病、早中期妊娠、多中心癌灶或广泛钙化（第 5 章　乳腺癌的肿物切除术）。

影像学及其他诊断

- 术前的影像学检查是必不可少的。在决定进行导丝定位乳腺活检之前，要再次回顾乳腺影像来确定患者是否更适合影像学引导活检，因为这才是首选的第一步。应当再次了解患者的过敏史、用药史（尤其是阿司匹林或者抗凝血药），或者是否为出血体质。立体定向空芯针活检的禁忌证包括无法全面认识靶病变，或者患者无法保持操作所需的体位。有些患者会超出立体定位台的体重限制。其他排除立体定位活检的因素包括致密乳腺；病变靠近皮肤、胸壁或腋窝；有乳房假体。

- 在去手术室（OR）之前，患者在影像学引导下进行导丝定位。局部麻醉后，用双平面钼靶（图 2-1A）或超声（图 2-1 B）将内置有带钩导丝的刚性套管针导向异常所在的位置。然后拔除套管针，而倒钩可以固定导丝而不易退出或移位（图 2-2A、B）。

- 很多情况下，在影像学引导下的空芯针活检提示异型性之后推荐进行导丝定位的切除术 [小叶原位癌（LCIS），非典型导管增生（ADH），非典型小叶增生（ALH），扁平上皮不典型增生（FEA）]。它也经常推荐用在乳头状瘤或放射状瘢痕的穿刺活检之后。这些情况下，一部分可能表现为原位癌或浸润性癌。操作之前最好再次审查病理和活检指征。

第一部分 乳腺外科

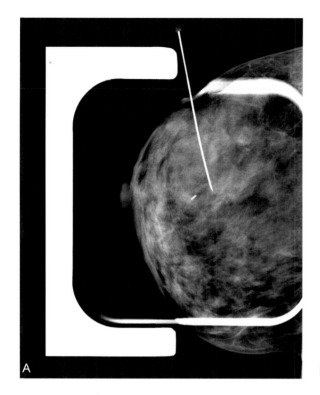

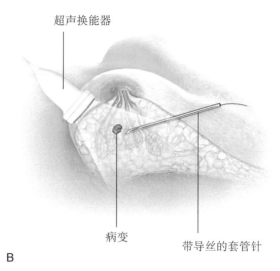

超声换能器

病变　　带导丝的套管针

B

图 2-1 ● 用双平面钼靶（A）或超声（B）引导置入套管针

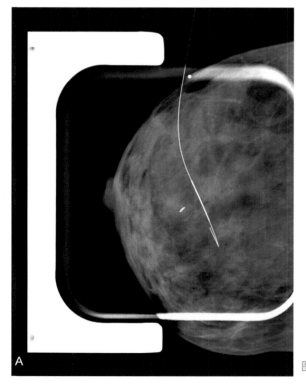

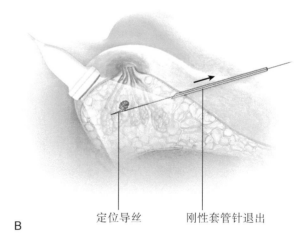

定位导丝　　刚性套管针退出

B

图 2-2 ● A、B　套管针退出，导丝留在病变位置

外科处理

术前准备

- 导丝定位之后进行乳房查体会比较困难，因为各种用来固定导丝的方法会妨碍乳房查体。直到患者进入手术室摆好体位前都不应取掉这些固定导丝的东西，以便把转运患者过程中导丝移位的概率降到最低。

- 患者回到手术室之前，应当再次检查定位的图像。具体而言，外科医生应当注意到导丝和异常病灶的毗邻关系，导丝从皮肤进入的方向及病变和皮肤的距离，因为这些都可能影响镇静的程度（如果有的话）。

- 尽管乳腺术后的感染风险低，但往往高于一般外科清洁操作的平均水平，许多研究表明，预防性使用抗生素可以明显降低术后感染的风险。

体位

- 患者应处于仰卧位。定位导丝经常是从侧方置入，所以同侧上肢应当处于 90° 外展。

- 一旦患者躺在手术台上摆好体位，就应该小心取下固定导丝的胶布和敷料以防导丝移位。可以轻轻检查乳房，观察病变是否可触及。此外，轻触诊的同时观察导丝外露的部分，可以提示外科医生导丝的朝向。

- 定位导丝通常很长，露在皮肤外面的部分很明显，这种情况可通过把导丝剪到更可行的长度来改进。必须小心操作，别把导丝推进或拽回（拽出）。同样重要的是，别把导丝剪短到太贴近皮肤以致导丝会消失。用导丝剪切割前应把导丝固定在皮肤水平（图 2-3）。

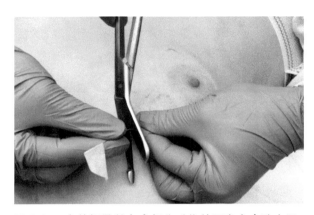

图 2-3 ● **在剪短导丝多余部分时将其固定在皮肤水平。莫让导丝移位和预留足够长度同等重要**

异常病灶位置预测

- 移除敷料后，外科医生可以根据乳腺头尾位（CC）和侧斜位（LM）角度上导丝的位置和方向来确定乳腺中异常位置所在。由于常常在皮肤的导丝进针点会放个小 BB（补充：经查文献为不透 X 线的皮肤标记），所以可以由此估计导丝在乳腺组织中延伸的长度。请记住，乳房在拍摄钼靶时是被压缩的，而手术台上不是，所以影像的测量未必准确。在钼靶上识别乳头位置作为另一参照物通常也有些帮助。

- CC 位（图 2-4A）可以显示异常病灶位置的前后、内外侧关系但不能区分上下侧。对于经侧方留置的导丝，CC 位可以用来评估病变深度和靠内的程度（尤其把乳头作为参照物时）。

- LM 位（图 2-4 B）显示了病灶位置的前后、上下侧关系但不能区分内外侧。如果还是侧方留置导丝，皮肤 BB 和导丝倒钩之间的偏离可以估计导丝是向上还是向下。

- 结合两个角度，外科医生可以识别导丝和病灶之间的关系。通常，放射科医生会把导丝加强段放得尽可能接近病灶。重要的是要知道导丝相对病变更近的位置，以及位于病变哪个方向。

手术技巧

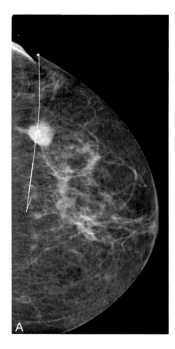
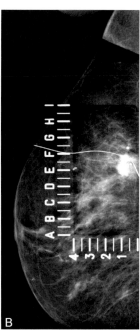

图 2-4 ● 定位片显示了皮肤、导丝、异常病灶的关系 CC 位（A）上，圆点是皮肤的进针点。图像显示病变靠后靠外侧，但没有提示上下位置关系。导丝倒钩和加强段在病变远端（内侧）。LM 位上（B），可再次看到病变靠后，但可发现其靠上侧。看起来似乎导丝穿过乳房有些距离但其实大部分是露在外面的部分。白色圆点是进针的地方

皮肤切口和导丝识别

■ 通过术前影像和乳房体检，外科医生可以估算导丝的方向和到加强段的距离。然后用水性笔标记切口（图 2-5）。对于接近导丝进入点的病灶，切口可设在进针点。此外，应选在钼靶提示的异常位置的表面。

■ 标记切口时，要顾及到如果病变为恶性，需要转为肿物切除术甚至根治术的可能，因此切口设计应不至于妨碍后续治疗。对于邻近乳头乳晕复合体的病灶，环乳晕切口外形更为美观，但过度潜行操作阻力重重，如果存在癌细胞，再进行肿物切除术也会变得更复杂。

■ 开始时切口以小为宜，如果需要可以再延长（图 2-6）。因为通常都是只用局部麻醉或浅镇静，进行任何切开之前，都要进行皮肤麻醉。

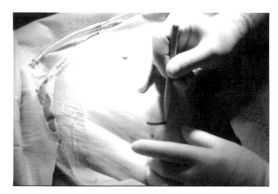

图 2-5 ● 在预计异常的位置标记切口，要顾及到如果病理回报为恶性，需要进行肿物切除术或根治术

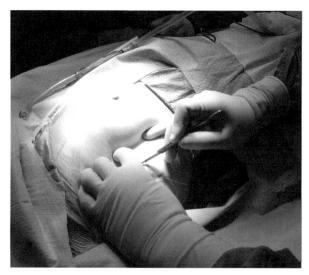

图 2-6 ● 在局部麻醉浸润后做一小切口

切除

- 导丝定位切除活检的目的是切取尽量少的组织来完成诊断。如果 CC 位和 LM 位提示病变位置距离切口较深，分离时应持续向远端而避免切除病变和导丝近端的组织（图 2-7A）。对于更浅表的病变，切开后短距离内就应游离提拉皮瓣，但注意保证足够厚度以避免局部凹陷（图 2-7B）。

- 如果切口不经过导丝进入点，下一步便是辨认接近病变的导丝部分。沿着导丝解剖，注意不要直接在病变表面而要在病变邻近的导丝周围操作（图 2-8）。

- 一旦确定导丝位置，在其病变端夹上止血钳，然后把导丝柄牵出切口。确保充分固定导丝以防脱落（图 2-9A、B）。

- 在导丝进乳腺处用组织钳钳住组织。注意在导丝上或下钳夹而不要直接钳夹导丝，否则钳夹动作可能会导致导丝移位（图 2-10）。

- 然后继续平行于导丝进行解剖，保持导丝周围有约 1cm 的乳腺组织。这可根据病变的大小和与导丝的关系来改变。例如，对于在导丝近端 1cm 的病变，那么近端切缘可略大些，而导丝远端切缘可略小。

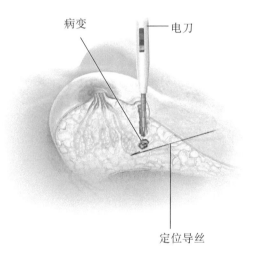

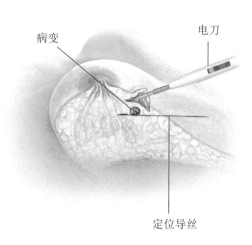

图 2-7 ● 用电烧分离皮下脂肪和乳腺实质。对于较深病变（A），向深部适当分离而避免切除病变以前的组织（会导致凹陷）。对于浅表病变（B），应在切开后短距离内游离出较厚的皮瓣

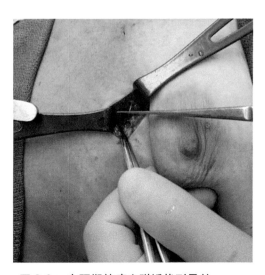

图 2-8 ● 在预期的病变附近找到导丝

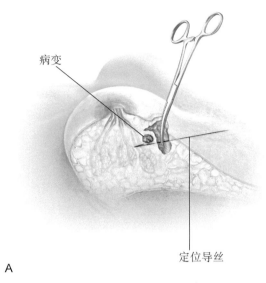

病变

定位导丝

A

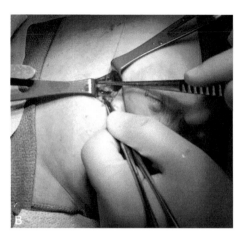

B

图 2-9 ● A. 用止血钳把导丝固定在乳腺中；B. 用镊子把导丝外露部分从皮肤拉出切口

■ 对于钼靶所见肿块，沿导丝触诊通常能让外科医生识别病变并进行切除，可简化操作。

■ 持续分离到你有把握超过病变位置并能将其横断（图 2-11）。通常，这一步中会遇到导丝，小心不要离断导丝而把倒钩端留在患者体内。

如果这时你发现导丝，明确处在导丝的什么部分。如果是在倒钩处并且影像显示倒钩在病变远端，那就可以放心。如果碰到的是导丝加强段，沿导丝方向抓住剩余组织继续分离直到超过倒钩。

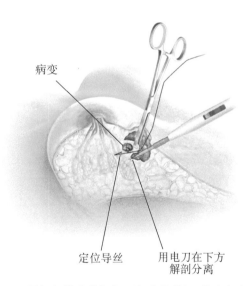

病变

定位导丝　　用电刀在下方解剖分离

图 2-10 ● 用组织钳夹住组织（勿夹导丝），并在各方向平行于导丝分离

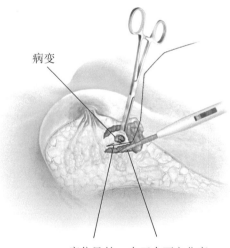

病变

定位导丝　　电刀在下方分离

图 2-11 ● 当你估计周围分离已超过病变，横断标本，注意别切断导丝（遗留倒钩）

定位

- 一旦取下标本，保持原位并立即用 2-0 丝线为病理医生缝上标记。如果回报为癌，可以进行受累切缘的简单二次切除而不是整个残腔扩大切除。一般最好在标本完全切下之前进行一或两处定位缝线标记。

- 推荐为病理医生正确进行 3 处定位标记以避免错误发生。我们建议上方短缝线，外侧长缝线以及后方双缝线（图 2-12）。

- 在标本上放置放射显影夹来定位标本在钼靶上的位置也常常是有利的。例如，如果导丝从外侧进入，在上方放置单夹、后方放置双夹就可以在摄片上定位标本了（图 2-13A、B）。如果是导丝定位的肿物切除术，该方法有助于进行有潜在邻近切缘的二次切除术。对于活检，如果异常位置不在标本内，可帮助外科医生明确应该在哪个方向追加切取标本。

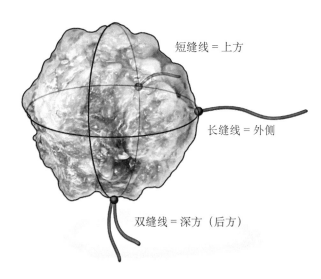

短缝线＝上方

长缝线＝外侧

双缝线＝深方（后方）

图 2-12 ● **在标本送去放射科进行钼靶摄片之前 3 处定位标记**

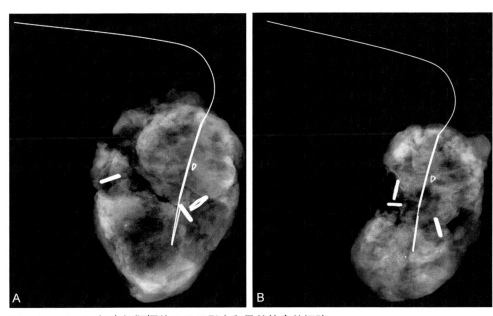

A　B

图 2-13 ● **A、B. 标本钼靶摄片显示显影夹和导丝的完整切除**

标本摄影和追加标本

- 进行标本摄影是为了确定原本担心的区域已经切除（图 2-13A、B）。标本钼靶片应当显示出所担心的微小钙化，或者标本内放射夹的存在。还要显示完整切除了整个导丝。如果导丝和标本分离，将二者均送去放射科来证明其已切除。

- 如果标本摄片上确认存在病变，就可以关闭切口。如果病变不存在，需要追加切取标本并摄片。临床中显而易见的，哪个区域需要追加切除取决于分离时导丝暴露的位置。标本上放射显影夹，以及定位钼靶上其他标记物的使用也都可帮助确定在哪里追加切除组织。

- 如果二次标本还没有发现病变，就该决定是继续还是放弃操作了。对于超声可见的病灶，

术中超声可有助于确定异常所在。有时原本应该在标本中的显影夹可能会移位或被吸出。过滤或对吸引筒中的液体进行 X 线摄影有时可以发现脱落的夹子。否则，停止操作是明智的，可计划再摄影甚至必要时返回手术室而不是切除过多的乳腺组织。

关闭切口

- 一旦活检完毕，要确切止血并用盐水冲洗伤口。
- 对于切除活检，外科医生不要尝试拉拢乳腺

组织。残腔可以被血清肿、纤维蛋白，以及最终的纤维组织填充以保持正常的轮廓。

- 切口用可吸收缝线真皮深层缝合，然后用皮内缝合或者粘合胶。不应放置引流管。

经验与教训

适应证	■影像学引导的活检是针对不可触及病变的首选方法。与放射科医生共同回顾并确定是否适合。
切口位置	■要顾及到如果病变为恶性，患者需要进行肿物切除术甚至根治术。确定切口时要考虑到这点。
识别	■在摆体位、术前准备和铺单时，需小心不要移动或者拔出导丝。
导丝	■尽早找到导丝并在将其拉回切口时固定好，这样在操作过程中导丝不会移位。
切除	■切除病变时注意抓住组织而不是导丝，这样不至于意外将导丝拽出。 ■分离时，用手触感知周围，以识别肿块或者判断是否距导丝过近。
标本	■用三处缝线定位来避免错误。
摄片	■放射显影夹可帮助在钼靶上定位标本及指导二次切除。
关切口	■不要拉拢缝合乳腺组织或者放置引流。

术后护理

- 乳腺活检后，患者应佩戴乳腺绷带或支持性胸罩。这有助于持续止血，以及减少因乳房重量产生的皮肤切口张力。应鼓励患者术后 1 周内昼夜佩戴支持性胸罩。

预后

- 虽然已发表的报道表明，导线定位活检失败率范围可从 0% ~ 20%，但在有经验人的手中，导丝定位活检失败率很低。与失败相关的因

素包括病变类型和大小，与导丝的距离，乳房形状和大小，切除组织的量。

并发症

- 血清肿。
- 血肿。
- 感染（蜂窝织炎或脓肿）。
- 气胸（罕见）。
- 导丝片段残留。
- 病变识别失败。

第**3**章　乳晕下导管切除术

Amy C.Degnim

概念

- 乳晕下导管切除是指在乳晕下的直视空间内进行的乳腺导管外科切除。"主导管切除"或"中央导管切除"的概念则指把包括中央乳头蒂在内的所有导管束切除的术式；微导管切除是指单支异常病变导管的选择性切除。

解剖

- 输乳导管从乳腺腺体引流至汇集导管并在哺乳期作为输送乳汁到乳头的通路（图 3-1）。大多数妇女有 7 ～ 20 个导管，是哺乳期乳汁独特且重要的资源。在乳头基底部，输乳导管在短距离内中间增宽呈纺锤形。该部位称作输乳窦，在哺乳期可扩张至 8mm 来蓄积乳汁。输乳管周围有平滑肌纤维系统，可对乳头刺激和催乳素分泌产生反应，从而促进乳汁经乳头排出。

患者病史和临床表现

- 乳晕下导管切除术在有异常乳头溢液时采用，

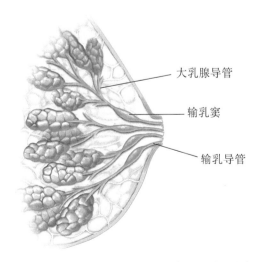

大乳腺导管

输乳窦

输乳导管

图 3-1 ● **乳晕下输乳导管和输乳窦的正常解剖**

有两个目的：
- 获得诊断所需的活检组织，除外恶性肿瘤。
- 解决令人困扰的乳头溢液。
- 异常或者"病理性"乳头溢液，具有以下特点：
  - 单支导管溢液。
  - 自发溢液。
  - 透明或血性溢液。
- 病史询问应集中在能判断偏侧、溢液性状及溢液是自发性还是手法挤压方可出现等方面的问题上。
- 需对乳房和腋窝进行充分的体格检查。
- 此外，乳头乳晕复合体和乳晕下组织应详尽检查。
- 观察乳头有无结痂、带血迹的乳管或可察觉的瘤样突起或结节。
- 应仔细触诊乳晕深部的组织以发现任何小结节，并判断对乳晕下施压是否可以引起乳头溢液。
- 应当在拇指和示指间捻动乳头以便发现存在于乳头蒂中央的小结节。要先检查无乳头溢液的一侧以便为有症状的一侧做正常对照。
- 如果到这一步检查未发现明确的溢液，就应尝试通过对双侧乳头根部的乳晕加压然后用拇指和示指从乳头根部轻柔向上推挤来引出溢液。
- 整个检查过程中，如果观察到溢液，应当记录溢液的位置（几点方向）和液体性状。

影像和其他诊断性检查

- 有异常乳头溢液的所有女性都应接受诊断性钼靶和超声检查。在进行影像学检查之前，应告知影像团队乳头溢液的症状和哪个乳房受累。

- 由于乳头溢液可能和隐匿的恶性病变有关，所以影像学检查的初衷是寻找可能的恶性征象。另外一个目的是通过评价乳晕下组织来发现任何可以解释乳头溢液的征象。

- 通常情况下，除非异常扩张，否则乳晕下导管在超声下是不可见的。扩张的乳晕下导管中可见的小结节提示导管内乳头状瘤诊断的可能性（图3-2）。

- 用磁共振成像（MRI）的评价是有争议的。它可比一般影像学检查发现更多的病变但在除外乳头溢液相关的恶性病变上并不出色。

- 导管造影可以考虑作为诊断性检查。这是一种需要将套管置入异常溢液的乳管，注射对比染料并进行即时乳房摄影的影像学操作。该操作可以识别并描绘异常乳管并发现导管内的充盈缺损，但无法提供可供诊断的组织。鉴于以上原因，导管造影并不是评估的必备要素，在有些实践中也被有意避免。尽管它可有助于乳头溢液原因的确定，但并不能确切排除恶性病变或者除外导管切除术的必要。

- 另一种诊断性评价的方法是通过乳管镜，一种显微内镜下直接观察溢液乳管的操作。这要求有专门设备和技术，达到技术成功需要一个学习曲线。乳管镜可有助于识别病变并引导切除，但尚无大规模数据证明其能达到避免导管切除术的诊断水平。

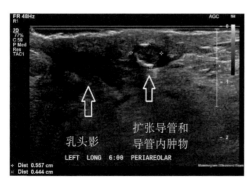

图 3-2 ● 乳晕下结节的超声表现

鉴别诊断

- 导管内乳头状瘤。
- 导管扩张。
- 癌，原位癌或浸润性癌。
- 佩吉特病。

非手术处理

- 对于乳头溢液的以下病例可考虑非手术处理：
  - 乳头溢液只偶发一次并且在检查中未再出现。
  - 钼靶和超声检查均未发现异常。
  - 这类病例，推荐3个月的病史和体检的随访。
- 如果影像学发现了良性征象的病变、经皮空芯针活检证实为良性导管内乳头状瘤且影像学下接近完整切除或完整切除，那么3个月内再进行影像学检查的随访观察也是可以的。

外科处理

- 乳晕下导管切除术去除了乳头下的输乳管，是乳头和泌乳的腺叶间的主要连接，因此患者必须被告知术后患侧乳房没有哺乳的可能。
- 单支异常乳管的选择性局部切除术中应当尽量尝试保留其他乳管以便将来哺乳，但由于极其邻近周围乳管，术后的瘢痕组织也有可能影响未来哺乳。
- 对于已过育龄期的妇女，由于将来没有哺乳需求，首选切除乳晕下全部导管束的术式，并且还可减少因其他乳管再发溢液而要在瘢痕组织区域再次手术的机会。
- 应当告知患者诊断恶性病变的可能性，但还应使其相信良性病变的可能性还是最大的。

术前规划

- 由于乳晕下病变不可触及而只能在影像学检查中发现，因此术前要用导丝或者放射性粒子进行定位以确保术中对切除目标的引导。
- 术前应当告知患者术后最初几周她们可能会持续出现乳头溢液，因为乳晕下间隙的术后积液需要经乳头导管排出直至完全恢复。但这会在 4 ~ 6 周消失。

体位

- 患者需要仰卧位。
- 同侧手臂通常摆放在约 90° 位置，但基于患者的体型和麻醉团队的偏好，手臂也可以夹着。

方法

- 常规方法是在乳晕下向乳头方向解剖，分离和切除中央导管束，完整切除任何异常导管的同时，还要切除术前影像学发现的不可触及病变。

切口设计

- 通常，切口选在乳晕边缘。
- 如果可以的话，选择乳晕下缘的切口更好，这样更美观，尤其是当受累乳管位于乳头表面中心并且影像学没有显示任何异常时（图 3-3）。
- 此外，对于溢液乳管位于外周或者影像学所发现的异常距离乳头有几厘米时，也可沿着异常的部位所在那点方向的乳晕边缘做切口。
- 切口长度应当保证外科医生对乳晕下空间有充分的视野，避免过度牵拉和乳晕边缘缺血。根据乳晕的大小，切口最长可达到乳晕一周的 50%，但如果可以，应选择稍短的切口，

有助于保护乳头和乳晕真皮层的血供。
- 切皮前，应与手术团队确认正确的手术部位和手术计划。

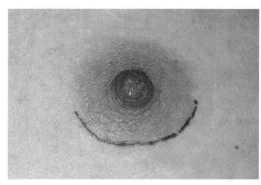

图 3-3 ● **乳晕下缘切口**

套管置入

- 一旦术野准备好并且覆盖好，就要开始尝试把导管置入受累乳管。
- 在挤出乳头溢液之前，操作的那只手中应当准备好一支细的泪道探针（4-0）做插管。
- 用辅助手的拇指和示指捏住乳头，从乳头根部逐渐向上推挤（图 3-4）。若未见积液，可

以适度加压。目的是在乳头表面引出一小滴溢液；较小的液滴则有助于识别异常导管的位置（图 3-5）。
- 应当把乳头从乳房轻轻提起来，以便延长乳晕下输乳窦，增加插管成功的机会（图 3-6）。
- 泪道探针应当从溢液点处的乳头皮肤轻轻探入，以寻找到开口处但不要弄出假道，如果

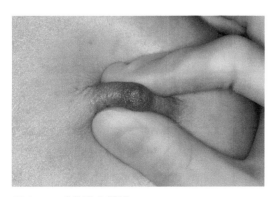

图 3-4 ● **手法引出溢液**

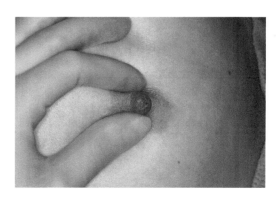

图 3-5 ● **乳头表面可见微小液滴**

位置正确，探针将很容易滑入乳管（图3-7）。
- 探针应当轻轻推进到尽量远的位置直至其不再容易深入。如果在距离乳头表面皮肤还没超过1cm的地方就无法通过，要注意记下此

时套管的深度，因为这是极浅表的梗阻性肿块病变的提示。
- 如果即便多次尝试也无法确定溢液或者无法完成置管，应当转为切开。

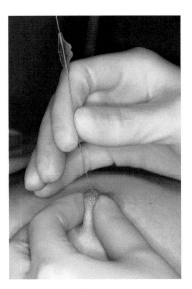

图 3-6 ● **置管技术**

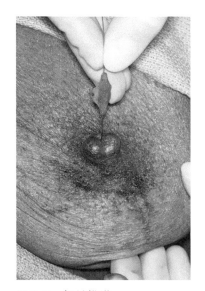

图 3-7 ● **探针推进**

切开

- 在切开之前，可以使用局部麻醉但不可直接注射到乳晕下乳管区域。如果用的话，应在计划切口皮内注射（不超过1ml），另外也有注射到乳腺的四个象限形成区域阻滞的外周麻醉方式。
- 皮肤应用手术刀锐性切开，注意保持叶片角度垂直于皮肤。
- 切口应略深几毫米达皮下脂肪组织（图3-8）。

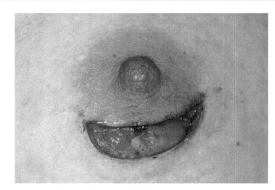

图 3-8 ● **切至皮下脂肪组织**

乳晕皮瓣的分离

- 将乳晕皮缘向上牵起（用皮肤拉钩或者缝线），然后向乳头中央导管束的方向进行分离（图3-9）。
- 分离时注意小心保留一些乳晕皮下脂肪组织

以助于保护乳头和乳晕的活力。同样，当接近中央乳管时应缩窄分离边界（图3-10）。
- 接近乳头部位时注意剥离的位置，凑近寻找乳管，可表现为纵向狭细的管路或条索样结构。有可能看到颜色的改变（图3-11）。

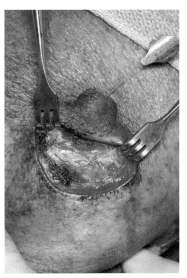

图 3-9 ● **皮瓣的牵引**

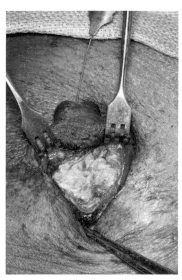

图 3-11 ● **一支管腔内有变色液体的显著异常乳管**

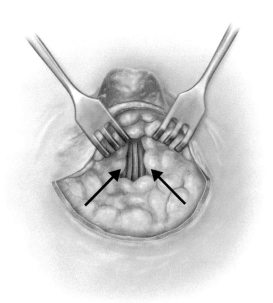

图 3-10 ● **缩窄通往乳头的剥离区域**

中央导管束的分离与切除

- 然后在乳头下导管束的侧方垂直进行解剖。并应当进行到乳头远端（图 3-12）。
- 在拇指和示指间触诊导管束以确定导管探针和其他可触及小结节的存在。
- 中央导管束应该在乳头真皮深方切断。如果用电刀，"切割"模式应选择低能量模式来减少乳头真皮的热损伤。
- 导管束横断后，就可识别套管针了。如果很难

保持其在乳管中的位置可将其拔出（图 3-13）。
- 牵引导管束远离腺体，沿导管束环周分离深 4 ～ 5cm 或者沿着某条明显的异常导管继续分离（图 3-14）。
- 标本应当沿基底横断，然后为病理医生标记方向（图 3-15）。
- 开放性伤口应触诊有无异常，在拇指和示指间触诊乳头真皮，确保不存在未切除的浅表结节。若有乳头真皮内存在小结节的情况，可在乳头内做个微小的皮肤切口以切除病变。

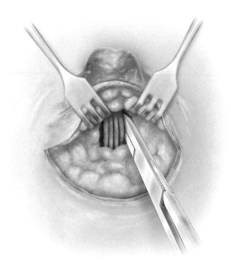

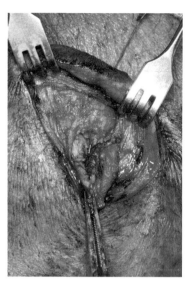

图 3-13 ● **在乳头真皮深方切断导管**

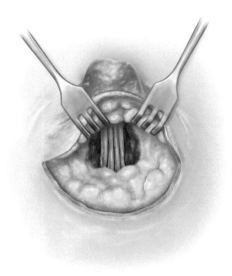

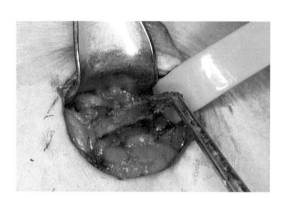

图 3-14 ● **深入乳腺实质分离导管**

图 3-12 ● **沿导管束的两侧垂直分离**

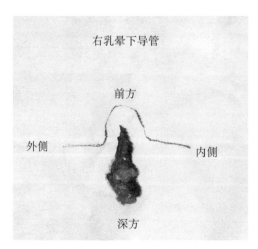

图 3-15 ● **标本定位标记**

关闭切口

- 止血后，必须关闭乳晕区的实质和皮下组织缺损以避免乳头在愈合阶段发生内陷。如果乳头乳晕复合体下有一个坚实的组织基础支撑，乳头便不太可能凹陷。

- 缝合腺体实质可以在任何能产生最小张力和不引起皮肤皱缩的方向进行简单的组织拉拢（图 3-16）。如果缺损较大，则可能需要一个小的局部组织推进皮瓣或乳腺腺体与皮肤的游离。在这种情况下，最好是避免继续在乳晕皮肤下分离，而从残腔的其他方向获得供体组织。

- 如果乳头变平，在乳头基底部周围的真皮深层进行荷包缝合可能有助于重建正常的乳头形状和防止在愈合期乳头回缩（图 3-17）。

- 皮肤应该关闭两层，先对真皮深层和皮下组织间断内翻缝合，随后在皮肤切缘进行连续皮内缝合。应注意的是真皮深层缝合，要使乳晕皮肤边缘恰对或略高于乳腺皮肤边缘（但不要低于）（图 3-18），否则乳头乳晕复合体外观上会有凹陷。如果乳晕小导致切口弧度较大，缝合皮肤的最后一层时应该使用短间隔多针缝合方法（图 3-19）。

- 应避免在乳头皮肤上粘贴敷料。如果因皮内结节而需要在乳头皮肤做切口，乳头切口应

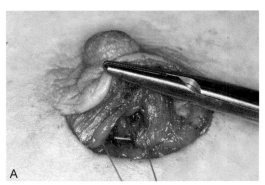

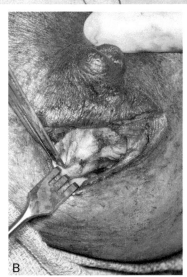

图 3-16 ● 深层组织缝合。A. 内外缝合；B. 上下缝合

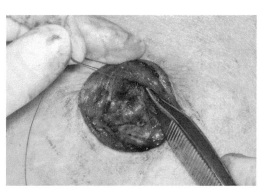

图 3-17 ● 在乳头真皮深方荷包缝合

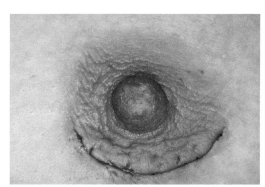

图 3-18 ● 缝合切口真皮深层后的外观，乳晕边缘恰对或略高于乳腺皮肤

手
术
技
巧

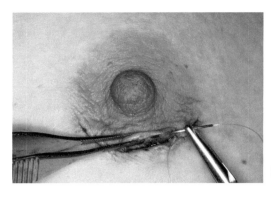

图 3-19 ● 切口最后一层的皮内缝合

用纤细的不可吸收缝线间断缝合。
■ 避免在乳头上使用会增加额外压力的敷料。

如果需要加压包扎，可以为乳头做一个"甜甜圈"样的开口。

经验与教训

术前交代	■ 应当说明的术前事项。
	■ 明确是进行导管切除还是全部导管束切除。
	■ 患侧乳房术后无法泌乳。
	■ 可能的病理结果。
	■ 术后恢复期可能会有乳头溢液。
切口设计	■ 乳晕下切缘是首选的。
乳晕下分离	■ 小心保留乳晕皮下脂肪并尽可能缩窄分离区域以减少皮肤坏死的风险。
关闭切口	■ 乳头乳晕复合体下深层及浅表组织的适当缝合是避免愈合时乳头回缩的关键，可考虑荷包缝合来重建正常的乳头突起。

术后护理

■ 切口应保持清洁干燥。
■ 避免在乳头上覆盖会增加过度压力的敷料，患者可以选择"甜甜圈"形状的海绵敷料来解除乳头的压力。
■ 可以淋浴。
■ 如果乳头皮肤使用了不可吸收缝线，术后 1 周拆线。

预后

■ 乳晕下导管切除术治疗异常乳头溢液成功率很高，绝大多数可以解决溢液。再发溢液的比例不超过 5%。
■ 病理结果多数常为良性（乳头状瘤或者导管扩张），但恶性发现率在 0% ~ 20%。
■ 尚无关于导管切除术后成功哺乳可能性的

描述。

并发症

■ 出血和感染是每一个外科手术后可能出现的并发症，但该手术罕见。如外科常规，避免抗血小板药物和抗凝药物有助于降低出血风险，并推荐术前预防性单次静脉注射抗生素。
■ 皮肤坏死也是罕见的，但一旦发生便是灾难性的；鉴于此原因，要注意小心保护乳晕组织的血供并局限乳晕下的分离范围，集中切除中央导管组织。

感谢

■ 向协助准备手稿的玛里琳·丘奇伍德致以诚挚的感谢。

第 4 章 乳腺纤维腺瘤的冷冻消融

Cary S.Kaufman

乳腺纤维腺瘤的冷冻消融治疗——概述

■ 冷冻消融术是一种微创、新颖的乳腺纤维腺瘤治疗手段。该治疗在诊室内即可操作而不必去手术室，其因瘢痕小甚至无瘢痕成为一种经济且受患者欢迎的方法。已发表的报道表明，在长期的随访中，冷冻作为乳腺纤维腺瘤主要的治疗手段是安全且有效的，可以演示治疗区域分辨率的演变，有很好的患者和医生满意度（表 4-1）。

表 4-1　冷冻消融在治疗乳腺纤维腺瘤上的潜在优势

考虑冷冻消融技术的原因
小切口
非外科手术的操作
小瘢痕
极小的不适
创伤小
价格低廉

■ 美国每年大致 130 万的活检中有约 80% 为良性的，是原发良性肿瘤或者纤维囊性变。最常见的良性肿瘤是纤维腺瘤。

■ 尽管不危及生命，但乳腺良性肿瘤可引起患者的恐惧、焦虑及不安，因而常常希望得到彻底治疗。

■ 纤维腺瘤是由乳腺小叶中增殖的上皮和结缔组织形成的。它们常常与毗邻的乳腺组织界线清晰，影像学和临床表现为是有包膜的。

■ 纤维腺瘤通常大小为 2 ~ 3cm 并且在 20% 的女性中是多发的。

■ 约 10% 的女性一生中会患有纤维腺瘤，尽管以青年女性多见，但纤维腺瘤可发生在从青春期到八旬老人的任何一个年龄段。

鉴别诊断

■ 乳腺良性肿瘤具备典型的查体表现：质地韧、光滑、界线清楚、圆形到椭圆形、在腺体内活动度良好。

■ 其他乳腺病变可以有类似的临床表现，包括叶状肿瘤、幼年纤维腺瘤、乳腺癌（特别是髓样癌）或乳腺囊肿。诊断由影像学检查和空芯针活检确定。

■ 冷冻消融只证明对活检证实的纤维腺瘤有效（表 4-2）。

患者病史和临床表现

■ 小到中等大小的单一肿瘤，不要太靠近皮肤或乳头的患者是冷冻的适合人选。适应证和禁忌证列于表 4-3。

■ 靶病变必须在超声上清晰可见，并且不能在距离皮肤 1cm 以内或者恰在乳头深方。

■ 空芯针活检组织学诊断显示为无异型性的典型纤维腺瘤。其他组织学病变不适合冷冻。

■ 肿瘤应在三个维度和最长的维度来测量，以计算冷冻时间（图 4-1）。

■ 与患者讨论冷冻的过程以及残余坏死组织会随时间推移逐步吸收是十分重要的（图 4-2）。

■ 患者不可有同侧乳房乳腺癌病史并在其他方面是健康的。不可处于妊娠期、哺乳期或者有乳房假体。

影像学及其他诊断

■ 如果患者在乳房摄影筛检年龄段，应当获取治疗前的筛查性钼靶并显示除了纤维腺瘤无其他异常（图 4-3）。

■ 在超声、钼靶都是乳腺纤维腺瘤的典型影像

表 4-2 已发表的冷冻消融治疗纤维腺瘤的报告

作者	纤维腺瘤例数	平均大小（cm）	冷冻时间（min）	皮肤损伤	任何生长（1年）	仍可触及（1年）	体积缩小（1年）	患者外观评价（1年）	患者满意度（1年）
Edwards[a]	310	1.8	N/A	0%	无	33%	97%	92%	100%
Nurko[b]	444	1.8	22	0%	无	35%	71%	82%	88%
Hahn[c]	23	< 3.0	10	4%	无	22%	76%	96%	96%
Kaufman[d]	70	2.1	15	6%	无	25%	89%	100%	97%
总计（均数）	847	1.9	16	3%	无	29%	83%	93%	95%

a. Edwards MJ, Broadwater R, Tafra L, et al.Progressive adoption of cryoablative therapy for breast fibroadenoma in community practice.Am J Surg.2004;188:221-224.

b. Nurko J, Mabry CD, Whitworth P, et al.Interim results from the FibroAdenoma Cryoablation Treatment Registry.Am J Surg.2005;190（4）:647-651.

c. Hahn M, Pavlista D, Danes J, et al.Ultrasound guided cryoablation of fibroadenomas.Ultraschall Med.2013;34（1）:64-68.

d. Kaufman CS, Littrup PJ, Freman-Gibb LA, et al.Office-based cryoablation of breast fibroadenomas: 12-month followup.J Am Coll Surg.2004;198:914-923.

表 4-3 冷冻治疗纤维腺瘤的适应证和禁忌证

纤维腺瘤冷冻治疗的纳入标准：

1. 病变必须超声可见。

2. 纤维腺瘤的诊断必须由组织学确认。

3. 病变最大径必须 < 3cm。

冷冻治疗的禁忌证：

1. 病理提示为叶状肿瘤或者恶性肿瘤。

2. 超声可见性差。

3. 纤维腺瘤的病理诊断与体检和影像不符合。

注：冷冻消融后，应该在术后6、12、18、24个月对患者随访，进行体检和超声评估

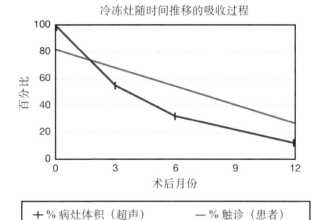

图 4-2 ● 触诊和超声可见的冷冻灶在冷冻术后第一年的变化。大部分冷冻灶会在这一年完全消失，但大于2cm的肿瘤需要更长的吸收时间

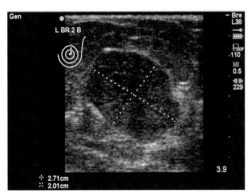

图 4-1 ● 治疗前的纤维腺瘤超声图像。大小、位置及二维角度测量

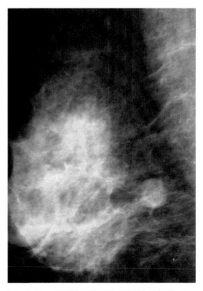

图 4-3 ● 钼靶显示椭圆形纤维腺瘤

表现，但是精确诊断仍需要组织学（图 4-3 和图 4-4A、B，单个纤维腺瘤的超声和钼靶图像）。

■ 鉴别诊断包括较大和快速增长的青少年纤维腺瘤和乳腺叶状肿瘤。

■ 大号空芯针活检是诊断的首选方法，因为大体上需要区分良性肿瘤和恶性肿瘤，特别是乳腺纤维腺瘤与乳腺叶状肿瘤。

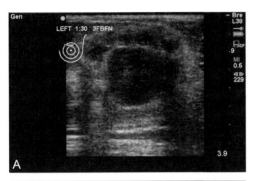

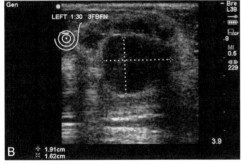

图 4-4 ● A、B 典型的纤维腺瘤超声图像显示边界清晰、均匀的实性肿物伴边缘声影

处理选项

■ 对于明确的纤维腺瘤，有 3 种治疗方案：①连续观察（"观察等待"）；②外科手术切除；③冷冻。外科切除乳腺纤维腺瘤提供了确切的治疗，既确定诊断又消除了患者的焦虑，免除未来的监测。手术切除的缺点包括患者的不适，麻醉和手术的恢复，皮肤切口和潜在的瘢痕，以及手术室的花费。

■ 另一方面，许多女性选择连续观察，优点是无手术痛苦，避免进入手术室和麻醉，成本低，只有一个极小的粗空芯针穿刺活检瘢痕。保守治疗的弊端包括患者对于肿块的存在和潜在的增长有持续的焦虑，连续就诊的不便，肿块效应引起的体检及乳房摄影评估的混乱。

■ 冷冻治疗乳腺纤维腺瘤的优点：可在诊室内操作，不需要全身麻醉，轻微不适，与空芯针活检类似的皮肤切口，整体治疗成本与手术切除相比较低。缺点是残余可触及坏死灶的缓慢进行性吸收。

■ 在美国和欧洲的多个报道的有利结果使得冷冻消融治疗纤维腺瘤成为对患者具有吸引力的可选方案。鉴于这些报道，美国乳腺外科医师协会发表声明支持冷冻消融作为一个治疗乳腺纤维腺瘤可接受的替代方法。

体位和过程

■ 操作之前，应当准备好冷冻机器，通常也包括把保温罐内灌满液氮。

■ 冷冻消融是诊室进行的无菌操作，其准备类似于超声引导下空芯针穿刺活检。要有一个无菌冷冻针以及无菌区，可按照空芯针活检需要的器械来做类似布置。除了无菌器械，要有数管注射器的无菌生理盐水，在冷冻过程中通过注射盐水来使皮肤远离冷冻探针。

■ 冷冻针应在使用之前进行测试。要准备备用的冷冻针以防测试有问题。测试过程中，冷冻针尖端不应有气泡冒出。

■ 大多数冷冻设备有一个基于肿瘤尺寸的最长径计算治疗时间的自动化处理程序。把纤维腺瘤测量的尺寸输入冷冻仪器中，来启动冷冻设备的自动处理协议。

■ 注意冷冻针越过纤维腺瘤的距离，必须形成对称分布的冷冻区。

■ 确定一个理想的皮肤进针点，以形成沿着纤维腺瘤长轴的冷冻针道，并且冷冻针的冰球周围有充分的距离以使冰球全部处于乳腺中

手术技巧

并远离皮肤。

■ 在皮内和通往纤维腺瘤的针道注射局部麻醉药。在靶病变的周围和深方进行少量局部麻醉药浸润,有时在冷冻针超过肿瘤的"超越点"进行局麻也是有用的。

■ 用 11 号尖刀片为冷冻针做一 3mm 的皮肤切口。

■ 小心地将测试过的冷冻针沿预定轨道进入并穿过纤维腺瘤(图 4-5A)。这可能需要花些时间来确保冷冻针位于纤维腺瘤的中心。在最终路径选择之前,确保冷冻针位于病变正中心。全方位移动你的定位超声探头在横向和纵向都要确认针的中央位置(图 4-5B、C,在两个垂直的超声切面可见冷冻针在纤维腺瘤中的位置)。

■ 一些纤维腺瘤非常致密,会使冷冻针偏离。把针放在一个非常坚韧的肿瘤中心可能需要多次努力。

■ 一种可以帮助实现针的中心位置的方法是在放置冷冻针前进行空芯针活检。如果穿刺活检是按预期的中心路径完成,把治疗的冷冻针按相同的路径放置会更容易些。

■ 一旦冷冻针已放置妥当并且远端的"超越点"也已经测量过,你可准备启动冷冻程序。

■ 按下启动按钮,使用超声装置来记录冰球的进展。要进行多次测量,尤其是 3 个治疗阶段结束时的冰球大小:初次冻结、解冻和二次冻结(图 4-6A、B)。

■ 操作过程中,要持续监测皮桥以确保皮肤不

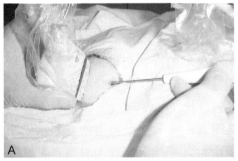

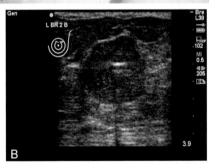

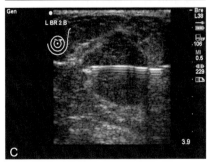

图 4-5 ● A. 用超声检查针的位置来确定位于纤维腺瘤的中心;B. 超声横切面上针在肿瘤中的位置;C. 超声纵切面上探针在肿瘤中的位置

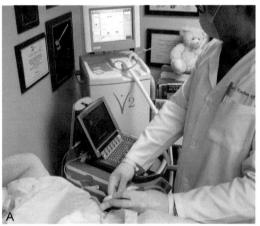

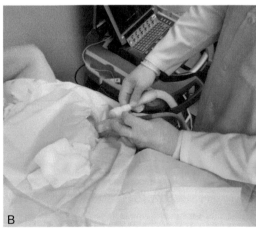

图 4-6 ● A. 在操作过程中,外科医生要握持住冷冻针和超声探头。要求持续注视冷冻仪器和超声图像;B. 持续用超声监测皮肤桥十分必要。避免用超声探头把皮肤挤压到离冰球过近

要被冻结和附着在冰球上。在皮肤和冰球之间注射盐水来"托起"皮肤以远离增大的冰球。附着在冰球上的皮肤会被冻伤导致瘢痕。

- 避免在冷冻中的皮肤损伤的提示如下：①在形成的冰球表面触摸和水平移动皮肤以确认有大量的皮下游离脂肪来分隔皮肤和冰球，冰球表面反复移动皮肤以确认其未附着于冰球（图 4-7A、B）；②避免持续对监测超声的探头施压而把皮肤推到增大的冰球表面，缩窄皮肤和冰球之间的距离；③把冷冻针的远端移向后方（胸壁）使皮肤和增大的冰球间的距离最大化；④如果希望冰球和皮肤间的距离更大，在皮肤和冰球之间注射盐水来"托起"皮肤以远离增大的冰球。需要的话可以反复进行。任何时候都要避免皮肤和冰球粘连。

- 治疗由 2 个冻结周期中间隔 1 个解冻周期组成。每个周期通常时间长短一样，如每个周期 8min，全疗程 24min。

- 冷冻设备在第一、二个冻结周期冻结迅速。在冻结期间，因冰球覆盖靶病变，要持续用超声监测其增长。在第一次冻结期结束后，冰球会比靶向肿瘤大得多（图 4-8A ～ D）。

- 当自动化冷冻设备到达第二冻结周期结束时，会自动进入复温模式。冷冻针在冻结时无法拔除。针的尖端会在复温后 30s 左右变暖，这样冷冻针可以轻易地拔出。

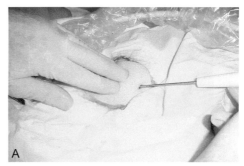

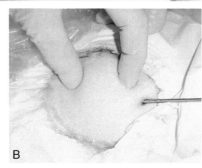

图 4-7 ● A. 用在冰球表面触诊来确认皮肤可移动且没有冻结在冰球上，否则会引起皮肤损伤；B. 冷冻过程中触诊冰球来确认皮肤没有粘连在冰球上

- 操作结束时，患者仍能感觉到一个固定的冻结区域，这就是冰球（图 4-9）。它会在 1h 内融化，但仍可遗留一个可触及的肿块，这是残余的坏死灶。坏死灶吸收需要几个月的时间。

- 在伤口处放置与空芯针活检相似的无菌辅料贴。注意不要在术区使用一个过紧的粘合绷带，因为它会在接下来的 2d 内显著肿胀，并能形成水疱（见"术后护理"）。

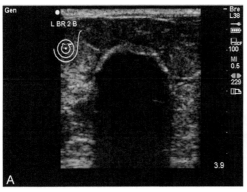

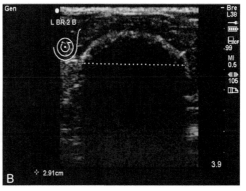

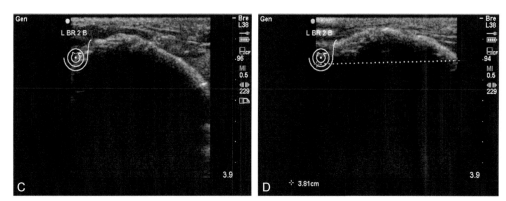

图 4-8 ● 冷冻的连续超声图像。A. 冰球形成初期；B. 第一次冻结期结束时横切面的冰球图像；C. 第二次冻结期结束时纵切面的冰球图像；D. 拔出冷冻针后的横切面的冰球图像

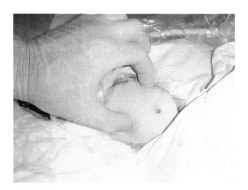

图 4-9 ● 治疗后即时触诊冰球

经验与教训

病变位置	■ 如果目标病灶靠近胸壁，放置好冷冻针后，在最初的冷冻阶段，直接抬起在肿瘤中的冷冻针使其离开胸壁。这可使冰球形成时不会附着胸大肌。进入冷冻周期约 2min，冰球充分形成后，你可以放松远离胸壁的牵引。
	■ 如果病变接近皮肤但远离乳头，把冷冻针放入肿瘤并确认位置满意后，在皮肤和肿瘤间注射利多卡因。试着把液体扩散到皮肤和肿瘤之间的剩余空间中。在超声的"窗口"中，有超过 1cm 的液体后开始冻结。准备在冷冻期间最初的 4min 进一步注射盐水（利多卡因）。此后，直到第二冻结周期冰球都不太可能增长过大。
	■ 治疗过程中要关注冰球的进行性增大，并且要频繁的评估皮肤来避免冻伤。一个可以提示你冰球是否距离皮肤太近的简单方法是检查冰球表面皮肤的活动性。如果皮肤可动性强（类似于手指皮肤在指关节表面活动），那么冰球就不会过近。如果皮肤的水平移动受限，那就注射更多液体。如果皮肤无法移动，停止操作直到你能注射更多液体来创造出更好的空间。
患者筛选	■ 避免冷冻恰在乳晕深方且接近乳头的病灶，特别是患者为年轻女性并将来有哺乳意愿者。冷冻过程中，周围组织会被损伤或者破坏。这通常在乳腺实质中不是问题，因为在纤维腺瘤切除时少量的周围正常乳腺组织切缘也会被一并切除。但是当直接包绕病灶的组织包括大乳管时，治疗就要慎重了。治疗这类患者及日后评价这些女性哺乳能力的经验极少。
	■ 目前有冷冻消融非纤维腺瘤的零星数据。虽然早期我们的经验中，也成功治疗过其他病变，但目前可接受的冷冻消融指征是治疗乳腺纤维腺瘤。在小样本的非纤维腺瘤患者中，他们的反应与冷冻消融的乳腺纤维腺瘤患者类似。然而，如果非纤维腺瘤患者出现并发症，临床医生几乎得不到临床支持。我们将避免对这些患者采取治疗。
	■ 妊娠期治疗纤维腺瘤。妊娠期进行冷冻治疗数据极少。妊娠期增长迅速和疼痛的病灶应考虑外科手术，其他可以观察。

续表

多发肿瘤	■ 对于在同一象限内邻近的两个肿瘤，二者均小于 2cm，有可能把冷冻针一并穿过两个病灶同时治疗。如果不能同时治疗，那么如果进针点不变的话，在同一象限使用同一个冷冻针也是合理的。如果病灶在同侧乳房的不同象限，需要分别进行穿刺，那最好使用 2 个不同的冷冻针。治疗双侧乳房的纤维腺瘤，应分别用 1 个冷冻针。
不用力无法放置冷冻针时	■ 一些纤维腺瘤十分致密且似乎冷冻针无法进入。最好的办法是重新评估进针点，以及当把针推进肿瘤里时你"保持"肿瘤在原地的方法。一旦针充分进入，就要谨慎操作避免过度超越或者推动穿通肿瘤。有个技巧是针开始进入肿瘤后，操作手把针缓慢推进时用另一只手徒手支撑肿瘤。缓缓扭动针可以有助于冷冻针进入病灶。用足够的利多卡因。如果看起来似乎不可能进入病灶，考虑暂时拔除冷冻针并使用弹簧空芯针在冷冻针预计进入肿瘤处"咬"几下。通过用空芯针活检装置制造的小孔，冷冻针也许能更容易地进入肿瘤。当你使用空芯针活检工具时注意保持冷冻针的无菌。

术后护理

■ 敷料覆盖进针点是十分重要的，以吸收可能从进针处引流出的液体。治疗实质上是乳房内部的损伤。与其他损伤一样，该区域会在未来 2 ~ 3d 肿胀。此处的敷料必须适应皮肤的拉伸和组织肿胀，否则，有胶布或其他粘合敷料的地方皮肤会有水疱。

■ 进针点可以用免缝胶带来关闭伤口。在免缝胶带外可以放 1 对 2cm×2cm 的纱布块，然后全部用透明薄膜（Tegaderm-like）的粘性防水敷料覆盖。小心不要把粘性敷料抻开再盖在纱布上，因为组织会肿胀。抻开皮肤再把未拉伸的敷料盖在纱布上，这样接下来几天皮肤的肿胀不会因为受到过紧的透明薄膜下组织肿胀的纯粹影响而在敷料的边角产生水疱。不要抻开透明薄膜敷料盖在皮肤上，而是要当你把未拉伸的透明薄膜敷料盖在纱布上时抻开皮肤。

■ 手术后，患者乳房上会有一个冷的固定位置是麻木的。她们通常在穿着衣服的几分钟放松后，能够自己开车回家，因此镇静是没有必要的。

■ 告知患者其组织未来几天内会明显肿胀，也可能有触痛。局部使用冰袋和布洛芬治疗将有助于减少肿胀。被提醒过会有肿胀和局部触痛的患者当这些情况发生时，就不太容易被吓到。

■ 有时候，周围组织被破坏和肿胀超过预期。如果病变在胸壁，胸肌的冷冻消融会比乳腺组织的冷冻更疼痛。支持性疼痛药物可以解决这个问题。在有些患者，冷冻组织本身和周围都明显肿胀。这可能因为冷冻时间较长或冷冻了较大面积的正常乳腺组织。常发生在需要消融时间较长的恶性肿瘤治疗中。发生组织肿胀后，必须在最初几天关注皮肤贴或免缝胶带。由于肿胀，可能存在由胶带对皮肤形成的张力，皮肤会起水疱。这明显是由于相对组织可能发生肿胀的程度而言胶带粘贴过紧导致的。避免在冷冻区域附近粘贴胶带。疼痛可能是由于胶带下面水疱形成引起的。

■ 由于冷冻病灶内所有细胞的完全损坏，所有血细胞会溶解并向组织中释放血红蛋白。整个治疗区域将呈现深紫红色并在接下来的 1 周到 10d 内吸收变成黄绿色。当这些颜色发生改变时，被提前告知的患者应该不会感到恐慌。2 周后，所有的颜色都会消失（图 4-10A ~ C）。

■ 建议患者术后前 5d 内必要时打电话给我们，以便让我们知道上述变化。几乎不可能出现术后显著的出血或感染。然而，基于冷冻消融后典型的变化，患者会认为这些事件都可能发生。

■ 经过这些早期改变后，患者会在冷冻区域发

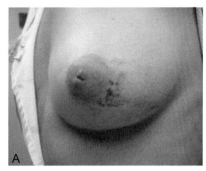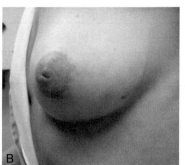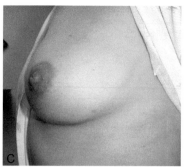

图 4-10 ● A ~ C 患者分别在冷冻术后 1 周、1 个月及 6 个月时的临床图像。注意，由于治疗范围中血细胞的溶解使淤血斑扩散范围远大于纤维腺瘤本身

现有固定的卵圆形肿块。触及不会很痛但会大于患者的原发病灶，或者，如果它在冷冻治疗前是不可触及的，现在患者可以触及了。知道体检时会发生的这些变化，有助于防止患者在初期肿胀消退后第一次触摸该区域时的担忧。

术后长期处理

- 经过最初恢复期之后，患者进入长期缓解期。在这期间，患者冷冻治疗区域中央坏死后遗留的残余肿块会有缓慢地吸收。通常，该区域很少疼痛。正确告知患者数个月内发现持续存在的冷冻后坏死性肿块时不必担心，因为肿块会消失的（图 4-2）。

- 追踪随诊。一些临床医生治疗患者后只是简单建议患者关注乳腺局部预期的变化，而不在诊室随访患者。这不是推荐的随访方式，但某些医生只是等待患者需要时来电或者回诊。这种方式会导致患者不必要的担心并有可能降低患者满意度。我们推荐冷冻术后每年定期随访体检。

- 随着时间推移，可以减少为了确认残留肿块在缩小，以及患者一切安好而约见患者的频率。第一次治疗后的回访是冷冻 2 ~ 4 周后。下一次访问是 2 个月后。再次访问是此后的 3 ~ 4 个月。此后为每 3 ~ 6 个月直至病灶消失。

- 每次就诊，都要检查该区域，可用或不用局部超声测量。每次查体，注意残余冷冻坏死

灶的大小并安抚患者其正在缓慢地逐渐吸收。

- 大部分患者 < 40 岁而非常规钼靶筛查的适应人群。如果患者年龄超过 40 岁，那么她们最近的钼靶检查最好是恰在冷冻前夕。随后可进行常规筛查。冷冻消融术后的第一次钼靶会有操作带来的影像学改变。如果影像人员不了解治疗情况，他们会注意到原先局部良性表现的病灶出现密度增加和边界模糊的肿块效应。影像人员会考虑图像为 BIRADS 4 级并建议活检。然而，澄清治疗情况会把判读修改为 BIRADS 3 或 2 级，建议连续影像随访。

- 残余冷冻病灶的吸收速度与靶病灶的初始大小有关。< 2cm 的肿瘤，该区域正常会在治疗后 1 年内消失。> 2cm 的肿瘤，则要超过 1 年。绝大多数 > 2cm 的肿瘤 2 年后就摸不到了。残余冷冻消融后组织的超声影像可见时期会更长，但其看起来与外科术后瘢痕的超声改变类似。3 年后就很难发现治疗区域的超声改变了。

- 长期（超过 3 年）的影像学改变不尽相同，从找不到治疗痕迹到类似外科活检后改变的遗留瘢痕。钼靶偶尔可见该区域的局部钙化或者放射状纤维化，但最常见的钼靶图像是治疗区域被脂肪替代。随时间推移，超声成像最常显示为有些低回声瘢痕的非特异性乳腺组织。冰球通常至少大于治疗病变 30%，然后慢慢吸收。冰球中的组织变得坚硬且比之

前的肿瘤更加引人关注。本来触不到的肿瘤立刻就触摸到了。过了第 1 ~ 2 个月，该区域的硬度开始减小。大约直到 6 个月才消失。要继续安抚患者，她们感觉到的硬度是正常且预料之中的。发现一个之前不存在的新肿块的焦虑足以轻易抵消该操作的优势。

- 有些患者会在 6 ~ 9 个月内持续存在坚硬肿块。如果冷冻针放置位置合适并且治疗恰当，这些患者需要继续等待可触及肿块的预期消失。对于超过 2cm 的病灶，在病灶尺寸开始有明显的缩小之前至少要 6 个月的时间。冷冻成功的标志包括第 1 个月后可触及肿块不再增大，6 个月后肿块似乎有轻微的变软，尽管这常常较难注意到。"肿块"不应有可测量到的逐渐增大。在此期间安抚对于医生和患者同样重要。到 9 个月时，冷冻病灶的缩小和变软就明显了。到了 12 个月，尽管病灶没有消失，但已经有明显的变化。尺寸的逐渐缩小在超声检查和触诊中都显而易见（图 4-2）。

- 冷冻后组织的超声图像和手术瘢痕类似。典型表现为不规则低回声肿块影，比冷冻之前的超声明显更可疑，但小于原病变。提示其正常的线索是总体大小没有逐渐增大而是缓慢递减。追踪这些病灶但不要活检，除非它们有增大（图 4-11A、B）。

预后

- 许多报道证实了冷冻治疗乳腺纤维腺瘤的效果。这些报道在正确选择的患者中结果是一致的。治疗后，病灶的临床和影像学痕迹缓慢吸收直至消失。目标的影像学证据也随之消失（表 4-2）。

- 在这项技术初期的正面报道之后，该操作被赋予现行操作术语（CPT）代码。许多人为其支付。然而，由于这种治疗方法的使用有限，许多人撤回了支付承诺并重新划分其为研究项目。然后，支持该方法成为可接受治疗的数据在许多地方的同行评审的文献中被不断重复。极少数的负面评论多是治疗后病变吸收缓慢的报道。

并发症

- 大多数并发症是可以预防的，或者另一种说法，大部分的并发症都是医源性的。这包括选择皮肤和病变之间操作窗过窄的患者，使皮肤更容易损伤。

- 其他并发症包括由于免缝胶布或者透明薄膜敷料粘贴下皮肤肿胀引起的皮肤水疱。

- 尽管淤血和肿胀是预料之中的，但明显的出血和感染极其罕见。

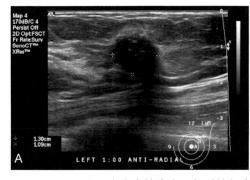 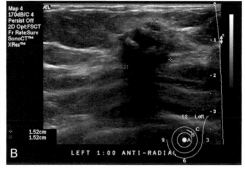

图 4-11 ● A、B 冷冻病灶治疗 4 年后的超声图像。原先的病灶处有残留的坏死组织瘢痕且较前缩小

第 5 章　乳腺癌的肿物切除术

Michael S.Sabel

概念

- 乳房肿物切除术是要求周围有足够正常组织切缘的完整切除乳腺肿瘤的术式。乳房肿物切除术加放疗是保留乳房手术（BCT）成功的基本要素。不可触及恶性肿瘤的切除需要导丝定位。肿物切除术的其他名称包括部分切除术、肿瘤切除术或肿块切除术。

患者病史和临床表现

- 想要保乳成功，必须做到：① 获得肿瘤周围阴性手术切缘的同时保持可接受的外观；② 安全地实现放疗。必须要全面问诊病史和进行体格检查以仔细选择保乳的患者。保乳的绝对禁忌证列于表 5-1。

表 5-1　保乳的绝对禁忌证

无法接受放疗
曾经的胸壁放疗
放疗时处于妊娠期
硬皮病或者活动性系统性红斑狼疮
多中心病灶
钼靶可见的弥漫可疑钙化灶
无法获得充分阴性切缘

- 治疗前应全面询问病史，包括详细的既往史、目前的用药史和过敏史、以及个人和家族的肿瘤病史。
- 既往的乳腺放疗史是保乳的禁忌证。对于那些可能既往有针对乳腺癌以外疾病（如霍奇金病的覆盖放疗）的胸壁放射治疗史的患者，拿到既往病历并回顾当时的治疗区域是有帮助的。这些患者也许适合进行部分乳腺照射（第 7 章）。

- 有自身免疫病或胶原血管疾病史的患者，如红斑狼疮、硬皮病、皮肌炎，可能对放射治疗有异常反应，这会极大地损害美容效果。对于某些类型的胶原血管疾病，如雷诺现象、类风湿关节炎或干燥综合征，对放疗的反应并不严重，这些患者可考虑行保乳手术。
- 一个详细的家族史对评估未来乳腺癌风险很关键，可考虑遗传咨询和基因检测。高风险的患者可能要考虑双侧乳房切除术，因为他们有相当大的罹患第二原发癌的风险。关于已知或可疑 BRCA 1 或 2 突变的患者选择保乳手术的局部复发率数据混杂。一些但并非全部的研究表明，其风险是增加的。对已知 BRCA1 或 2 携带者行保乳手术应在与遗传咨询师的全面讨论后再做决定。
- 只要能达到阴性切缘，患者年龄、淋巴结状态、肿瘤组织学类型、肿瘤分级、广泛导管内成分（EIC）都不是保乳的禁忌证。
- 如果能进行充分的肿瘤切除术，那么之前的假体置入隆胸术病史并非绝对禁忌，并可对隆胸后乳腺使用标准的技术和剂量进行放疗。但会有被膜皱缩的风险。如果肿瘤靠近假体，妨碍达到切缘阴性（肿瘤有时侵入置入物周围的纤维包膜），可能需要取出假体。
- 完整的双侧乳腺检查应侧重于评估肿瘤切除术的外观学含义，以及确定关注的其他区域有无多中心病变。进行保乳手术之前，任何额外的可疑肿块要进行活检，并排除癌症。
- 应注意肿块与乳房相对的大小、肿块的位置、与皮肤距离和所需切除的皮肤量，以及乳房的对称性。对于某些患者肿瘤相对于其乳房尺寸过大，可考虑新辅助化疗来对原发肿瘤降期。其他患者预计其行标准切除术的外观欠佳，应考虑整形方法（第 6 章）。

■ 应详细检查双侧腋窝、锁骨上、颈部淋巴结，以及手术前发生的任何可疑淋巴结肿大。

影像学和其他诊断性检查

■ 所有患者需要手术前 3 个月内行适当放大的双侧钼靶评估（图 5-1）。应该注意肿瘤大小、微钙化的存在，以及肿块以外的钙化分布。有些可触及肿物的患者可能还需要用导丝定位钙化灶，以保证肿瘤切除术同时对其完整切除。

■ 其他区域的任何异常应处理并活检以排除多发性癌。多发性癌通常是保乳禁忌证；然而，若两肿瘤足够接近以致可以在一个样本内切除并达到可接受的美容效果，仍然可以考虑保乳手术。

■ 在确定保乳手术的适宜性上，磁共振成像（MRI）的使用一直在增加。尽管 MRI 可以更准确地确定肿瘤的范围、识别多发病灶，特别是在乳房组织致密的妇女（其对钼靶摄影不敏感），但它的使用还是有争议的。MRI 敏感性高但特异性有限，其在识别导管原位癌（DCIS）的能力有限。有研究表明，MRI 的使用似乎增加乳房切除率而未降低再切除术或局部复发率。MRI 的必要性应逐案评估。

■ 原发肿瘤的准确组织学评估，包括组织学亚型和激素受体状态，在评价乳腺癌患者的保乳适宜性上很有必要。最好使用空芯针活检而不是细针穿刺活检或切除活检。

外科处理

术前规划

■ 把患者带到手术室之前，应与患者确认可触及肿瘤的存在。术前应在直立和仰卧位检查肿物。

■ 患者处于仰卧位时仔细标记肿物。

■ 尽管乳腺癌术后的感染风险低，但往往高于一般外科清洁操作的平均水平，许多研究表明，预防性使用抗生素可以明显降低术后感染的风险。

体位

■ 乳房肿物切除术往往结合前哨淋巴结活检进行。因此，患者应仰卧位且同侧臂 90° 位。

■ 如果计划术中行前哨淋巴结检测并可能行腋窝淋巴结清扫，同侧臂应该按无菌区准备。否则，同侧手臂可以固定。

■ 如果前哨淋巴结活检与肿物切除术联合进行，便应在此位置注射蓝色染料。皮肤用酒精消毒，将异硫蓝或亚甲蓝染料注入瘤周（第 8 章，乳腺癌前哨淋巴结活检）（图 5-2）。

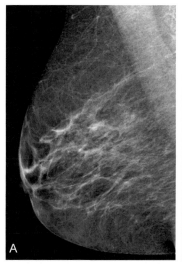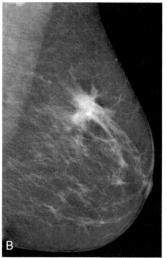

图 5-1 ● **双侧钼靶显示左乳癌。A. 右乳；B. 左乳**

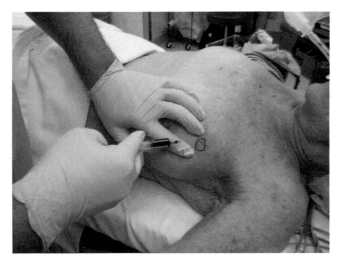

图 5-2 ● 肿物切除术之前为行前哨淋巴结活检（SLN）在瘤周注射蓝色染料

切口位置

■ 皮肤切口应直接设在可触及肿块的表面（图 5-3）。要避免过度潜行分离。这可能损害切缘并对有阳性或近似切缘施行的再切除术造成不必要的困难。

■ 皮肤与肿瘤之间有足够距离时，无须切除皮肤。然而，当肿瘤靠近皮肤时，应在切下肿物切除术标本的同时切除梭形皮肤。

■ 在乳房上半部分，沿 Langer 线（皮肤正常张力线）做弧形切口是理想的。在下半部分可以是环乳晕或放射状切口（图 5-4）。对于相对大乳房而言的较小的肿瘤，其有充分的乳腺实质，弧形切口是可以的。但是，当要切除皮肤或相当量的组织，弧形切口会使乳房向下方塌陷从而乳头下移。这种情况下，放射状切口会减小乳头乳晕复合体的变形。

■ 所有的切口设计时都应考虑到尝试保乳失败时，要最终行全乳房切除术（图 5-5）。切口尺寸要足够以去除肿块和周边切缘。使用小的整形美容切口会导致对肿瘤的过度挤压，且切缘受累而需要二次切除。

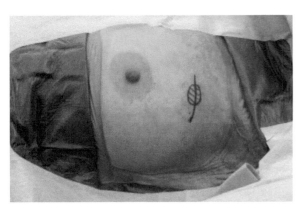

图 5-3 ● 在可触及肿瘤表面沿乳腺 Langer 线的切口位置。切口设计要足够大以取出肿瘤而不要过度挤压

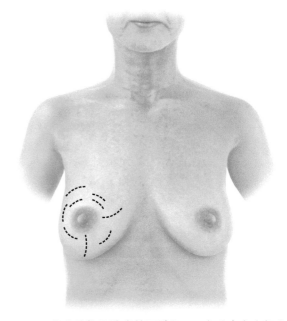

图 5-4 ● 乳腺肿物切除术的可选切口。在乳房上半部分，沿皮肤 Langer 线的弧形切口最好。在下半部分，弧形或放射状切口均可接受

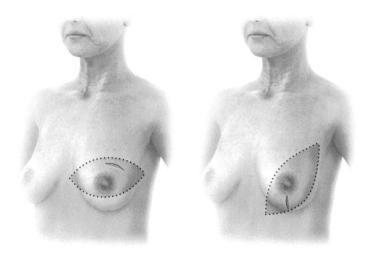

图 5-5 ● 如果保乳失败，可选的乳房切除术切口。乳房肿物切除术的切口设计应该考虑到无法达到阴性切缘时行乳房切除术的可能

切开皮肤和游离皮瓣

■ 在皮肤上做一刚刚深达真皮的切口。对于接近皮肤的病变，应立即在肿物表面所有方向上提起皮瓣（图 5-6）。皮瓣应该留有充足的皮下脂肪，且应随着皮瓣的分离逐渐增厚（约

45°）。过薄皮瓣可引起放疗时过度挛缩和凹陷，可通过切除肿物表面皮肤来避免。

■ 对深部肿瘤，切开皮肤后，可直接分离乳腺组织到肿块上约 1cm 处，然后开始沿肿瘤周围分离（图 5-7）。

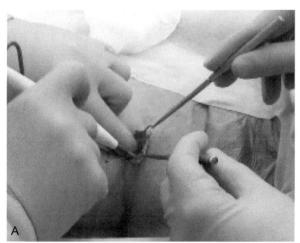

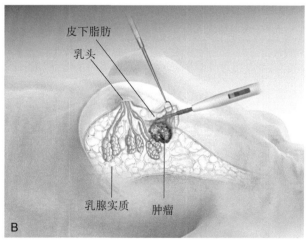

皮下脂肪

乳头

乳腺实质　　肿瘤

图 5-6 ● 肿瘤表面皮瓣的游离。避免超薄皮瓣。随着皮瓣的分离增加其厚度

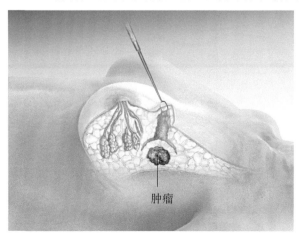

肿瘤

图 5-7 ● 对深部的肿瘤在分离肿瘤周围之前直接分离乳腺实质到肿块上约 1cm 处

切除

■ 然后以保持肿块周围 1cm 肉眼安全切缘为目标进行切除。在持续向胸壁分离时，用非操作手的示指牵引肿块，这样可以不断了解切缘并保持周边有 1cm 的正常乳腺组织或脂肪，效果最佳（图 5-8A、B）。

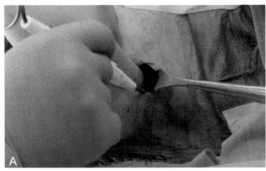

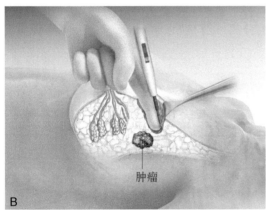

肿瘤

图 5-8 ● 用示指探查肿块，外科医生沿其周围分离，保持肿瘤周边有 1cm 的正常乳腺组织

■ 沿肿瘤四周分离组织。一旦其游离，通常可以拉出切口（图 5-9）。皮肤切口必须足够大，这样切除的部分可以很容易地被带出；通过小切口费力取出肿瘤会导致过度挤压和最终病理的切缘阳性。

■ 在病变从体内完全取下之前，标本应用 2-0 丝线缝合标记定位。定位标记很关键，这样如果有阳性或近似切缘需要再次切除时，可只局限于切除受累切缘（而不是整个残腔的扩大切除）。必须为病理医生正确地进行 3 点定位标记以避免错误发生（图 5-10）。此时我们建议上切缘 2-0 短丝线，外侧缘长缝线（图 5-11）。

■ 通过分离深方切缘，标本现在被完全移除（图 5-12）。对靠近胸壁的病变，深方切缘应包括胸大肌筋膜。罕见情况需要切除一些胸肌来保证阴性深方切缘。一旦切下，在深方切缘留置第三处双股缝线标记（图 5-13）。

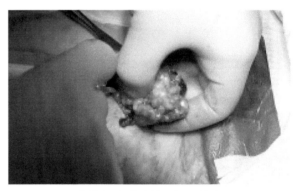

图 5-9 ● 四周完整切除肿瘤并从切口拉出

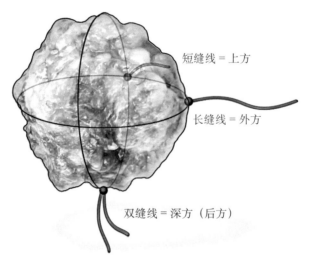

短缝线 = 上方

长缝线 = 外方

双缝线 = 深方（后方）

图 5-10 ● 肿物切除术标本的 3 处定位标记。上切缘 3-0 短缝线，外侧缘长缝线，深方（后方）双股缝线

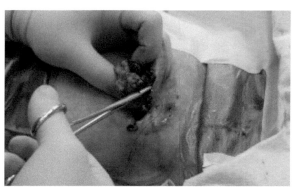

图 5-11 ● 要在完全取下标本前留置缝合标记，这样不会迷失方位

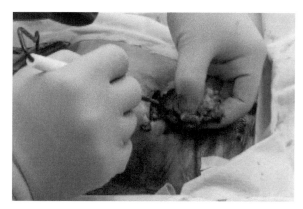

图 5-12 ● 最后分离后方组织，完成肿物切除

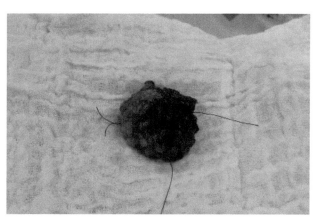

图 5-13 ● 带有缝线标记的标本

术中切缘分析

- 术中不行切缘分析，为获得阴性切缘的再切除率可以高达 30% ~ 50%。强烈建议行术中切缘分析以减少再切除率，可低至 10%。定位后，标本边缘用六种色素染色，然后以 2 ~ 3mm 的间隔切片（图 5-14）。

- 肉眼检查完切缘情况后，要对每个可疑的切缘进行切片（图 5-15）。在 −20℃ 的低温恒温器上切出 6 ~ 7 μ m 厚的切片然后用快速的苏木精伊红染色技术（每个组织块都要检测 2 个倍数的视野）。任何浸润性或最大不超过 2mm 的原位癌都要报告于外科医生（图 5-16）。

- 近似切缘的二次切除可以用组织钳夹住切缘的顶端并再围绕需要切除的半球形往后切除 0.5 ~ 1cm（图 5-17A、B）。新的切缘应该为病理医生做适当标记（图 5-18）。

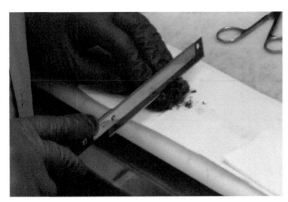

图 5-14 ● 标本用六种色素染色然后切片以进行术中切缘分析

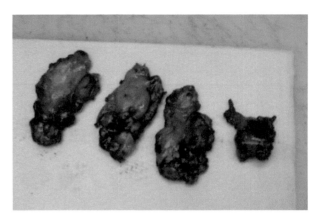

图 5-15 ● 肉眼检查标本有无累及的切缘

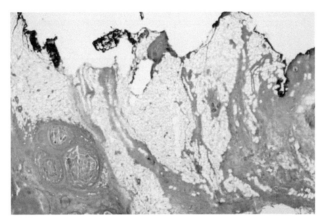

图 5-16 ● 接近切缘处发现导管原位癌。将该信息反馈给外科医生，该切缘处会行二次切除

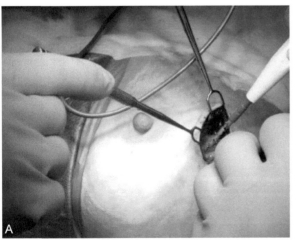

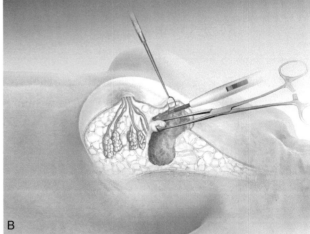

图 5-17 ● A. 基于术中切缘分析结果而追加获得的下切缘；B. 用组织钳夹住残腔顶端并从残腔往后约 1cm 处完整切除该半球形

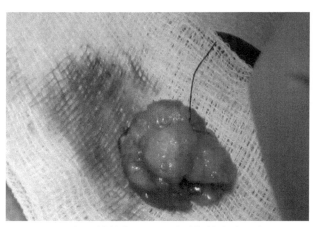

图 5-18 ● 用标记缝线指示再切除后新的准确切缘

关闭切口

- 一旦完成肿物切除术，确切止血然后在残腔的六个解剖方位（前、后、内、外、上、下）留置外科标记夹（图 5-19）。这有助于放疗的规划，特别是对追加照射或部分乳房照射。

- 对于标准的乳房肿物切除术，外科医生不必试图拉拢切开的乳腺组织。残腔可以被积液、纤维蛋白，以及最终的纤维组织填充以保持正常的轮廓。对于大的缺损，可以考虑整形技术，这在第 6 章中讨论。

- 切口用可吸收缝线真皮深层缝合，然后用皮内缝合或者粘合胶（图 5-20）。不应放置引流管。

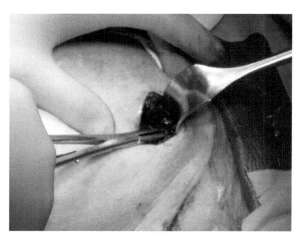

图 5-19 ● **在肿瘤切除残腔周围留置外科夹以协助放疗的实施**

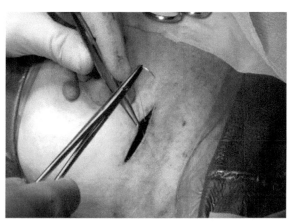

图 5-20 ● **皮肤用可吸收缝线真皮深层缝合来合拢**

经验与教训

适应证	■ 要完善全面病史、体检和乳腺影像的回顾来确保患者是保乳手术的适合人选。
	■ 体检或影像发现的可疑病变要在保乳实施之前进行活检。
切口 位置	■ 切口要考虑到保乳失败患者会进行全乳房切除术的可能。
	■ 在乳房下半部分，放射状切口可以比弧形切口达到更好的外观效果。
	■ 切口要足够大以取出肿块时不过分挤压为宜。这可减少因产生阳性或近似切缘而需要再切除的概率。
皮瓣游离	■ 薄皮瓣可引起放疗后的过度挛缩和凹陷，可通过在肿物切除术时切除肿物表面皮肤来避免。
	■ 皮瓣随其分离而逐渐变厚。
切除	■ 切除过程中保持肿块周围至少 1cm 的肉眼正常切缘。
	■ 术中切缘分析可大大减少再切除率，带来更低的乳房切除率和更好的外观效果。
定位	■ 须用三处缝线定位来避免错误。
	■ 在完整切下之前留置 2 处缝线标记以避免迷失方位。
关切口	■ 不要拉拢缝合乳腺组织或者放置引流。

术后护理

■ 乳腺肿物切除术后，患者应佩戴乳腺绷带或者支持性胸罩。这有助于持续止血以及减少因乳房重量产生的皮肤切口张力。应鼓励患者术后 1 周内昼夜佩戴支持性胸罩。

预后

■ 乳腺肿物切除术加放疗后的远期复发率范围为 5% ～ 22%，相比之下乳房切除术为 4% ～ 14%。生存率相当。

■ 在接受乳腺肿物切除术加放疗的女性中，3 年极佳或极佳（良好）的外观效果比例分别为 73% ～ 96%。这主要是受切除的乳腺组织体积影响，切除范围不到 35cm³ 的女性评分高于 > 85cm³ 的女性。

并发症

■ 积液。
■ 血肿。
■ 感染（蜂窝织炎或脓肿）。
■ 乳头感觉改变。
■ 近似或阳性切缘。
■ 外观效果差。

第 **6** 章 乳腺肿瘤整形外科学

Kristine E.Calhoun   Benjamin O.Anderson

定义

- 20 世纪 70 年代，保乳治疗经过多中心临床试验揭示肿块切除加放疗的总生存期和乳房切除相同，遂开始应用于女性乳腺癌的治疗。
- 规范的保乳要求肿瘤周围要切除足够的边界，同时保持乳房外形。但是同时满足这两个条件有一定的挑战性。
- 传统的肿瘤切除术中，切开皮肤，切除肿瘤，直接缝合伤口，不关闭空腔。缝合残留的纤维腺体组织会使腺体移位影响外形和对称性。肿瘤体积小时这种方法效果较好，但对于较大的病变，缝合腺体最终会导致皮肤变形和（或）乳头乳晕复合体移位。
- 1994 年，Werner P.Audretsch 成为提倡应用肿瘤整形外科最早的一批人之一，意指通过联合即刻皮瓣重建和减容术来修复部分乳房缺损。最初肿瘤整形外科用来指利用背阔肌或腹直肌这些大的肌皮瓣修复乳房缺损，现在也指利用乳腺部分切除和乳房皮瓣修复广泛切除后的组织缺损的一系列外科方法。
- 这一章将会介绍这些广泛应用的技术。包括菱形乳房固定式肿瘤切除术、蝙蝠翼乳房固定式肿瘤切除术、外侧区段切除式肿瘤切除术、多纳圈乳房固定式肿瘤切除术、减容乳房固定式肿瘤切除术、中央式肿瘤切除术。

解剖

- 对肿瘤整形乳腺外科医生来说，面对的一个最基本的问题是判断肿瘤在乳腺内的分布方式并评估能否将病变和周围纤维腺体整块切除。
- 现代乳管解剖理论提示：主导管系统的数目

一般 < 10 个。导管所占的区段差异非常大，有的只有狭窄的一条，有的一个导管区段就会占整个乳房容积的 25%。
- 并非所有的导管都从乳头放射到乳房外周，有些直接从乳头向后走行到胸壁。一个乳管区段可以辐射到胸骨侧（内侧）和锁骨侧（上方），会有两三个导管分支彼此交叉分层分布,使纤维腺体在腋窝（外侧）和腹部（下方）能够彼此重叠。尽管导管分支在乳腺实质内彼此嵌和分布，导管却并没有互相连通。
- 和乳管不同，乳腺纤维腺体组织的血液循环有着丰富的吻合。这样能够保证肿瘤整形手术安全实施，对组织再生的影响却不大。有良好的血液循环代偿做保证，医生可以在皮下进行大块的纤维腺体组织重塑形，而不会产生明显的乳腺缺血坏死。
- 腋窝和内乳动脉是乳腺最主要的血供来源。肿瘤整形手术中乳腺实质要保留充足的血供，血供至少要和这两个动脉之一有连通。

病史和查体

- 患者术前病史和查体要常规完善，尤其注意乳腺手术史，包括置入物的放置和定位。
- 组织活检优先应用空芯针穿刺活检，以得到恶性证据，病理存档，在我们中心所有的病理切片都要进行历史回顾。
- 尽量用针穿活检明确病理诊断，因为切除活检的瘢痕会影响后续肿瘤扩大切除的切口设计。

影像和其他诊断方法

- 对于要做肿瘤整形的肿瘤切除患者，术前需要完善一套常规的影像检查。包括超声、钼靶，可以有乳腺磁共振（MRI）。尽管钼靶片会低估病变的范围，尤其是导管内癌（DCIS），但它仍是一项可信赖的临床一线检查。

- 虽然有争议，乳腺磁共振对外科医生术前判断病变的范围仍然起到了重要的作用，尤其是钼靶片上的微小或隐匿性癌。相较于钼靶和超声，磁共振所见的病变范围和病理所见的肿瘤范围契合性最好。

- 磁共振的敏感性虽高，对乳腺癌诊断的特异性却只有 67.7%。超过 1/3 的磁共振研究显示一些区域的强化提示需要进一步检查，但最终病理证实只是良性的乳腺组织。

- 因为肿瘤包含侵袭性和非侵袭性两种成分，各种影像检查的联合应用［可以放大成像的钼靶，超声和（或）磁共振］才能对肿瘤总体大小做出最佳的评估。

外科处理

- 肿瘤整形手术的适应证和禁忌证与传统保乳手术相同。应用该手术技术的患者通常也可以保乳，如病变局限于一个象限，术后能够接受放疗。

- 这一章介绍的方法简单实用，不论手术医生是否接受过整形手术培训。

术前准备

- 肿瘤整形手术前，需要医生准确评估切除的范围，可以通过术前或围术期放置金属丝定位达到目的。

- 对于较大体积的肿瘤，放置单根金属丝可能出现阳性边界，因为对于没有标记的部位医生不能判断那些触诊阴性病变的真正边界。这种情况下，用多个金属丝像括号一样定位边界，包住病变，能够帮助医生一次性完整切除肿瘤（图 6-1）。

定位

- 术前，患者直立位，评估并标记患者的体表标记。

- 包括乳房下皱褶、胸大肌处的腋前襞、背阔

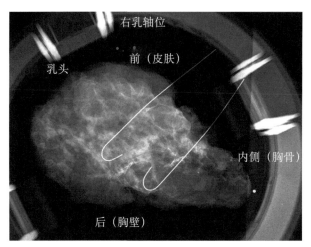

图 6-1 ● 多个金属丝括号样定位大肿瘤边界后切除

肌处的腋后襞、胸骨边缘、乳晕缘。患者在坐位时就确定这些结构对最后的外形效果非常重要，因为一旦患者麻醉后处于仰卧位，再精确定位这些结构会相对困难。

方法

- 患者仰卧位，上肢外展。

- 双侧乳房要同时消毒，同时暴露，这样患侧伤口关闭后，手术床半坐位，术者能够同时观察双侧乳房进行对比评价患侧手术效果。如果关闭伤口过程中因为疏忽出现牵拉凹陷等影响了美观，可以即时发现并处理。

- 术者最好能够给切除标本周围用不同颜色的墨水染色，有利于标本边界的定向（图 6-2）。

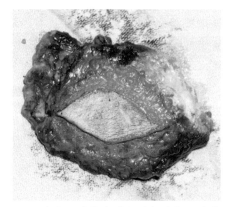

图 6-2 ● 多色墨水染色为切除标本标记方向

菱形乳房固定肿物切除术

- 这是最基本的肿瘤整形技术，包括病变表面皮肤岛的切除，常用于上极或外侧的肿瘤。
- 内上象限的病变皮肤岛不需要切除太大，或者只切除乳腺组织。
- 菱形的皮肤切除可以避免术后局部多余皮肤残留造成猫耳征。
- 设计皮肤梭形切口时要注意，如果切除皮肤岛太宽会导致乳头乳晕移位。
- 皮肤上画好两边相等的梭形，标记出要切除的皮岛和下方要切除的病变和周围组织（图 6-3）。乳房上象限的病变，取沿皮纹弧形切口，乳房下象限的病变，包括 3 点钟方向和 9 点钟方向，取辐射方向的梭形切口。
- 按照设计做皮肤切口（图 6-4）。

- 皮岛分离后，向根治术那样向两侧分离皮瓣，但是分离距离较短。
- 再转向胸壁切除肿瘤，在胸肌前托起腺体（图 6-5），做一个标准的肿瘤切除。
- 在缺损区周围的腺体基底部放置 4 ~ 6 个金属夹标记定位。
- 切除肿瘤完成止血后，在胸肌筋膜层潜行分离腺体使腺体能在肌肉表面移位（图 6-6）。
- 将肌肉表面的游离腺体拉拢闭合残腔，用 3-0 可吸收线缝合最深部的腺体边缘。根据缺损的位置调整游离多余组织的方向关闭残腔。乳房固定术的目的是缝合胸肌前组织，阻断皮肤和深部组织的连通（图 6-7）。
- 浅层组织用可吸收线间断缝合皮下组织（我们用 3-0 缝线），皮肤用可吸收线常规皮内缝合（我们用 4-0 线）（图 6-8）。

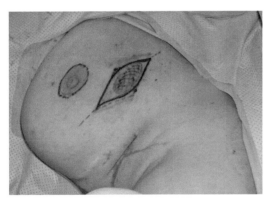

图 6-3 ● 梭形切口，两边等长，将皮岛和肿瘤整块切除

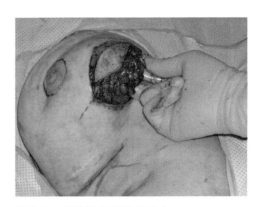

图 6-5 ● 从胸肌表面托起标本

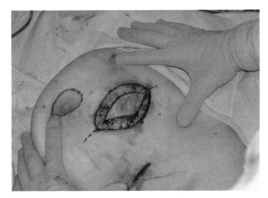

图 6-4 ● 皮刀切开梭形切口至乳房实质

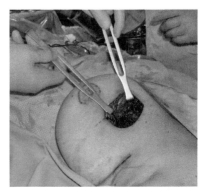

图 6-6 ● 从胸肌筋膜表面分离起乳腺组织

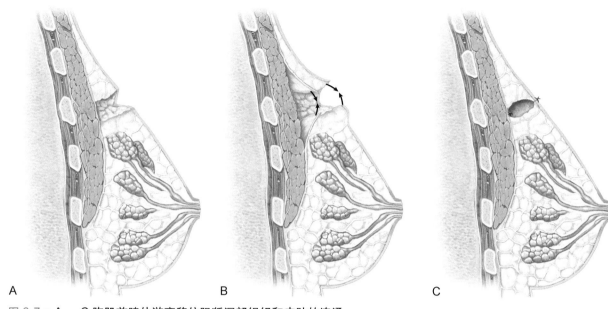

图 6-7 ● A ~ C 胸肌前腺体游离移位阻断深部组织和皮肤的连通

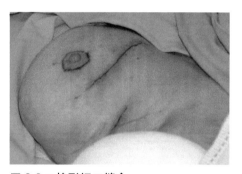

图 6-8 ● 梭形切口缝合

蝙蝠翼式乳房固定肿瘤切除术

- 适用于邻近乳头乳晕区或者在其深面但没有侵犯乳头的肿瘤，可以同时保留乳头。
- 蝙蝠翼式手术通过乳房固定术关闭全层缺损，既保留了乳房球形外形又保留了乳头活力。
- 在乳晕缘做两个类似的半圆，两边做出像翅膀一样的角（图 6-9）。两个半圆位置相对，关闭伤口时才能够对合良好。
- 蝙蝠翼形切除皮肤，使半圆形皮缘对合后不会产生猫耳征（图 6-10）。
- 组织分离要达到肿瘤深部。多数情况下，需要分离至胸壁，同菱形肿瘤切除方法一样在胸肌表面托起腺体（图 6-11）。

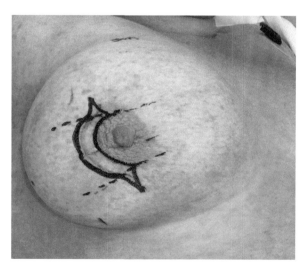

图 6-9 ● 蝙蝠翼切口设计。两个半圆和乳晕两侧的角

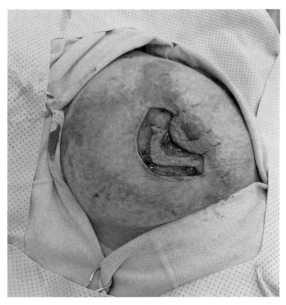

图 6-10 ● **蝙蝠翼形切开皮肤**

- 将病变区域全层切除后，也需要做纤维腺体组织的移位行乳房固定。将乳腺组织从乳腺后间隙游离，保留的腺体组织移位关闭缺损。
- 我们不用缝线把腺体固定到胸壁上，这样腺体就能够在胸壁表面移动，以它最自然的方式愈合。毕竟当患者平卧在手术台时把乳腺固定后的外观美观，不等于患者坐位乳房下垂时的外观也美观。
- 浅层切口的缝合方式和菱形乳房固定肿瘤切除术的相同（图 6-12）。
- 因为这种方法会导致乳头移位，可能会和对侧不对称。此时可以做对侧乳头移位手术。虽然双侧手术可以同时进行，不过最好还是在结束放疗，患侧乳房的形状和大小已经稳定之后再进行对侧手术。

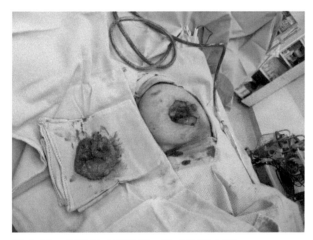

图 6-11 ● **切除肿瘤至胸壁，游离胸肌表面**

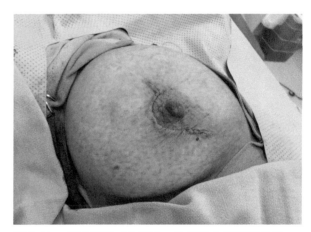

图 6-12 ● **两个半圆对合缝合，边缘没有出现猫耳征**

外侧区段切除术

- 作为菱形肿瘤切除术的变异，外侧区段切除术尤其适用于位于乳房下方的病变，包括 3 点钟方向和 9 点钟方向位。
- 皮肤的菱形口呈辐射状，乳头侧的角应该设计在乳晕缘，使缝合后的切口位于乳晕缘切线处（图 6-13）。这样可以减少瘢痕挛缩后乳头乳晕向病变区的移位。
- 有时乳房下方单纯的水平瘢痕就可以导致乳头向下移位，辐射状切口避免了这种现象的

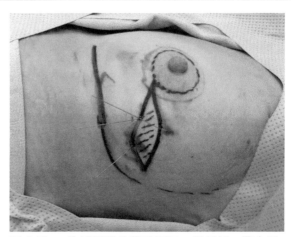

图 6-13 ● **外侧区段的菱形切口，辐射状，缝合后，切口位于乳晕缘的切线处**

发生。

■ 按预定切口切开乳房。

■ 皮岛切开后，向两侧做短程的皮瓣分离。

■ 向下垂直分离至胸壁，将腺体从胸肌表面托起，按照标准范围切除肿瘤（图6-14）。

■ 在缺损周围组织的基底部放置4~6个金属夹标记定位。

■ 肿瘤切除彻底止血后，在胸肌表面游离腺体使其能够在肌肉表面滑动。

■ 腺体从肌肉表面游离后，就可以闭合残腔，用3-0可吸收线缝合腺体最深层。

■ 浅层组织用可吸收线（我们用3-0线）间断缝合皮下，常规可吸收线皮内缝合皮肤（我们用4-0缝线）（图6-15）。

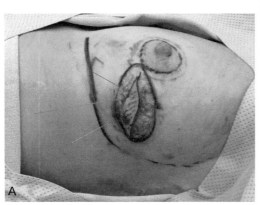
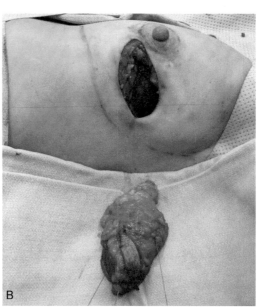

图6-14 ● A、B. 整块标本从胸肌表面切除

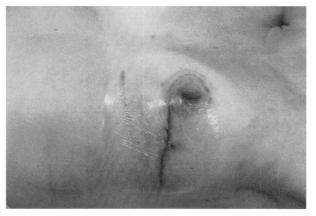

图6-15 ● 缝合后的外侧区段切除切口

中央区肿瘤切除术

■ 乳头乳晕区被肿瘤侵犯后，乳头将不得不切掉，造成局部缺损影响美观。从而使这部分人更多采用了乳房切除术。其实这类患者也可以选择中央区肿瘤切除术。

■ 虽然中央区肿瘤切除术切除了乳头乳晕复合体及其后方组织，但保留了乳房隆起的大体形态。

- 中央区肿瘤切除术的外形效果可以很好甚至非常好，这取决于患者的个人体质。相比于乳房全切和后期的重建，患者的耐受性更好。尤其是对于那些乳房丰满的女性，乳房全切会导致明显的不对称。

- 中央区肿瘤切除术可以按照大梭形设计切口，包括整个乳头乳晕复合体。按照患者直立位时的乳房形态设计切口角度，可以使瘢痕的位置更自然隐蔽。

- 皮岛切开后，向两侧分离皮瓣。

- 向下切至胸壁，从胸肌表面托起腺体，按标准范围切除肿瘤（图 6-16）。

- 在缺损周围组织的基底部放置 4 ~ 6 个金属夹标记定位。

- 肿瘤切除彻底止血后，在胸肌表面游离腺体使其能够在肌肉表面滑动。

- 腺体从肌肉表面游离后，就可以闭合残腔，用 3-0 可吸收线缝合腺体最深层。浅层组织用可吸收线（我们用 3-0 线）间断缝合皮下，常规可吸收线皮内缝合皮肤（图 6-17）。

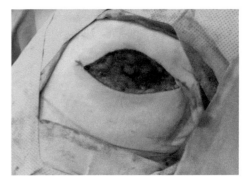

图 6-16 ● **中央区肿瘤切除术后，残腔直达胸肌**

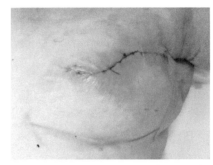

图 6-17 ● **乳腺组织从胸肌表面游离，常规缝合皮肤**

减容乳房固定式肿瘤切除术

- 位于乳房下极的肿瘤，传统的环乳晕切口放疗后产生的瘢痕挛缩会使乳头向下移位。

- 这种变形可以用减容乳房固定式肿瘤切除术预防，尤其适用于乳房下半边 4 点钟和 8 点钟之间的病变。

- 减容乳房固定术采取锁眼状切口（图 6-18A、B），乳晕上方的皮肤剔除表皮，备皮肤缝合用。

- 通过乳房下方切口和胸肌表面腺体组织的潜行分离，制造一个蒂状皮瓣，使乳头乳晕复合体和后方组织能够移动（图 6-19）。

- 肿瘤如果位于下外或下内象限，锁孔的方向可以略向外或内旋转，同时乳头乳晕复合体向对侧方向移位。

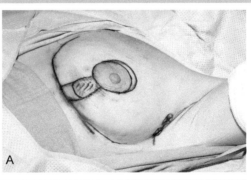

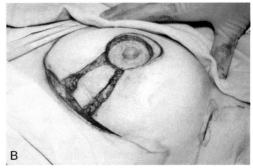

图 6-18 ● A、B 减容乳房固定术的切口设计包括乳晕下方锁眼状切口和乳晕上方的去表皮化

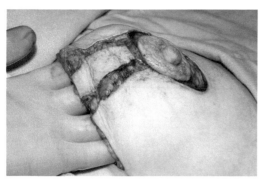

图 6-19 ● 通过乳房下切口，从胸肌表面托起乳腺，移动乳头乳晕复合体和后方组织

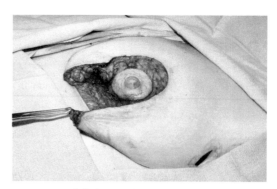

图 6-20 ● 肿瘤全层切除后遗留空腔

- 在肿瘤后方由下至上，标本侧方在距离肿瘤至少 1cm 的肉眼正常组织处全层切除病变组织。病变表面的皮肤一齐切除（图 6-20）。
- 乳头乳晕复合体向中心移位，保持乳房大小和形状的自然美感。内侧外侧的乳腺组织瓣游离后缝合填充缺损，形成倒 T 字切口（图 6-21A、B）。
- 因为上方皮肤岛切除，乳头乳晕复合体得以上移，乳房因为上提更显年轻，但和对侧比会轻度不对称（图 6-22）。
- 巨乳症患者放疗时很难维持乳房在一个固定位置上，放疗剂量分布不均，影响治疗效果。
- 这类患者可以通过减容乳房固定式肿瘤切除术获益，对侧也可以同时减容。

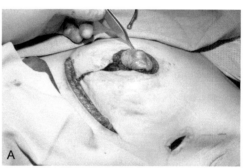

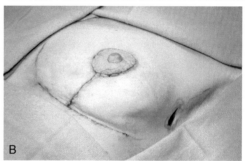

图 6-21 ● A、B. 乳头乳晕复合体移到中心区，内侧外侧组织瓣对合，形成典型的倒 T 字瘢痕

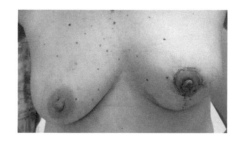

图 6-22 ● 减容乳房固定术会使双侧乳房不对称，将来对侧还需要再做一次减容术

多纳圈乳房固定式肿瘤切除术

- 这类方法最适合乳房上或外侧区段分布的肿瘤，需要切除长窄段的乳腺组织。

- 这种方法要在保证充足切缘的前提下，避免不符合 Kraissl's 或者 Langer's 线的长放射状切口瘢痕形成。
- 围绕乳晕画两个同心圆，切除环乳晕的多纳圈样皮肤岛，该术式后将只能见到环乳晕的切口瘢痕（图 6-23）。

- 通过去表皮保留深部组织的方法分离环形皮岛。注意不要把乳晕皮肤的血供全部破坏。
- 环形皮岛的宽度一般是 1cm 上下，主要决定于乳晕大小和预计切除的范围（图 6-24）。
- 切除该环是为了取得合适的入路和充分的暴露，并使残存乳腺组织也有足够的皮肤闭合伤口。
- 向乳头乳晕复合体四周分离皮瓣。
- 用保留皮肤的乳房切除术同样的分离方法将肿瘤所在象限的乳腺组织分离（图 6-25）。
- 腺体全层从胸肌表面分离送到环乳晕切口。
- 肿瘤所在区段楔形切除（图 6-26），切除标本的宽度要在切除难度和术后获益之间取一个平衡点。
- 剩余腺体放回皮肤囊套之内，腺体的周边对

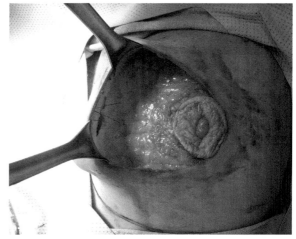

图 6-25 ● 肿瘤所在象限的皮瓣分离

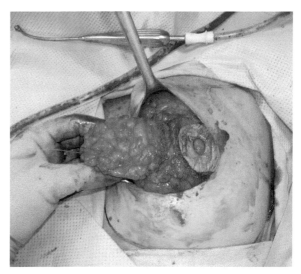

图 6-26 ● 肿瘤所在组织从胸肌表面楔形切除

好位固定至胸壁（图 6-27）。固定可以使游离腺体在初期愈合的时候在皮肤囊套内保持合适的位置。

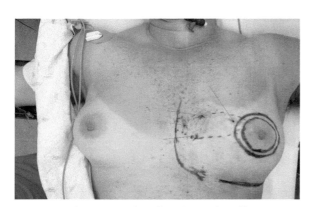

图 6-23 ● 乳晕周围画上两个同心圆，间距约 1cm

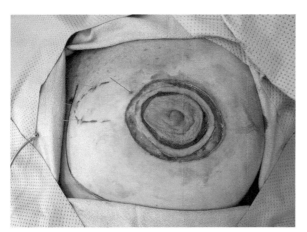

图 6-24 ● 多纳圈式乳房固定术切口

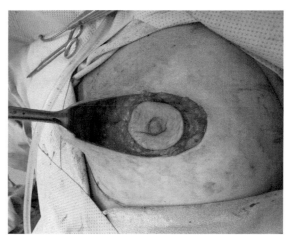

图 6-27 ● 剩余腺体填充缺损，固定于胸壁

- 用 3-0 可吸收线按照乳头乳晕复合体的初始大小对合切口。
- 3-0 可吸收线环乳晕单纯间断内翻缝合皮下，4-0 线皮内缝合皮肤（图 6-28）。

- 术后乳头乳晕复合体位置提升和对侧比有轻度的不对称，可以事前设计好，用手术提升对侧乳头以产生对称的效果（图 6-29）。

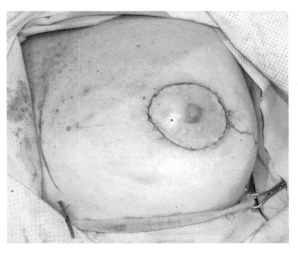

图 6-28 ● 关闭环乳晕切口

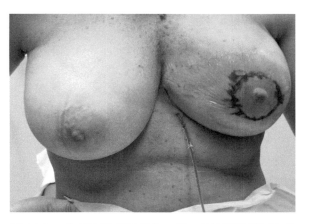

图 6-29 ● 和减容乳房固定术一样，多纳圈乳房固定术也会导致双乳不对称，需要对侧乳头提升和（或）乳房减容矫正

经验与教训

指征	■ 和传统肿瘤切除术的禁忌证相同：
	■ 多中心肿瘤。
	■ 放疗禁忌证。
	■ 切缘阳性。
乳头乳晕上提和不对称	■ 可以发生于某些术式，比如：蝙蝠翼，减容，多纳圈式乳房固定式肿瘤切除术。
	■ 有必要做对侧乳房的减容和（或）乳头上提来矫正。
积液	■ 通常见于大标本切除术后。
	■ 可以术后短期放置引流。
切缘范围不足	■ 再次扩大切除。
	■ 切缘局部受侵，再次扩大切除仍然可行。
	■ 多次切缘阳性需要行乳房全切术。
长期随访结果	■ 外形更佳，局部复发率相近。

术后管理

- 标准的部分乳房切除术通常不需要引流，因为积液一般都会被吸收。
- 如果是大范围的切除，如多纳圈式，有时积液量会比较大，需要抽吸。留置 15Fr 的引流管一天会减少患侧乳房积液，大量积液会影响伤口生长。
- 引流管隔夜拔除或术后第 1 天拔除。

效果

- 与传统的肿瘤切除术一样，整形肿瘤切除术也需要保证切缘阴性。

- 切除钙化病变时术中要对切除标本摄片，确认钙化切除完全。

- 有时摄片会提示切缘不足，所以关伤口前预先扩大切除各边缘，这样可以尽可能地减少再次扩大切除的概率。

- 有些医院用术中冷冻病理或细胞学辅助判断是否需要再次扩大切除。

- 如果因为初次手术切缘不足再次手术扩大切除边缘，优先应用原手术切口。

- 如果阳性切缘只累及标本的一小部分，只需要再次扩切残腔内受累那部分边缘即可，不必所有边缘都扩切。

- 如果所有的切缘都阳性，需要行乳房全切保证切除干净。这种情况，设计切口既要把原切口和乳头乳晕复合体包括在全乳切除切口里，还要考虑整形医生有建议进行即刻乳房重建的可能，这对手术医生来说技术上有一定的挑战性。

- 尽管几乎没有大量的数据研究保乳术中肿瘤整形方法的长期效果，目前可见的结果还是乐观的。一项来自欧洲的调查，随访 148 例患者平均 74 个月（10 ～ 108 个月），只有 2 个人失访。剩下的 146 人，5 人（3%）5 年后同侧复发，而这 5 人发病就医时肿瘤都是 T2 或 T3 期。

- 虽然还需要进一步的研究，现在看肿瘤整形的方法仍然是可行的。这种方法通常会比传统乳腺区段切除术切除范围更广泛，是保乳治疗的合理选择。

并发症

- 应用肿瘤整形方法手术时，没有接受过专门培训的医生必须决定好在没有整形科医生意见或术中协作时，哪种术式最适合他操作。

- 除了那些非特异性的术后并发症，感染、脂肪坏死、延迟愈合在减容乳房固定式肿瘤切除术中都曾被报道过。

- 外乳头的血供来源于其后方的输乳窦处的纤维腺体组织，而不是周围乳晕皮肤的侧支循环，所以乳头后方分离过薄会导致乳头坏死。

第 **7** 章　乳腺癌短程放疗导管置入

Peter D. Beitsch

定义

- 保乳治疗切除肿瘤后需要放疗。
- 放疗包括全乳放疗（whole breast irradiation WBI），或者复发风险高的区域 - 肿瘤床 - 局部乳腺加量放疗（accelerated partial breast irradiation APBI）。
- APBI 可以外源照射(3-D 适形)或内源照射(近距离治疗)。

鉴别诊断

- 近距离治疗可以置入多个导管（组织间多导管；图 7-1），或者单次置入一个多导管装置(图 7-2 ～ 图 7-4)。

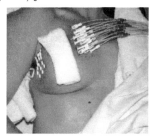

图 7-1 ● **组织间多导管近距离治疗**

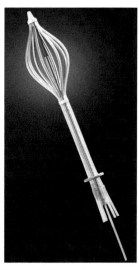

图 7-2 ● **膨胀可调体积置入物**（Strut-adjusted volume implant，SAVI）- **单次置入多导管膨胀装置**

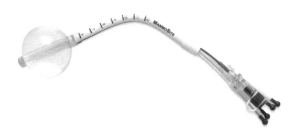

图 7-3 ● **Mammosite ML- 单次置入多导管球囊装置**

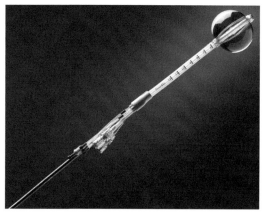

图 7-4 ● **Contura- 单次置入多导管球囊装置**

- 肿瘤放疗科医生通常会进行多导管置入，而外科医生会选择单次置入一个多导管装置（这是本章的关注点）。

病史和查体

- APBI 患者的选择十分严格（不是所有人都适合的）。
- 美国乳腺外科协会和美国放疗协会公布了患者选择指南（表 7-1）。
- 美国放射肿瘤学会（ASTRO）公布了 APBI 患者选择共识（表 7-2）。

影像学和其他诊断方法

- 对于 APBI 患者术前是否进行高级的乳腺影

表 7-1　局部乳腺加强放疗（APBI）患者的选择指南

标准	美国放疗协会	美国乳腺外科协会
年龄	≥ 50	≥ 45
病史	IDC	IDC，DCIS
肿瘤大小	≤ 3cm	≤ 3cm
淋巴结状态	N0	N0
切缘	阴性	阴性

IDC. 浸润性导管癌；DCIS. 导管原位癌

表 7-2　美国放射肿瘤协会 APBI 患者选择共识

	适合	建议	不适合
定义	临床试验证实	有限的临床证据	仅限于临床试验
年龄	≥ 60 岁	50 ～ 59 岁	< 50 岁
肿瘤大小	≤ 2cm	2 ～ 3cm	> 3cm
淋巴结	阴性	—	阳性
病史	IDC	ILC 或 DCIS	—
切缘	阴性（> 2mm）	接近（< 2mm）	阳性
病理	无 EIC 或 LVI	EIC 或局灶 LVI	> 3cm EIC/DCIS
分级	任何级别	—	—
多中心	单病灶	—	—
ER	阳性	阴性	—

IDC. 浸润性导管癌；ILC. 浸润性小叶癌；DCIS. 导管原位癌；EIC. 广泛导管内癌成分；LVI. 脉管侵犯；ER. 雌激素受体

像学检查（磁共振或者正电子发射乳腺成像）存在争议；多数医生只是有选择地进行这些检查。

■ 外科医生掌握超声技术有助于引导置管，但不是他们必须掌握的内容。

外科管理

■ 近距离治疗装置常规在术者诊室放置。
■ 肿瘤切除术当时就把残腔评估装置（Cavity evaluation device CEDs）（图 7-5）置入残腔，维持空腔形态，需要近距离治疗时再置换成放疗装置。

术前设计

■ 术前请放射肿瘤科会诊，有益于制订更加完善的术后治疗计划。
■ 肿瘤切除术后定位球的放置是从肿瘤切除的

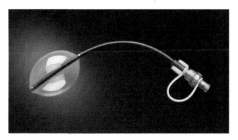

图 7-5 ● **残腔评估装置**

术前设计开始准备，包括以下内容：

■ 切口定位（不能在肿瘤切口行前哨淋巴结活检）。
■ 应用肿瘤整形技术（小组织瓣重整是允许的，但是移动大组织瓣闭合残腔会使 APBI 失败）。
■ 可能的话，伤口关闭层次要增厚（皮肤和残腔之间关闭更多的组织，可能需要再切除部分皮肤和多层缝合）。

定位

- 操作：CED 放置无特殊。
- 场所：导管装置通常从外侧到内侧置入，尽量减少射线粒子沿导管进出时对身体其他部位的放疗副损伤。

残腔评估装置的放置

- 第 1 步：肿瘤切除后，关伤口前，在伤口外侧或下方做小切口，将 CED 由此插入残腔（图 7-6）。
- 第 2 步：用生理盐水充起球囊充分填满残腔（图 7-7）。

- 第 3 步：球囊放水，关闭伤口。
- 第 4 步：再次充起球囊，注意所用盐水量，这对后来选择合适大小的放疗装置有帮助。
  - 因为充水的球囊会使 CED 固定原位，所以不需要将其缝线固定。

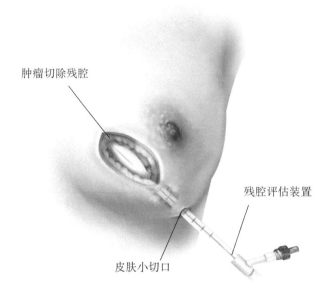

肿瘤切除残腔

残腔评估装置

皮肤小切口

图 7-6 ● CED 的放置

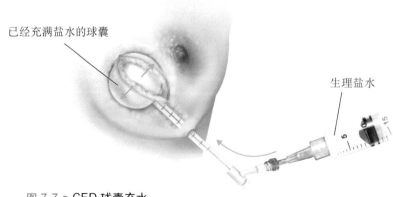

已经充满盐水的球囊

生理盐水

图 7-7 ● CED 球囊充水

残腔评估装置置换为近距离治疗装置

- 第 1 步：确认病理切缘阴性，前哨淋巴结阴性，同放射肿瘤科医生确认患者适合行 APBI。
- 第 2 步：CED 和周围乳房消毒铺单（图 7-8）。
  - 注射局麻药。

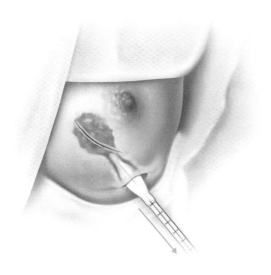

图 7-8 ● **CED 和周围乳房消毒铺单**

- 第 3 步：CED 放水（注意水量），拿出 CED，立即将近距离治疗装置经过同样的孔道放进残腔（图 7-9）。
- 第 4 步：用同样的水量充起球囊或者使其膨胀至球囊紧贴残腔壁。
- 第 5 步：无菌敷料覆盖装置入口处。

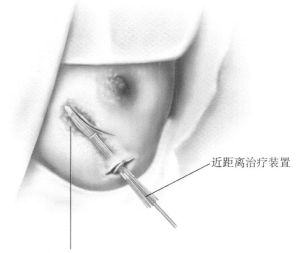

近距离治疗装置

肿瘤切除残腔

图 7-9 ● **不用超声引导，即可用放疗装置经同一个孔道置换 CED**

超声引导下放疗装置的置入

- 第 1 步：确认病理切缘阴性，前哨淋巴结阴性，同放射肿瘤科医生确认患者适合行 APBI。
- 第 2 步：超声探查肿瘤残腔，确认放疗装置的最佳尺寸和入路（图 7-10）。

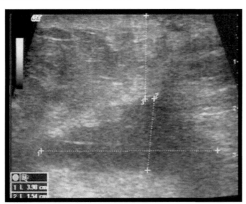

图 7-10 ● **超声探查肿瘤切除术后的残腔**

- 入路对于支撑装置尤其重要，因为该装置是椭圆形的，要沿着残腔的长轴放置（球囊膨胀后残腔会和球囊适形）。
- 计划切口 - 残腔边缘 2cm。
- 第 3 步：在预定切口入路注射麻药（图 7-11）。

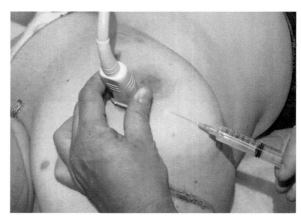

图 7-11 ● **留置部位局部麻醉**

■ 第4步：消毒铺单，超声探头套无菌保护套。
　　■ 如果没有无菌保护套，可以消毒探头，用无菌耦合剂，但是使用探头的手不是无菌状态，所以不要再接触无菌放疗装置。
■ 第5步：11号刀片切开一个约12mm切口（图7-12）。

■ 第6步：超声引导下将套管置入残腔（肿瘤切除术后残腔内的积液同时排出）（图7-13A、B）。
■ 第7步：经套管将近距离治疗装置置入残腔（图7-14）。
■ 第8步：充起球囊至感觉到阻力或者充分展开到和残腔壁紧贴适形（图7-15）。

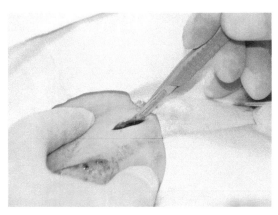

图 7-12 ● **皮肤切口**

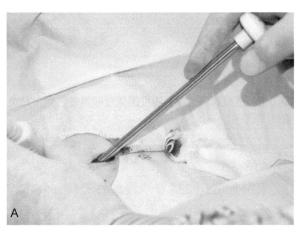

A

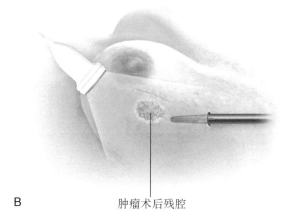

B

肿瘤术后残腔

图 7-13 ● A，B **超声引导下将套管放进残腔**

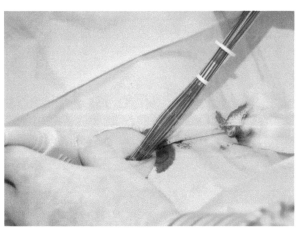

图 7-14 ● **超声引导下置入近距离治疗装置**

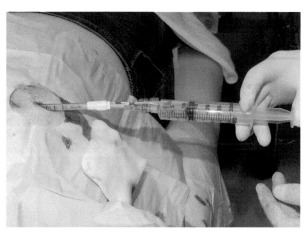

图 7-15 ● **充起球囊**

- 第 9 步：超声检查放置情况（图 7-16）。
- 第 10 步：拔出中心固定杆，换为导管帽，

让导管内液体流出（图 7-17）。
- 第 11 步：无菌敷料覆盖（图 7-18）。

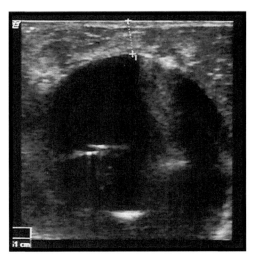

图 7-16 ● **放疗装置的超声表现**

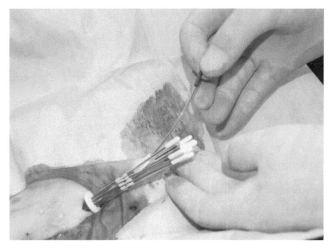

图 7-17 ● **放置中心导管帽**

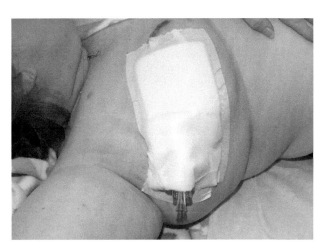

图 7-18 ● **无菌敷料覆盖**

经验与教训

球囊不能充分撑起残腔壁	■ 如果超声下发现球囊和残腔壁之间仍然有气体或液体，轻轻按摩乳房排出气体液体。
经孔道引流	■ 经常会有液体从 CED 或者放疗装置的孔道内流出。提前告知患者，这样不会让他们因为这些事在夜间电话打扰你（患者卧床后常会流液）。
肿瘤切除后没有及时置入放疗装置	■ 肿瘤切除伤口愈合后，内部残腔会纤维化最后收缩闭合。患者之间会有差异性，但是最好在肿瘤切除 4 周内留置放疗装置。
避免放疗记忆	■ 如果患者需要接受化疗，最好在最后一次 APBI 3 周后进行，预防放疗记忆（一种很难解释的现象：肿瘤残腔的非感染性血肿）。
减少皮肤放疗损伤	■ 尽管这些新装置有多个导管使射线配置更合理，减少了辐射对周围组织（皮肤、肺、肋骨、心脏、胸肌）的损伤，但是手术时仍然要让皮肤和放疗装置之间的距离保持越远越好，所以在切除肿瘤表面的皮肤后，要用多层组织缝合关闭残腔增加表面厚度。

术后处理

- 装置置入后的处理包括每天换药，避免淋浴（装置去除后可以擦浴）。
- 很多医生在置入装置后会应用抗生素。
  - 头孢，复方新诺明、环丙沙星是常用药。
- 肿瘤放疗科医生会在最后一次治疗后拔掉装置，无菌胶布粘贴伤口。

效果

- APBI 5 年局部复发率 2% ~ 5%，和 WBI 接近。
- 总生存期乳癌相关性生存期也和分期相同接受 WBI 的患者一样。
- 真性复发（瘤床处复发）通常再行全乳切除术，但是其他部位的复发（一般认为是新生的原发肿瘤）可以用肿瘤切除术和 APBI 治疗。

并发症

- 早期并发症
  - 感染：~ 9%（导管没有因为感染而拔出）。
  - 积液：~ 30%。
    - 痛性积液：~ 13%。
- 晚期并发症
  - 美观程度：优秀（良好），90%；一般（较差），10%。
  - 脂肪坏死：~ 2%。

Anees B. Chagpar

定义

■ 前哨淋巴结活检是对乳癌患者腋窝分期的微创方法。

病史和体检

■ 医生要对患者询问完整的病史，进行全面的体检。如果体检发现患者有明显肿大淋巴结，超声和（或）细针穿刺（FNA）或空芯针穿刺活检可以进一步提供诊断信息。如果穿刺活检阳性，可以进行新辅助化疗然后清扫腋窝淋巴结，也可以先手术，清扫腋窝淋巴结。如果活检阴性，为了准确分期，仍然需要行前哨淋巴结活检。

影像学和其他检查方法

■ 淋巴显像在乳癌中常和前哨淋巴结（SLN）活检联用，虽然不是绝对必要。放射性核素注射后，淋巴显像可见淋巴引流到内乳淋巴结（第9章）。如果患者曾经做过淋巴结活检和（或）腋窝淋巴结清扫，再次前哨淋巴结活检一般认为是为了给同侧复发或者新的原发癌分期。这种情况，可以见到淋巴异常引流，所以，术前淋巴显像还是有用的。

手术管理

■ 前哨淋巴结活检的适应证是浸润性乳腺癌的腋窝分期或者导管内癌拟行乳房切除患者的腋窝分期。

术前准备

■ 前哨淋巴结活检和新辅助化疗的时间顺序尚有争论。有人认为要在新辅助化疗前活检，才能获得更精确的腋窝分期，但是也有人会在新辅助化疗后做前哨淋巴结活检，这样可以使那些获得病理完全缓解的患者免于腋窝淋巴结清扫。

定位

■ 患者仰卧位，患侧肩下垫一个布卷抬高背阔肌。注意上肢也要垫布单支撑避免臂丛拉伤（图 8-1）。

■ 如果可以的话，静脉留置针，血氧测定仪，血压袖带都要用在对侧上肢。

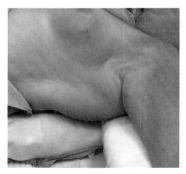

图 8-1 ● **患者患侧背阔肌下垫布卷**，同侧上肢垫布单支撑

放射性示踪剂和（或）蓝染料的注射

■ 用双示踪剂可以提高前哨淋巴结检出率，降低假阴性率；但是，尤其是对保留皮肤的乳房切除术患者，医生不愿意用蓝染料，因为皮肤会蓝染变色，缺血坏死。

■ 通常，放射性示踪剂用 99m 锝硫胶体。对于没有做过淋巴显像的患者，术前将示踪剂注射在引流区域。注射时会痛，诱导麻醉后一般皮内注射就可达到足量。示踪剂可以选择注射于肿瘤周围，皮内（肿瘤表面的皮肤内），或者乳晕周围（乳晕周围四处皮内）。如果注射示踪剂和手术是同一天，注射 0.5mCi 就够了。如果术前前一天注射，需要 2.5mCi。

- 异硫蓝和亚甲蓝都可以用于前哨淋巴结活检；它们颜色不同，并发症，费用都不一样。异硫蓝是天蓝色的（和静脉很容易区分），但是有不到 1% 的过敏率，价钱也比亚甲蓝贵。亚甲蓝颜色暗一些，容易发生皮肤坏死，但很便宜。这种示踪剂一般用 5ml；如果选择亚甲蓝，要和生理盐水按照 1∶2 稀释。
- 蓝染料要注射到肿瘤周围或乳晕区。后者适

用于多发肿瘤和肿瘤不能定位的淋巴成像（图 8-2）。保乳的患者若行乳晕下注射有时会导致"蓝色乳房"。

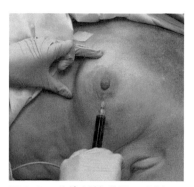

图 8-2 ● 蓝染料的乳晕下注射

消毒铺单

- 乳房和手臂环周消毒。无菌单包裹前臂并显露于术野，保持游离，这样术者能在术中移动手臂（图 8-3）。

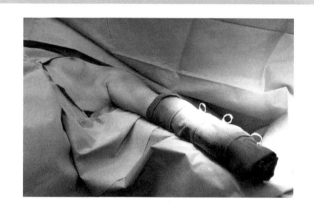

图 8-3 ● 患者的乳房和腋窝消毒铺单，同侧上肢包裹前臂后也暴露于无菌术野

切口

- 用手持 γ 探头在腋窝找到放射性活性的热区，定位前哨淋巴结表面的皮肤切口。
- 胸大肌和背阔肌的体表标记用来定位腋窝淋巴结清扫术的切口，前哨淋巴结活检的切口要包括在内（图 8-4）。S 形切口会取得美观的效果，如果需要进一步显露术野，也能向上下延长。如果做乳房全切，用全切切口的外缘经常就可以进行前哨淋巴结活检了。
- 局部麻醉就能达到镇痛的效果。切口要经过皮肤、皮下和锁胸筋膜。

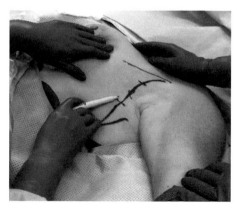

图 8-4 ● 切口设计。确认胸大肌和背阔肌的边缘。画"×"的部位是放射性活性的热区。S 形切口为可能进行的腋窝淋巴结清扫术切口，经过了"×"。S 形切口其中的一小段（交叉线标记）是前哨淋巴结活检切口

前哨淋巴结的确认

- 注意要拿掉放射性活性最热的淋巴结，和所有放射性活性超过这个最热淋巴结活性 10% 的淋巴结。蓝染淋巴结和蓝染淋巴管末端即将汇入的淋巴结也要拿掉（图 8-5）。
- 触诊对确认临床可疑转移淋巴结非常重要，无论这些可触及的淋巴结是否蓝染或放射性热区，都应该切除。因为通向转移淋巴结的淋巴管如果被肿瘤细胞阻塞，示踪剂就不能达到淋巴结。
- 有人认为只要切除前哨淋巴结达到 3 个就可

以完成前哨活检术了，另一些人认为符合前述标准的所有淋巴结都应该切掉。不过一般来说，前哨淋巴结平均能找到 2 个。

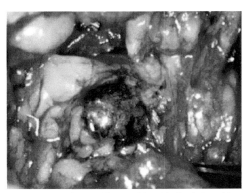

图 8-5 ● 蓝染淋巴管汇入的蓝染前哨淋巴结

术中评估

- 术中用印片细胞学或者冷冻切片评价前哨淋巴结是否转移，特异性和敏感性都比较高（图 8-6）。
- 有的医生无论前哨淋巴结是否转移都不给患者做同期的腋窝淋巴结清扫术，那么就不需要做术中前哨淋巴结评估，对于符合美国肿瘤外科学会 Z0011 标准的患者，如果只有 1 个或 2 个前哨淋巴结转移，并且保乳术后拟行全乳放疗，则可以豁免腋窝淋巴结清扫术。

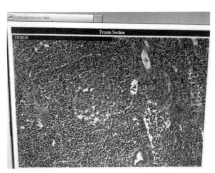

图 8-6 ● 术中冷冻切片结果

缝合

- 一般来说，如果没有清扫腋窝，单纯前哨淋

巴结活检切口不需要留置引流。常规皮下皮内缝合切口。如果需要清扫腋窝淋巴结，如前所述延长切口。

术后处理

- 前哨淋巴结活检术后（无腋窝淋巴结清扫术），患者可以正常活动。不需要特别的锻炼和预防淋巴水肿的压力装置。

效果

- 前哨淋巴结活检效果显著，不影响生存率和局部复发率。与腋窝淋巴结清扫术相比较，并发症发生率更低。

并发症

- 出血（血肿）。
- 感染。
- 积液。
- 麻木（麻痹）。
- 淋巴水肿。
- 异硫蓝过敏。
- 蓝染料注射后的"蓝色乳房"。
- 亚甲蓝导致的皮肤或脂肪坏死。

第 **9** 章 　 内乳区前哨淋巴结活检

A. Marilyn Leitch

定义

- 内乳淋巴结切除可以同时达到诊断和治疗的目的。这个手术往往和乳癌手术同时进行，是淋巴结分期的一部分。现在，这种手术常常作为前哨淋巴结活检分期的一部分，切除一个或两个胸骨旁间隙淋巴结。内乳淋巴结清除最初是包括整个内乳淋巴链及其相邻肋骨的切除。前哨淋巴结成像出现后，就可以用微创的方法直接切除有淋巴管从乳腺汇入的那个内乳淋巴结。淋巴成像研究显示，有10% ～ 22%的病例可以用淋巴闪烁成像确认乳腺到内乳区的前哨淋巴结引流。放射性核素注射在肿瘤周围，似乎比注射在乳晕下更容易看到内乳淋巴引流。这里介绍的取内乳区前哨淋巴结的方法，也可以用在活检术前CT或乳腺MRI发现的可疑转移的小内乳淋巴结。

病史和体检

- 乳腺癌患者需要全面了解病史，体检，并完善影像检查。病史重点了解乳腺相关情况，如发现肿瘤时间，相关症状和体征，是否伴局部胸壁疼痛。明确患者用药史，评估有伴随疾病患者的手术风险。手术史若有胸骨劈开术、冠状动脉搭桥术、开胸术、隆胸术，需要额外注意，因为这些手术史会影响内乳淋巴结清扫的操作。既往的胸壁放疗史要详细记录，如霍奇金病的外部放疗。还要询问患者的前胸壁创伤史。

- 体检包括乳腺的全面检查，记录任何所触及的病变，包括大小，部位（所在象限和至乳头的距离）。淋巴结部位要仔细触诊，包括颈部、锁骨上、腋窝及胸骨旁区。如果发现任何有淋巴结转移可能的证据，都需要进一步做影像学检查，包括钼靶和超声。术前可以先做可疑淋巴结的针吸活检，以便制订后续治疗计划。

影像学和其他检查

- 初诊的乳腺癌患者常规的影像学检查包括钼靶和超声。很多患者也会查乳腺磁共振。磁共振能够显示内乳淋巴链。如果磁共振发现异常肿大淋巴结，可以通过针吸活检取病理或者手术同时将其切除（图 9-1A、B）。

- 胸部CT不是早期乳腺癌的常规检查。不过，如果因为其他原因做胸部CT或者PET-CT，却可以同时发现内乳淋巴结的肿大（图 9-2A、B）。如果患者胸骨旁区饱满，需要做胸部CT检查内乳淋巴结是否转移。

- 为了在前哨淋巴结活检时确认内乳淋巴结引流，需要注射放射性标记的示踪剂。为了最大可能地使内乳淋巴显影，肿瘤周围注射锝硫胶体非常重要，而不是只在乳晕区注射。可以做淋巴闪烁成像使内乳淋巴引流显影定位（图 9-3A ～ D）。核医学医生扫描的同时就在患者胸骨旁的放射性活性区对应的体表画线标记（图 9-4A、B）。准确找到对应的肋间隙可以提高找到前哨淋巴结的效率。最常见的情形是只有一个肋间隙显示放射性热点。不过，会有不止一个肋间隙有放射性活性聚集。最常见的引流区域是第二和第三肋间隙。

外科管理

术前准备

- 手术前复习淋巴闪烁成像，要做内乳区探查

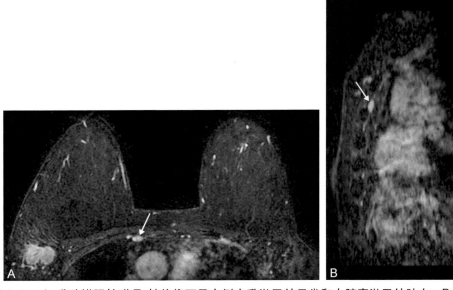

图 9-1 ● A. 乳腺增强核磁 T₁ 轴位像可见右侧内乳淋巴结异常和右腋窝淋巴结肿大；B. 乳腺核磁矢状位重建可见内乳淋巴结肿大（图片来自于史蒂芬·席勒博士，德克萨斯大学西南医疗中心）

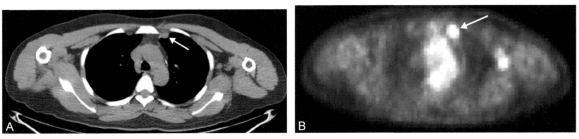

图 9-2 ● A. 胸部 CT 可见左侧内乳淋巴结肿大；B.PET 扫描可见左侧内乳淋巴结氟脱氧葡萄糖（FDP）摄取增强（图片来自于史蒂芬·席勒博士，德克萨斯大学西南医疗中心）

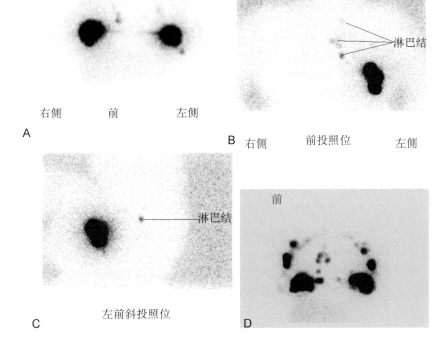

图 9-3 ● A. 双乳淋巴闪烁成像前投照位像可见右侧内乳淋巴结引流；B. 前投照位的淋巴闪烁成像显示两个肋间隙有放射性活性物质摄取，颈根部有微弱的放射性物质摄取。腋窝淋巴结摄取微弱；C. 左前斜位像可见腋窝淋巴结摄取增强；D. 多个内乳淋巴结引流的淋巴闪烁成像（前投照位）

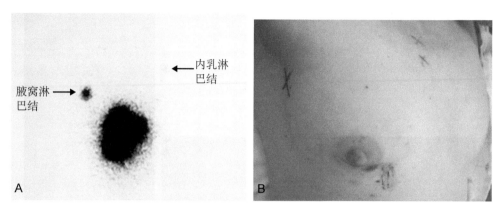

图 9-4 ● A. 淋巴闪烁成像可见右侧腋窝淋巴结放射性物质摄取增强，而内乳区摄取微弱；B. 根据核医学科技术人员标记的"X"引导 γ 探头检查

的话需要告知患者。若从淋巴闪烁成像看到有内乳区淋巴引流，如果患者同意，可以沿此引流追踪前哨淋巴结。如果术前没有做淋巴闪烁成像，术中就需要用 γ 探头探查胸骨旁肋间隙寻找放射性活性增高的热区。术前要告知患者有内乳探查的可能性及其潜在的并发症。

定位
- 患者仰卧位，患肢外展 90°。消毒范围要过对侧乳房，铺单时让胸骨和胸骨旁区暴露于手术区域。

手术技巧

切口和内乳前哨淋巴结区的初步确认

- 内乳淋巴结切口的设计取决于乳房肿瘤切除术。实行保乳的患者，切除肿瘤的切口在肿瘤表面。如果肿瘤在内乳区附近，通过原切口显露肋间隙是可行的。如果肿瘤距离胸骨旁区较远，就在放射性增强的胸骨旁区显露肋间隙。
- 如果患者做乳房全切，可以用全切切口显露内乳区（图 9-5）。如果计划进行乳房重建，为了保留更多的皮肤，切口常常很小。不过因为皮瓣的弹性，一般也都能显露胸骨旁区，除非是在乳房下皱褶做的保留乳头乳晕切口。这种情况下，切口选择可以遵照和保乳手术一样的方式。
- 乳腺全切或者部分切除后，在肋间隙找到局部放射性活性聚集区更加容易了。乳房切除去除了大量放射性背景，内乳淋巴结放射性更加明显。为了能够顺利找到内乳前哨淋巴结，需要 γ 探头检测到强烈的信号指导活检切口的选择。
- 用于腋窝前哨淋巴结染色的蓝染料，在切除手术前进行注射。单独用蓝染料不容易查找到内乳前哨淋巴结，但是一旦找到放射性聚集区并在此处切开显露，蓝色的淋巴管或者蓝染淋巴结就会显现，但是不像腋窝前哨淋巴结阳性率那么高。在联用放射性示踪剂的

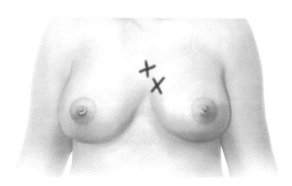

图 9-5 ● 保留皮肤的乳房全切切口，需要牵开皮缘显露胸骨旁肋间隙

情况下，在肿瘤周围注射蓝染料，内乳淋巴结更容易染色显影。

- 注射蓝染料之后，开始显露腋窝前哨淋巴结（参考第 8 章　前哨淋巴结活检）。多数情况

下，那些有内乳淋巴引流的，也会找到腋窝的前哨淋巴结染色。

- 然后行乳房全切术或者部分乳房切除术。

胸骨旁肋间隙的显露

- 用 γ 探头从上到下顺序检查胸骨旁肋间隙。行标准乳房全切或者保留皮肤的乳房全切患者，皮瓣有弹性，可以用牵开器或者独立星形拉钩拉开皮缘，能够节省一个人力。胸肌显露后，探头可以直接放在肌肉上探查肋间隙。找到局部放射性聚集区后，计量 10s，放射性强度达到 1cm 之外背景强度的 2 ~ 3 倍，即可确认为局部热区。每个肋间隙都要进行计量。

- 对于部分乳房切除术的患者，如果切口远离胸骨旁区，探头的初始探查就只能在肋间隙表面的皮肤上进行了。因为皮肤距离淋巴结较远，要检测到热区技术上难度更高。每个肋间隙的检测和计量同乳房全切的一样。一旦检测到局部热区，就在该肋间隙对应部位做沿肋骨方向切口（图 9-6）。切口经过皮肤、皮下组织、乳腺组织及胸大肌。自动牵开器牵开胸大肌，如果这个部位的组织厚度比较薄，也可以用独立星形拉钩牵开。

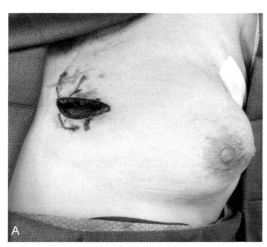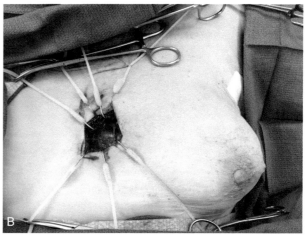

图 9-6 ● A. 保乳手术的胸骨旁切口，显露胸大肌；B. 独立星形拉钩牵拉皮肤显露肌肉

切开胸壁

- 放射性热区肋间隙表面胸大肌显露后，沿胸大肌纤维方向分开肌纤维。放置小自动牵开器或者独立星形拉钩把肌肉拉开（图 9-7）。

再次用 γ 探头探查确认放射性热区在该处胸大肌深部（图 9-8）。如果放射性活性持续存在，则用电烧从胸骨旁向外侧切开此处肋间肌，长为 3 ~ 4cm（图 9-9A）。

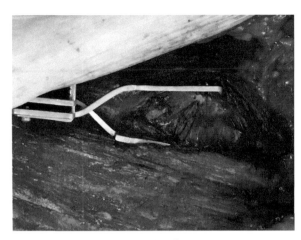

图 9-7 ● 劈开胸大肌肌纤维并牵拉，显露肋间肌

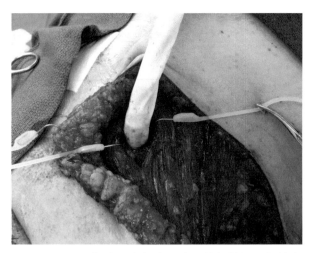

图 9-8 ● 用 γ 探头再次探查，确认放射性热区仍然在该处胸肌深部

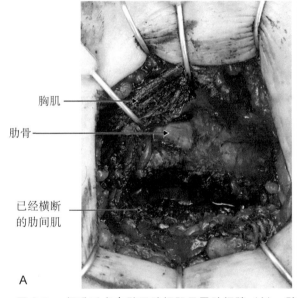

胸肌

肋骨

已经横断
的肋间肌

A

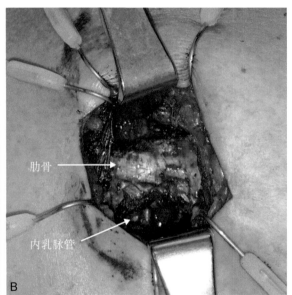

肋骨

内乳脉管

B

图 9-9 ● 保乳手术中劈开肋间肌显露肋间隙（A）。劈开肋间肌后，通过有限的小切口显露肋骨上下两个肋间隙。内乳脉管位于肋间隙内侧（B）

分离肋间隙，取前哨淋巴结

- 切开肋间肌深部的薄层筋膜，显露胸膜前方的一层脂肪。再次用 γ 探头定位淋巴结，一般隐藏在肋间肌后方的脂肪里。内乳脉管多位于肋间隙内侧（图 9-10）。

- 前哨淋巴结通常很小，黄色或黄褐色。定位会比较耗时。需要经常使用 γ 探头指导分离。并用小巧的器械把淋巴结周围的脂肪剔除。可以选择小 Kittner 轻轻剔掉表面脂肪显露淋巴结。用小钛夹夹住细小的血管。注意避免

任何出血，术野很小，出血会影响视野。淋巴结可能和内乳脉管关系密切，所以取淋巴结时，周围任何血管分支都要结扎牢固。脂肪组织剔除后即可显露胸膜，透过薄薄的胸膜，可以看到肺的呼吸运动（图 9-11）。

- 淋巴结取出后，用探头对其探测，证实它的放射性活性（图 9-12）。再检测原肋间隙，证实它没有残余的放射性活性。如果仍有残余的放射性，就要进一步探查找到肋间隙里其他的前哨淋巴结。

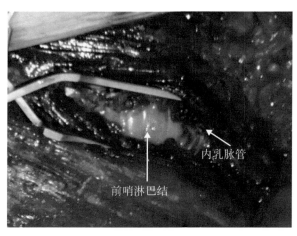

图 9-10 ● 右乳全切术中，显露肋间隙，显露内侧的内乳脉管和血管外侧黄色的前哨淋巴结

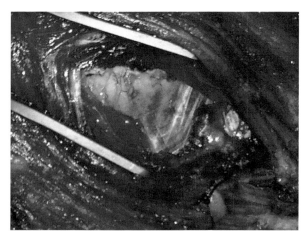

图 9-11 ● 乳房切除后，牵开胸大肌，取出前哨淋巴结后可见胸膜

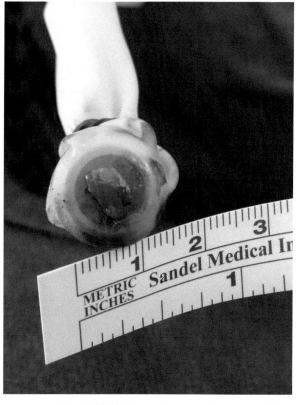

图 9-12 ● 把离体的内乳淋巴结放在 γ 探头上，探查标本里的放射性

在肋间隙检查有无胸膜撕裂

- 冲洗伤口，清除血块和脂肪碎屑。冲洗液保留在肋间隙伤口内。麻醉师予持续通气使通气达到末端支气管。观察肋间隙有无气泡。如果出现气泡，则考虑胸膜出现撕裂。
- 吸走冲洗液寻找破裂口。如果能找到撕裂口，用 5-0 缝线修补。如果破口很大，这项步骤尤为重要。在破口处放置小红橡胶管，在橡胶管上方修补破口。结扎缝线前，麻醉师给予持续通气膨肺，橡胶管吸出胸膜腔内气体。结扎下压缝线后拿掉橡胶管。
- 如果撕裂口很小，修补可能使破口增大。把冲洗液留在肋间隙观察，可见麻醉师让肺萎陷后破口即关闭。

手 术 技 巧

关闭伤口

- 缝线会撕裂肌纤维，所以肋间肌无法可靠关闭。
- 用 3-0 薇乔线连续缝合胸肌后筋膜。
- 用 3-0 缝线关闭胸肌前层或者肌筋膜（如果还有）（图 9-13）。
- 乳房全切术胸壁常规会留置引流管并连接负压球。然后缝合皮肤。真皮层用 3-0 或 4-0 可吸收线间断缝合。单股可吸收缝线连续缝合皮肤。
- 部分乳房切除术的伤口关闭包括肋间隙前方乳腺组织的缝合，避免肋间隙表面的软组织缺损。可以用 3-0 可吸收缝线连续或间断缝合。真皮和皮下组织用 3-0 或 4-0 可吸收线间断缝合。皮肤用单股可吸收线连续缝合。

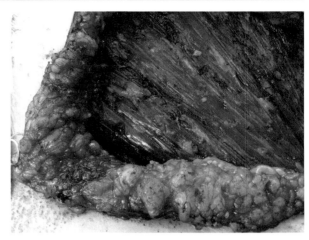

图 9-13 ● 胸肌浅层或者胸肌筋膜（如果还在）的缝合，用 3-0 缝线连续缝合

经验与教训

术前设计	■ 淋巴显像的放射性药物要注射在肿瘤周围，这样对内乳淋巴结淋巴通路的确认比单纯注射在乳晕下方效果更好。
切口和显露	■ 使显露更简单——如果手术做的是游离肌皮瓣乳房重建，需要把血管和内乳血管吻合，就等切除肋软骨获得良好的视野，显露内乳血管后再取内乳前哨淋巴结（图 9-14）。如果患者有乳房假体，无论胸大肌前或胸大肌后，都要确认该假体被充分拉开远离肋间隙，使肋间隙有足够的显露野而不损伤假体。要到达肋间肌需要经过假体的纤维囊套。 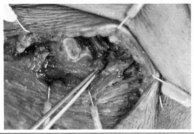 图 9-14 ● 切除肋软骨
胸骨旁间隙的显露	■ 乳房切除后或者肿瘤切除后更容易探测到内乳淋巴结链的放射性，因为周围背景的放射性都没有了。
经胸壁分离	■ 解剖胸壁的每一层都要用 γ 探头再检查一下，确保放射性活性一直在该处的下一层。有时内侧的乳腺内淋巴结和背景的放射性都可以干扰检测。
肋间隙分离	■ 避免出血过多。小心分离，即使是很小的血管也要认真对待。视野不清增加了胸膜撕裂和更大血管损伤的机会。寻找术前影像显示的内乳肿大淋巴结时，需要切除肋软骨来显露和切除肿大淋巴结。
关闭切口	■ 知道何时结束。手术目的是分期时，常规操作无法找到淋巴结时，不要为此冒险损伤较大血管。可以在放射性活性增强的区域放置钛夹标记，指导放疗。

术后处理

- 如果胸膜撕裂，在恢复室需要检查胸片确定没有明显的气胸。
- 如果术者经验较少，术后常规查胸片。
- 少量气胸一般不需要处理，因为肺本身没有损伤，也就不会出现持续漏气。
- 如果是大量气胸有伴随症状，就需要放置胸腔引流管，通常一两天就能拔除。
- 术后可以镇痛。患者一般不说内乳淋巴结切除的部位疼痛。
- 保乳手术的患者经检查没有气胸，可以当天出院。

结果

- 术中找到内乳前哨淋巴结的成功率为 70% ～ 100%。
- 内乳淋巴结活检的并发症少见，在 0% ～ 5%。即使出现胸膜损伤，也很少需要留置胸腔引流管。
- 乳房切除同时内乳淋巴结活检的术后恢复和单纯乳房全切或者保乳的术后恢复类似。

- 内乳淋巴结闪烁成像和活检可以使乳癌分期更准确，这样可能会使原治疗计划更改。内乳前哨淋巴结阳性率在 10% ～ 24%。在内乳前哨淋巴结活检的 5 个试验里，约 37% 的病例内乳前哨淋巴结阳性而腋窝前哨淋巴结阴性。
- 据 Veronesi 及其同事报道，内乳淋巴结阳性而腋窝淋巴结阴性的患者的 10 年生存率和单纯腋窝淋巴结阳性的 10 年生存率接近。在这项研究中，只有腋窝或者内乳淋巴结转移的患者 10 年生存率约 54%，如果内乳和腋窝同时转移，10 年生存率是 30%。这说明，如果有淋巴引流到内乳区，知道内乳淋巴结转移状态和知道腋窝淋巴结转移状态具有同等价值。在一项现代研究中，有内乳淋巴结转移的患者在多方式联合治疗下，5 年生存率达到 97%。

并发症

- 胸膜损伤，伴或不伴气胸。
- 内乳血管损伤出血。

第 **10** 章　单纯乳房切除术

Michael S.Sabel　Lisa Newman

定义

■ 单纯乳房切除术，通常也称之为乳房全切除术，是指手术切除全部乳腺组织，包括乳头乳晕复合体，以及适当的皮肤以缝合切口。单纯乳房切除术并不包括腋窝的清扫；整块切除乳腺组织及腋窝淋巴结，称之为乳癌改良根治术（第 12 章）。单纯乳房切除术式的变更，最具代表性的是同时行即刻乳房重建，包括保留皮肤的乳房切除术，切除乳头乳晕复合体，但是保留皮肤；以及保留乳头乳晕的乳房切除术，保留乳头乳晕复合体以及皮肤。上述术式将在第 11 章介绍。

病史及体格检查

■ 在临床上，早期乳腺癌的生存率主要取决于远处或者器官微转移疾病的风险，以及通过系统的辅助治疗控制或者消灭这些疾病的能力。乳腺及腋窝的局部疾病通常可以通过手术及放疗来控制。多中心的前瞻性随机对照临床试验证实了对于浸润性乳腺癌及导管原位癌，保乳手术和乳房切除手术的生存率是一样的。乳腺癌行肿瘤切除术后，通常要行放疗来消灭剩余乳腺组织中极微小的或者隐匿的病灶，这样可以减少同侧乳腺癌的复发。尽管如此，很多女性接受乳房全切除术作为主要的乳腺手术方案，可能由于个人意愿、有乳房放疗的禁忌证，或者由于疾病特点不能在切缘干净的前提下获得满意的外观（比如钼靶上弥漫可疑的微钙化，多发的乳腺肿瘤不能通过一次肿瘤切除术切除，肿瘤与乳房的大小比例不适合）。临床医生必须牢记，美观效果满意必须由患者确认。为了预防乳

腺癌复发，在高危患者，比如存在遗传易感性的患者而言，乳房全切除术也是一种经典的可行的外科手术方法。

■ 这些患者进行第一次咨询时，必须详细地询问病史并进行体格检查。另外，除了她们乳腺癌诊断的细节以外，病史应该包括内科合并症、用药史、手术史及过敏史。肌肉骨骼方面的病史也应该询问，它可能会影响手术体位和（或）放疗计划。以前接受的胸壁放疗（如霍奇金淋巴瘤或以前同侧乳腺癌保乳治疗的一部分）是放疗，以及新发或者复发乳腺癌保乳手术的禁忌证。结缔组织病，如干燥综合征或硬皮病可能导致严重的放射相关毒性，即使肿瘤发现时很小，大小适合行保乳手术，伴有这些疾病的患者也需要接受乳房切除术来治疗乳腺癌。不能把手臂抬高到肩膀以上的患者可能很难耐受乳房放疗的体位。

■ 所有的乳腺癌患者都应详细询问家族癌症病史，包括父系及母系双方的家族。有严重癌症家族史的患者，特别是乳腺癌及卵巢癌，应该接受遗传咨询。这些患者可能想行双侧乳房全切除术以预防第二次患癌。

■ 双侧乳腺及淋巴结的检查，包括腋窝、颈部及锁骨上淋巴结是极其重要的。任何临床上有明显肿大淋巴结的患者应该接受进一步的评估，包括腋窝超声及细针抽吸活检。

■ 乳腺的检查应该集中在肿瘤的大小和位置，与下方的肌肉及表面的皮肤是否粘连，以及皮肤改变，特别是那些与炎性乳癌（红斑、水肿、橘皮征）或局部进展疾病（肿瘤巨大、肿瘤伴随继发炎症改变或伴随表面粗糙的淋巴结肿大的乳腺癌）相符的表现。这些患者可能需要新辅助化疗来降低癌症的临床分期，

并提高切除率。诊断乳腺癌以后，迅速地进行包括肿瘤内科，以及放射肿瘤学专家在内的多学科会诊，对制订有效的治疗计划非常重要，对这些患者成功的治疗也至关重要。

■ 临床腋窝检查阴性的早期乳腺癌患者在接受全乳腺切除时需要进行腋窝分期，通常采用淋巴管显影和前哨淋巴结活检。全乳腺切除并且经过针吸活检，或者前哨淋巴结活检证实腋窝转移的患者需要进行标准的Ⅰ、Ⅱ组腋窝淋巴结清扫，也就是乳腺癌改良根治术，然后根据乳房及腋窝组织病理学上的病变范围来决定是否需要行乳房切除术后区域放疗。

■ 应该告知全部计划接受乳房切除术的患者可以行即刻乳房重建的选择，并由整形外科医生提供咨询。选择进行即刻重建手术的患者可能会行保留皮肤，或者保留乳头乳晕的乳房切除术。如果考虑在全乳切除术后放疗，可能会影响患者的选择及即刻重建手术。因为腋窝淋巴结状态是全乳切除术后放疗获益与否的强有力的预测因素，计划即刻乳房重建手术的患者在乳房切除术以前行前哨淋巴结活检可能会有所帮助。

影像学检查及其他诊断方法

■ 乳腺影像在乳腺癌筛查及诊断中起着重要的作用。它可以确定病变的范围，并且帮助评估对侧乳腺的异常。双侧乳腺钼靶对于乳腺癌患者都是必要的。在做出最终的外科决定以前，必须处理对侧所有的可疑病变。

■ 活检证实为浸润性癌的多数患者都可以做腋窝超声来辨别提示区域受累的可疑淋巴结。腋窝超声可疑的淋巴结应该接受超声引导下的细针抽吸活检。

■ 不能假定所有可触及的或超声怀疑的淋巴结都是恶性的，它们常常是反应性增生。这样的淋巴结应该采用细针抽吸活检来证实；如果细针抽吸活检阴性，接下来应该行前哨淋巴结活检来完成确定的腋窝分期。在进行淋巴管显影及前哨淋巴结活检时，不管是否有可察觉到的放射性胶体或蓝染料摄取，切除任何可触及的或可疑的淋巴结非常重要。如果当地医疗资源允许，通过冷冻切片分析对前哨淋巴结进行术中评估也是有用的。如果确定有淋巴结转移，患者可以即刻进行腋窝淋巴结清扫术。如果能提供冷冻切片分析并计划实施，必须在术前获得这些患者的许可，因为术式可能由全乳房切除术更改为乳腺癌改良根治术。

■ MRI 的应用是有争议的。对于接受乳房切除术的患者来说，MRI 可能发现钼靶看不到的对侧乳腺癌。对于希望接受保乳手术的患者，术前 MRI 可能发现乳房上可疑的病灶，从而可能会建议行乳房切除术。因此，MRI 的应用增加了双侧乳房切除术。然而，MRI 很敏感，但是特异性不强，可能导致假阳性的发现，这使得额外的活检成为必需。此外，在患癌的乳腺中通过 MRI 检查发现的多中心，或者多灶的病变的自然病程仍不清楚，因为这些隐匿的病变所在区域通常会在切除已知的乳腺癌后接受放疗。在接受保乳手术患者预后的前瞻性，以及回顾性研究中，保乳手术的入选条件是否包括乳腺 MRI，在癌症相关结果中未显示任何显著性差异。我们不推荐常规行 MRI，而是应该按照患者情况应用。

■ 在没有局部进展疾病时（累及皮肤或肌肉，多发的表面粗糙的淋巴结），不推荐做胸、腹、盆腔 CT 或骨扫描等常规的分期检查。

外科处理

术前准备

■ 术前，准备切除的乳房应该清楚地标记并让患者确认。

■ 已经证实预防性应用抗生素可以减少术后感染，建议使用。为了预防静脉血栓形成，应该在全身麻醉开始之前放置连续加压器。

体位

- 患者应该仰卧位，手臂外展，注意不要让手臂外展超过 90°，这可能会损伤臂丛神经。对于单纯乳房切除术，没有必要对患侧上肢消毒并用无菌巾包绕。然而，如果计划前哨淋巴结活检，术中冷冻切片检查，可能行腋窝淋巴结清扫术，消毒患侧手臂并用无菌弹力绷带包绕是合理的。气管内插管应该朝向健侧。

- 调整好工作台和灯光的位置，给助手留足够的空间站在手臂上面。

- 如果准备做前哨淋巴结活检，可以在这个时候注射蓝染料。依照外科医生的偏好，可以在乳晕下、乳晕或肿瘤旁注射异硫蓝或稀释的亚甲蓝。

- 胸壁、腋窝及上臂应该消毒。为了消毒充分，应该超过中线到达腹部及颈部。

切口的选择

- 单纯乳房切除术的标准切口是经典的 Stewart 切口，从内侧到外侧的椭圆形，包绕乳头乳晕复合体，以及以前的活检瘢痕（图 10-1）。另外一种改良的 Stewart 切口指向腋窝。有人指出由于改良的 Stewart 切口能够切除更多的流向腋窝的真皮淋巴管，可能提供更好的局部控制。

- 除了 Stewart 及改良的 Stewart 切口以外，单纯乳腺切除术还有其他选择。切口的位置和方向必须取决于活检的切口和（或）肿瘤的位置。对于可触及的肿瘤，特别是肿瘤离皮肤很近的时候，肿瘤表面的皮肤必须包含在切除的范围内。与整形科医师协作计划皮肤

的切除对于接受保留皮肤的乳房切除术，以及即刻乳房重建的患者非常有帮助。如果患者有外科活检切口，手术瘢痕必须同下面的乳房一并切除。位于乳头乳晕复合体附近的切口可以同中央的椭圆形皮肤一起切除。远离中央乳头乳晕区的切口有时可以通过一个单独椭圆形皮肤切口切除，只要剩下的皮桥足够宽，能够保持活力。原来的外科肿瘤活检瘢痕不能留在乳房切除术后的皮瓣里，因为从肿瘤学方面来看，可能潜有隐匿的癌细胞（乳房切除术的皮肤通常不接受放疗，肿瘤切除术后也是这样）；并且从伤口愈合的角度来看，经受创伤的皮下脂肪更不健康，更容易出现坏死。陈旧的与肿瘤诊断无关的外科活检瘢痕可以在合适的位置保留。经皮针

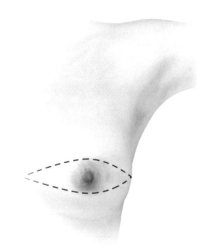
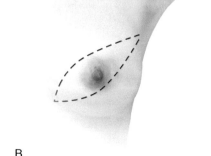

A B

图 10-1 ● 单纯乳房切除术的标准切口，左侧 Stewart 切口是水平的椭圆形，包括了乳头乳晕复合体和允许皮瓣缝合的适量的皮肤。改良 Stewart 切口向同侧腋窝倾斜

穿刺活检伤口也可以在皮瓣上保留，没有证据表明它们会增加局部复发的风险。

- 去掉足够的皮肤确保皮肤不冗余是很重要的，另外也不能去除过多皮肤导致伤口张力过大。一种有用的确定切口上方和下方位置的方法是在乳头上方拿着标记笔，然后将乳房向下牵拉。在皮肤上标记这个位置，然后将乳房向上方牵拉来标记下方的界线（图 10-2A、B）。

- 设计椭圆形切口时，确认切口上缘和下缘等长可以使缝合简单（图 10-3）。这可以很容易地使用 3-0 丝线评估。

- 切开皮肤之前，标记好乳腺组织的边界。尽管从人体解剖来看，乳房很明显是一个浅表器官，但它在皮肤深方的边界很少明确定义。由于缺少明确的被膜来描绘乳腺组织的轮廓

以区分周围的脂肪组织和皮下组织，外科医生必须识别适当的并且相对恒定的结构——解剖标志，在此之外，不能找到明显的乳腺组织。对于皮瓣来说，这些边界实质上就是图片的框架，一旦皮瓣游离结束，乳房就连带胸大肌筋膜从胸大肌表面整块切除了。通常接受的乳房切除术皮瓣的边界如下：上界 - 锁骨或第二肋骨（通过触摸确定）；下界 - 乳房下皱褶；内侧边界 - 胸骨外侧缘（通过触摸确定）；外侧边界 - 乳腺组织的外侧边缘可以从外形上标记在皮肤表面，背阔肌的边界是一个有用的垂直方向的边界，它可以通过肉眼同乳房切除术的手术范围区别（图 10-4）。

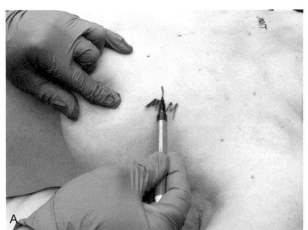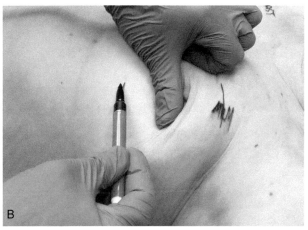

图 10-2 ● 在乳头上方拿着标记笔，乳房向下牵拉（A）标记上方皮瓣的位置。然后将乳房向上牵拉（B）标记下方的界线。这样允许外科医生估计切除皮肤的量，既去掉多余的皮肤又没有过度的张力

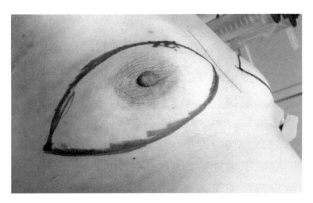

图 10-3 ● 确认切口上缘和下缘等长可以使缝合伤口容易

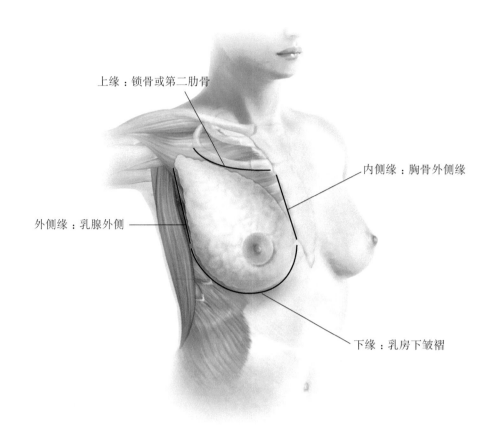

上缘：锁骨或第二肋骨

内侧缘：胸骨外侧缘

外侧缘：乳腺外侧

下缘：乳房下皱褶

图 10-4 ● 为了确定切除了所有的乳腺组织，上方剥离到锁骨或者第二肋骨，下方到乳房下皱褶，内侧到胸骨外侧，乳腺组织外侧边缘为背阔肌外侧缘

手术切口和皮瓣的游离

■ 皮肤切口在乳房上标记后，用手术刀切开皮肤和真皮。然后用电灼止血。在开始时进入正确的层次来提起皮瓣非常重要。最开始切口应该延伸到全层皮肤，刚刚显露皮下脂肪。切开深层的皮下脂肪将导致向脂肪层以外延伸，在病理实验室进行分析和染墨时，这些深部组织看起来像是前面的边缘。实际的乳房切除标本前面的边缘（超过切除的包含乳头乳晕复合体的椭圆形皮肤）应该由外科医生通过解剖适当厚度的皮瓣来确定。未能保留真皮下少量组织可以导致缺血和伤口并发症，在涉及即刻乳房重建的病例中可能特别需要考虑到。相反，过厚的皮瓣将使患者增加胸壁残留乳腺组织的风险，这样就增加了局部复发的风险。

■ 从上面的皮瓣开始游离，应用皮肤拉钩来提起皮肤，并为皮瓣的游离提供足够的张力（图10-5）。游离适当皮瓣的关键是乳腺组织的张力。开始，用钳子进入正确的层面；但是一

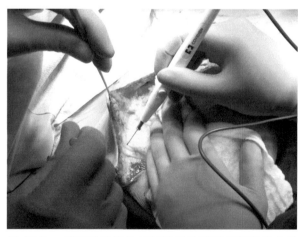

图 10-5 ● 应用外科医生对侧的手为乳腺组织提供充足的张力以使上面的皮瓣在正确的层次向上游离

旦辨认清楚层次，外科医生对侧的手用剖腹手术的纱垫按压在乳腺组织上提供的牵拉将是决定性的。随着皮瓣逐渐向上提起，相应地调整对侧手的位置非常重要。

■ 助手必须拿着皮肤拉钩维持垂直向上的牵拉（图 10-6）。通常，住院医师会向自己的方向牵拉，这样他们能够更好地观察解剖过程。然而，这可以导致暴露真皮，可能导致皮肤的纽扣样损伤。

■ 正确的层面将留下真皮下少量的皮下脂肪，这样可以保留血液供应，又不会残留乳腺组织。这个层面通常是没有血管的（图 10-7）。间断

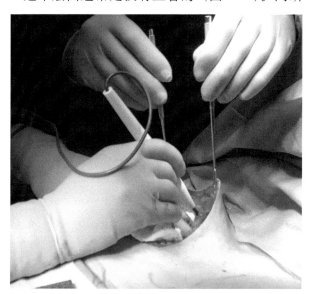

图 10-6 ● 皮瓣向上游离时，助手垂直向上牵拉是非常重要的；否则，会容易暴露真皮或者损伤皮瓣

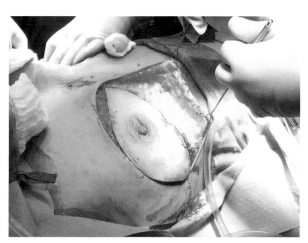

图 10-7 ● 如果操作准确，在真皮下会留有少量皮下脂肪以保留血液供应

地检查和触摸皮瓣可以确认正确的厚度。老年女性（乳腺很多被脂肪替代），以及体重大的患者经常会有较厚皮瓣，把下方的乳腺实质与皮肤分开的皮下脂肪较厚。相反，年轻及消瘦的患者，其乳腺组织可能离真皮更近，在向上游离皮瓣时，不容易出错。

■ 可以使用电灼、剪刀或者手术刀来向上游离皮瓣。电灼可以帮助在操作过程中止血。如果使用锐性分离，用剖腹手术纱垫在乳房上加压可以帮助止血。

■ 当到达锁骨时，上面的皮瓣游离结束。在这个位置，应该辨别出胸肌，胸肌筋膜应该沿着皮瓣的长轴分离（图 10-8）。

■ 这时，如果准备行前哨淋巴结活检，可以通过这个切口进行。如果可能更改术式为改良根治术，在这时做前哨淋巴结活检可以有充分的时间进行术中分析。辨别胸肌外侧的边缘，接着辨别并分开锁胸筋膜。这样就能够接近腋窝的纤维脂肪组织。现在，可以通过 γ 探测器或沿着蓝染的淋巴管来识别前哨淋巴结。

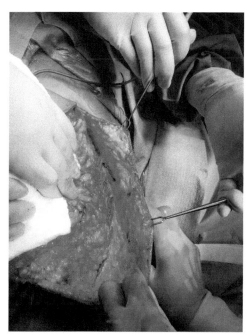

图 10-8 ● 在上面的边界（锁骨或者第二肋骨），沿着皮瓣长轴分离胸肌筋膜

- 内侧边界应该延伸到胸骨的外缘。过于靠近内侧可能导致严重的折角，它可能需要切除并因而延长了切口。在双侧乳腺切除术时，过于靠近中央偶尔可以使两个切口相通，可能污染预防切除侧，并使重建手术复杂化。

- 然后用同样的方式向上游离下方的皮瓣，直至乳房下皱褶。做好标记很重要，因为在游离皮瓣时不容易定位下界。到达乳房下皱褶时，助手可以提醒外科医生。游离皮瓣超过乳房下皱褶不仅仅没有必要，也会使重建手术复杂化，迫使整形外科医生重新修复它以保证两侧对称。

- 最后，游离外侧边界。由于这不是乳房改良根治术，没必要彻底游离背阔肌，但是识别纤维的边缘可以提高外侧皮瓣的完整性（10-9）。在接受全乳房切除即刻乳房重建手术的患者中，避免没必要的背阔肌的游离特别重要，因为在外侧组织过度地剥离皮瓣可能影响整形外科手术的美容效果。切除乳腺

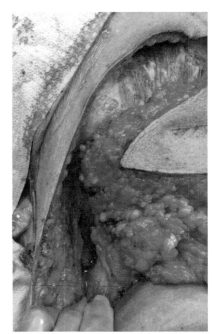

图 10-9 ● **看到背阔肌的边缘确定外侧皮瓣游离的结束**

组织的外侧很重要。这包括乳腺的腋尾，它从胸肌的上方延伸到锁胸筋膜。

乳腺组织的切除

- 一旦皮瓣周围已经游离到了适当的边界，接下来应该切除胸大肌表面的乳腺组织和胸肌筋膜。连同标本一起切除胸肌筋膜以保证切缘阴性非常重要。没有随着标本一起切除胸肌筋膜可能导致深部切缘阳性，增加胸壁复发，并导致乳房切除术后放疗的应用。切除少许胸肌纤维（标记为另外的后切缘标本）可能有助于从病理上证明乳房切除标本包含胸肌筋膜。一些患者可能有弥散的导管内癌，从乳腺一直延伸到后表面。但是从定义上来说，这种疾病的非浸润性本质决定，切除胸肌筋膜符合充分的切除，进一步的局部治疗，乳房切除术后的放疗是不需要的。可触及的乳房肿瘤邻近胸壁表面的患者应该同乳房标本一起整块楔形切除病变所在位置的胸肌。

- 向下牵拉乳房组织。通常由对侧手做这个动作，但是用直角钳抓住筋膜可以使操作更容易。在肌肉纤维的方向上来回移动电灼，将筋膜从肌肉表面向上提起（图 10-10）。这种操作技巧可以使胸肌损伤降到最低。

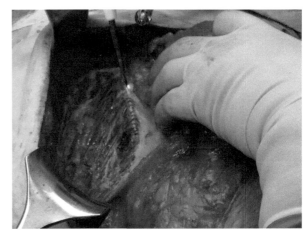

图 10-10 ● **向下牵拉乳腺，乳腺组织和胸肌筋膜从胸肌表面提起。在肌纤维的方向上来回移动电灼**

- 小的从胸肌到乳房的穿支血管应该用止血钳或者钳子夹住并电灼。在内侧有稍大的穿支血管。如果可能，最好保留它们。如果不保留，它们应该钳夹并电灼，或者缝扎（图 10-11）。如果它们意外地破裂，经常会回缩到肌肉，控制出血可能很困难。有些患者[特别是老年和（或）比较不健康的患者]可能有减弱、变薄和脂肪替代的胸肌。在这些病例中，向外侧牵拉乳腺必须非常小心，因为过度牵拉乳腺可能导致胸肌不小心地从肋软骨和胸骨的附着点撕裂。

- 下方向乳房下皱襞将乳腺从胸肌表面剥离，然后向外侧剥离。切除胸肌筋膜有肿瘤学上的意义，然而，前锯肌表面的筋膜可以保留（图 10-12）。解剖过深到了这层筋膜，并且显露前锯肌层面可能导致没必要的出血，并可能增加胸长神经损伤的风险。因为除非患者接受腋窝淋巴结清扫术，这个重要的运动神经并不是常规显露辨别。

- 肋间神经阻滞：很多患者可以通过术中在第 2 ~ 3 肋间沿着手术区域在胸肌外侧注射 5ml 5% 罗哌卡因获益。外科医生应该告知麻醉师，接着，麻醉师将给予患者少数额外的深呼吸。在最大呼气末，患者脱离呼吸机，这时外科医生在选择的肋骨下缘注射长效麻醉药阻断相应的肋间神经。然后重新开始呼吸机辅助呼吸。如果计划行肋间神经阻滞以及切口注射长效麻醉剂，那么应该计算安全麻醉的最大量（基于患者的体重）。

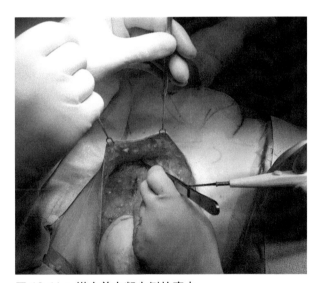

图 10-11 ● 钳夹并电凝内侧的穿支

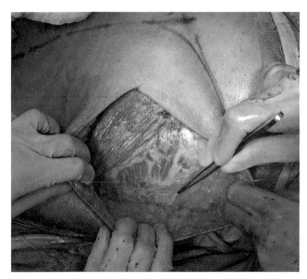

图 10-12 ● 胸肌筋膜通常同乳腺组织一同切除，相反，保留前锯肌表面的筋膜

引流的放置

- 一个封闭的负压引流管通过一个单独的穿刺切口放在胸大肌表面，并用单股缝线缝合固定在合适的位置（图 10-13）。当通过皮瓣插入引流管时，留意背阔肌的位置是有意义的。不留意将引流管穿过这个肌肉可能导致引流口出血。当引流口出血过多时，最好的补救办法是拔除引流管，局部加压，并从另外的地方放置引流管。

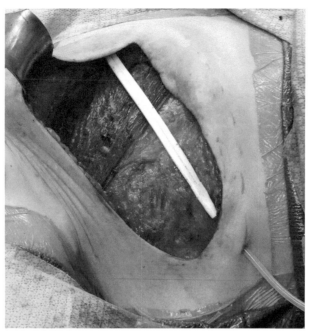

图 10-13 ● 在关闭切口前将一个扁平的引流管通过一个单独的切口放到胸大肌表面

缝合伤口

- 尽管伤口过度的张力可能导致伤口并发症，过量的皮肤也将导致冗余的皮瓣，它可能引起患者不适；这些患者可能不易监测局部复发，并且可能干扰携带义乳。计划接受全乳切除术后放疗及延迟乳房重建时，皮瓣保留稍松弛可能会有所帮助，但是松软的皮瓣很难看，并且是一个容易反复蓄积积液的地方。切除多余的皮肤，让伤口近似扁平的贴附在胸壁表面。牢记患者是平躺的，但是一旦醒来将轻微地向前低垂，这样少量的张力就被释放了。

- 通常，切口内侧和外侧将形成折角。一般而言，可以简单地切除它们，形成一个椭圆形。有时，特别是在老年、肥胖女性，切除侧方的折角只是把折角后移。在这些情况下，鱼尾形的成形术（图 10-14A ～ C）可能是有用的。
- 真皮层应该用可吸收缝线间断地缝合真皮层深部。因为引流管将排空术后积液，这样使乳房切除术后皮瓣的张力最小。因此另一种可选择的适当的缝合方法可以依赖少数间断缝合来对齐皮肤切口，然后用可吸收线连续缝合真皮层深部。皮肤可以用 4-0 可吸收单丝缝线连续皮内缝合来对齐，或者用外科粘合剂。

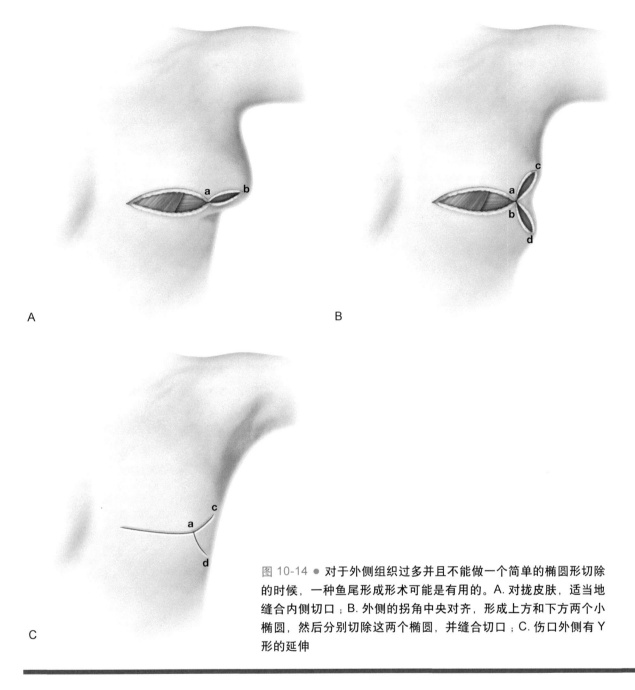

A

B

C

图 10-14 ● 对于外侧组织过多并且不能做一个简单的椭圆形切除的时候，一种鱼尾形成形术可能是有用的。A. 对拢皮肤，适当地缝合内侧切口；B. 外侧的拐角中央对齐，形成上方和下方两个小椭圆，然后分别切除这两个椭圆，并缝合切口；C. 伤口外侧有 Y 形的延伸

经验与教训

患者预期	■ 准备做保乳手术的患者应该理解同乳房切除术相比在生存上没有提高。
	■ 所有接受乳房切除术的患者都应该由整形外科医生提供咨询，讨论乳房重建。
	■ 患者可能关注乳房切除术后美容及性别认同，这些应该在术前告知。
	■ 患者也应该理解乳房切除术后可能出现皮肤冗余或者切口边缘折角，以及怎样解决这些问题。
设计切口	■ 在椭圆形切口中，包含活检的瘢痕。对于可触及的肿瘤，包含肿瘤表面适当的皮肤。
	■ 设计椭圆形切口，让皮瓣平坦，既不过度松弛，也不过于紧。
	■ 测量上面和下面的切口，确定它们大致等长。

游离皮瓣	■ 确认在最开始切开时进入正确的平面，不过多进入皮下脂肪。
	■ 助手应该垂直向上提起皮肤拉钩。向后回折皮肤可能会导致不经意的暴露真皮或皮肤纽扣样损伤。
	■ 对侧的手保持对抗的张力是进入正确平面的关键。随着手术进展，相应地调整手的位置。
	■ 在游离下方的皮瓣时，注意不要超过乳房下皱襞。
切除乳房	■ 向下牵引乳房，从内侧向外侧移动电灼，与胸大肌纤维平行。
	■ 同标本一并切除胸肌筋膜。
	■ 用钳子或者夹子夹住穿支血管并电凝，而不是直接烧灼。
	■ 不要过度向外侧牵拉乳腺，这可能使胸肌从胸骨的附着处撕裂。
关闭切口	■ 切除过多的皮肤，使皮瓣平坦地附着在胸壁上。
	■ 应该切除内侧和外侧的折角，但是不要反复调整折角的位置使其更靠后。成形术可以消除折角，但是可以使重建手术更困难。折角总是可以在较晚的时间在局部麻醉下纠正。

术后护理

■ 伤口表面可以放置非黏附性敷料。患者可以用带有绒毛的乳房包扎带来提供恰当的压力。这可以帮助预防血肿，但是不应该过于紧。

■ 患者不需要在医院过夜，她们可以安全地出院回家。安排一名家庭随访护士有助于引流管的处置和检查伤口。

■ 当引流液连续两天少于 30ml/24h，可以拔除引流管。

预后

■ 总的来说，乳房切除术后局部（胸壁）复发率很低，在 0.6% ~ 9.5%，随着分期的增加、淋巴结转移及阳性切缘而增加。然而，局部复发率看起来也随着系统治疗的进步而减少。局部复发率也与组织学亚型有关，乳房切除术后 luminal 型肿瘤（ER/PR 阳性）比 HER2/neu 过表达或者三阴型乳腺癌复发率低。

■ 由于淋巴结阳性或者切缘阳性的患者局部复发率仍然较高，在这些情况应该考虑乳房切除术后放疗。切缘阳性或者超过 4 个淋巴结转移是乳房切除术后放疗的强烈指征。1 ~ 3 个淋巴结转移的患者也应该考虑术后放疗，特别是如果她们有其他胸壁复发的危险因素。

并发症

■ 积液。
■ 伤口感染。
■ 血肿。
■ 伤口裂开。
■ 皮瓣坏死。
■ 切缘阳性。

第 11 章

保留皮肤和保留乳头 / 乳晕的
乳房切除术

Eleni Tousimis   Rache Simmons

定义

■ 保留皮肤的乳房切除术定义为切除乳腺组织的同时为了行即刻乳房重建保留皮肤。对于可行手术切除并且没有累及皮肤的乳腺癌患者而言，这是一种有效的治疗选择。通过用较小的切口保留皮肤，可以显著提高乳房重建术的美容效果。为了进一步提高美容效果，在选择的患者中可以在切除乳房的同时保留乳头和乳晕。这叫作保留乳头的乳房切除术。

解剖

■ 与所有类型的乳房切除术一样，彻底地理解乳腺、胸壁和腋窝的解剖是必需的。乳房切除术的目的是切除乳腺组织，同时保留皮肤的活力。

■ 乳腺组织被附着在皮下的浅筋膜包裹，形成许多小叶（图 11-1）。这使得在乳房切除术中切除所有的乳腺组织并保持皮肤的活力很困难。

■ 乳房（图 11-2）的边界定义为上至锁骨，内到胸骨，下到第六肋，以及外到背阔肌。

■ 乳腺的腋尾向腋窝低点延伸，叫作 Spence 腋尾。后方，乳腺附着在胸大肌表面，被乳腺的深筋膜隔开（图 11-1）。

■ 保留皮肤的乳房切除术通过一个小的切口保留皮肤，同时切除乳头乳晕复合体和下面的乳腺（图 11-3）。保留乳头的乳房切除术是指

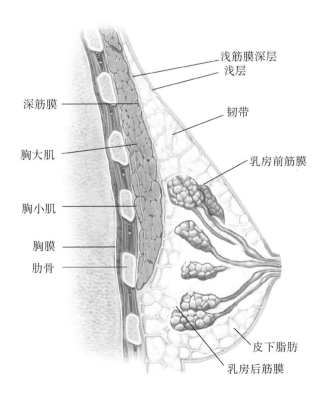

深筋膜
胸大肌
胸小肌
胸膜
肋骨

浅筋膜深层
浅层
韧带
乳房前筋膜
皮下脂肪
乳房后筋膜

图 11-1 ● 乳房的断面展示了浅筋膜，包括浅层和深层

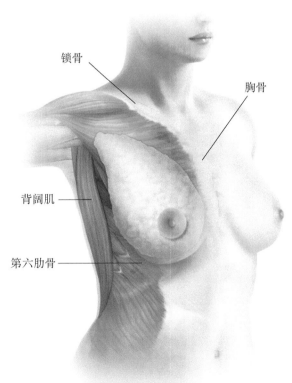

锁骨
胸骨
背阔肌
第六肋骨

图 11-2 ● 乳房的解剖学边界

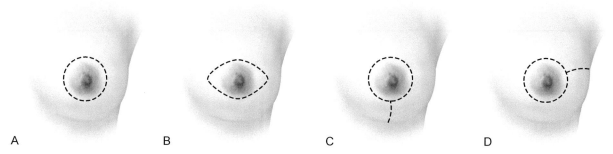

图 11-3 ● A. 圆形的乳晕切口；B. 小的经乳晕的椭圆形切口；C. 乳晕切口向下方延伸；D. 乳晕切口向外侧延伸　A ～ D 保留皮肤的乳房切除术的外科切口

保留全部皮肤的乳房切除术，同时保留乳头乳晕复合体。

■ 在进行保留皮肤的乳房切除术时，切除尽可能多的乳腺组织并保持皮肤的活力非常重要。这是折中的方法，从肿瘤学角度要切除尽可能多的乳腺组织，但是皮瓣又不能过薄而导致皮肤坏死和皮瓣丢失。区分皮下组织和其下方乳腺实质的解剖平面是由乳腺的浅筋膜形成的。这是一个边界不清的薄层，看上去是微弱的白色筋膜线（图 11-1）。在这个层面小心地进行剥离。剩余的皮下组织的厚度通常在 2 ～ 5mm，取决于患者的解剖。

■ 保护皮下静脉丛，以及上内侧皮瓣穿出肋骨的第二肋间穿支的所有分支对维持皮瓣的活力有决定性作用。这是皮瓣最大的血液供应（图 11-4A、B）。

■ 皮瓣上方游离到锁骨并且包括 Spence 腋尾，内侧游离到胸骨，外侧到背阔肌，向下到第六肋骨，接着在后方胸大肌表面切除乳腺及胸肌表面的深筋膜。在向内侧游离皮瓣时，不要延伸到对侧乳腺非常重要。

病史及体征

■ 可切除的乳腺癌患者可以考虑行保乳手术，以

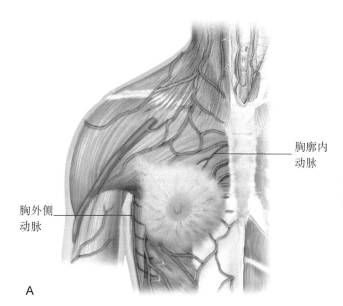

胸廓内动脉

胸外侧动脉

A

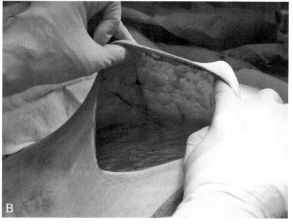

图 11-4 ● A. 乳腺的血液供应主要来自于胸外侧动脉、胸廓内动脉以及肋间动脉，为了保证皮瓣的活力，保留内上方皮瓣第二肋间动脉的分支至关重要；B. 皮瓣保留了皮下静脉丛及第二肋间动脉的分支

及做或者不做乳房重建的保留皮肤的乳房切除术。对于患者来说，理解保乳手术和乳房切除术的生存率一样非常重要。然而，乳房切除术后 10 年局部复发率比保乳手术稍低，它们分别为 2% 和 5%。

■ 两种外科治疗另外一个重要的不同之处是乳房切除术通常不需要术后放疗。为了加强局部控制和提高生存率，主要推荐下述患者行乳房切除术后放疗：肿瘤超过 5cm，乳房切除术后切缘阳性或选择的伴有腋窝淋巴结转移的患者。

■ 在决定一名患者是否适合行乳房切除术或保乳手术之前，应该进行详细的病史采集和体格检查。

■ 病史应该注意患者一级亲属乳腺癌和亲属卵巢癌的家族史。具有严重乳腺癌或者卵巢癌家族史的患者，如绝经前患乳腺癌、双侧乳腺癌，或者男性家庭成员患乳腺癌，或者德系犹太人家系应该建议遗传学咨询，并检测 BRCA1 和 BRCA2 基因突变。外科医生也应该询问易患乳腺癌的个人高危因素，并记录到病史中，如月经初潮时间早，绝经晚，非典型增生的乳腺活检个人史，小叶原位癌个人史，以前因为霍奇金淋巴瘤行胸壁放疗的个人史，以及应用激素替代治疗。很多决定接受乳腺切除术的高危患者也选择同时切除对侧乳房来降低将来得乳腺癌的风险。最近对侧预防性乳房切除术增加的另一个原因是由于患者的焦虑、恐惧，以及希望降低将来

复发的风险和外形对称。

■ 获得详细的病史后，详细的体格检查应该包括患者站立位和仰卧位的检查（表 11-1）。当患者站立位，双手放在髋部时，可以通过视诊检查患者乳房是否对称，有无皮肤改变，以及局部凹陷。通过触诊颈部和腋窝检查肿大淋巴结，然后检查双侧乳腺。然后让患者仰卧位，双手放于头上方。再次检查乳腺有无可触及的包块和乳头溢液，然后把手臂放到侧面，再次触诊腋窝。然后检查腹部有无肝脾肿大。

影像学检查和其他诊断方法

■ 术前影像学检查的目的是为了判断患者的临床分期，决定是否可以手术，帮助外科医生制定决策，以及评估通过术前化疗降期的必要性。所有患者在乳房切除术前都要有近期的双侧钼靶片，包括轴位和内外侧位。在钼靶片上，医生应该寻找有毛刺的肿块、肿瘤的大小和位置，其他的肿瘤，皮肤是否累及，以及伴随的钙化（图 11-5）。

■ 对于乳腺组织致密或者年轻患者来说，乳腺超声可能会有所帮助，可以评估致密乳腺组织其他病变的存在以及肿瘤的范围和深度。

■ 超声也有助于从影像学角度评估腋窝。可疑的淋巴结有非常独特的表现，淋巴门闭塞，边界不清楚。可以在手术前对可疑的淋巴结行超声引导下细针抽吸活检（图 11-6）。

■ 乳腺磁共振有选择地应用于接受乳房切除术的

表 11-1　检查乳房和特异病征的方法

检查	方法	等级	意义
乳房检查	站立位	对称	肿瘤导致的增大
	仰卧位	皮肤改变	橘皮征，与炎性乳癌相关，或者深方的肿瘤牵拉 Cooper 韧带
		可触及的包块	癌，良性肿块或者囊肿
		淋巴结肿大	淋巴结转移癌或者淋巴结反应性增生
		乳头溢液	血性或者清亮的自发性单侧溢液与癌相关

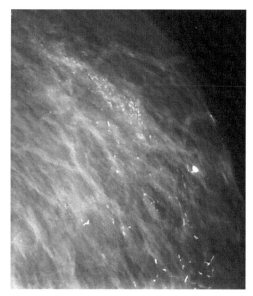

图 11-5 ● 乳房放大钼靶显示可疑癌变的多形性钙化

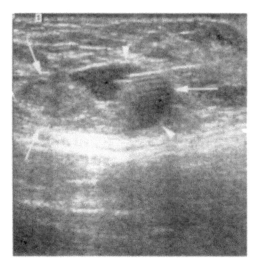

图 11-6 ● 超声引导下的腋窝转移淋巴结细针抽吸活检

患者。患有浸润性小叶癌的乳腺癌患者是一个指征，因为她们对侧乳腺癌的发生率较高。

■ 磁共振也可能在术前用于高危患者，如伴有 BRCA1 或 BRCA2 基因突变的家族史，乳腺组织密度高，乳房查体困难，肿瘤体积大并伴可疑的皮肤受累，或者接受新辅助化疗的患者。接受术前化疗的患者，磁共振有助于监测对治疗的反应。在治疗前做乳腺磁共振，然后在系统治疗结束后再做磁共振以作对比。磁共振很好地显示肿瘤位置和距皮肤的距离，可用于计划治疗方案和选择手术切口（图 11-7）。

■ 腋窝淋巴结转移并且肿瘤巨大，或者有可疑转移的症状或体征的患者，应该行检查以除外转移，比如 PET-CT，胸、腹部和盆腔 CT，

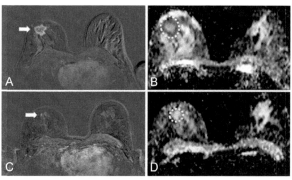

图 11-7 ● 磁共振显示出治疗前（A）后（B）对化疗的反应

以及骨扫描（表 11-2）。

表 11-2 术前行 PET-CT 的指征

检查	术前指征
PET-CT	肿瘤直径＞ 3cm
	有淋巴结转移的证据
	有症状的疾病（如骨痛）
	局部进展乳腺癌

PET-CT. 正电子发射计算机断层显像

外科处理

■ 保留皮肤的乳房切除术的指征包括患者选择乳房切除术以减少将来局部复发风险，患者伴有 BRCA 基因突变，其他的高危患者若有严重的乳腺癌家族史或年轻乳腺癌。患者必须是可以手术的乳腺癌，并且没有广泛的皮肤受累或者蕈状、溃疡性病变。

■ 保留乳头的乳房切除术的指征包括接受预防性手术的患者，BRCA 基因突变携带者，以及距离乳头较远的可切除乳腺癌。不应该接受保留乳头的乳房切除术的患者包括乳房大并且下垂的患者，乳腺癌位于乳头下，有乳头受累的影像学证据，或有可疑的乳头溢液，或乳头内陷的患者。必须告知患者，不可能

去除乳头下所有的组织，以及已经报道有乳头复发的风险，乳头坏死的概率＜ 5%。

术前准备

- 所有的术前影像学检查应该在手术前仔细研究以确定肿瘤位置、大小和深度。
- 乳腺癌患者和外科医生在术前讨论保留皮肤的乳房切除术的最佳方式，确定她们是否适合行保留皮肤的乳房切除术或者保留乳头的乳房切除术。
- 所有的接受即刻重建手术的患者在术前咨询重建手术医生以制订术前计划。在重建手术医生检查完患者并根据患者的体型、乳房大小及临床分期来确定最佳的重建方式以后，重建手术医生和乳腺外科医生合作来选择美容效果最好的、最理想的肿瘤学方法。
- 当可切除的肿瘤距离皮肤近，或者考虑行保留乳头的乳房切除术并且肿瘤距离乳晕近时，这些患者可能从术前乳腺磁共振中获益，磁共振可以确定肿瘤到皮肤及乳头乳晕复合体下病变的距离。这可能会改变治疗计划，比如，可能会采用新辅助化疗以获得阴性切缘及外科决策的制订。

体位

- 对于所有接受保留皮肤的乳房切除术的患者来说，最理想的手术体位是仰卧位，上肢外展约 45°。预料手术时间较长时，要小心不要让上肢过度外展。手臂下方要垫软垫以保

护肘部不受到压力压迫，避免导致正中神经损伤。

- 在术前穿着加压靴，不需要额外的抗凝，除非患者有深静脉血栓的高危因素，包括肥胖、深静脉血栓的个人史或者心脏瓣膜需要预防抗凝。
- 在麻醉诱导前，如果患者接受即刻乳房重建，她们应该接受一个剂量的覆盖革兰阳性细菌的静脉抗生素，通常使用第一代头孢菌素，如头孢唑林。
- 如果预期行长时间的重建手术，在诱导后置入双腔气囊导管。
- 在给患者做手术准备前，使用蓝染料联合放射性核素来识别前哨淋巴结的外科医生在乳晕下注射亚甲蓝（图 11-8）。
- 做好手术准备后，如果怀疑腋窝转移，预期行腋窝淋巴结清扫，用单独的手臂敷料缠绕患者的手臂，否则，用治疗巾把手臂与手术区域隔开。

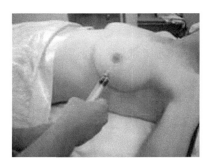

图 11-8 ● **患者体位及术前乳晕下注射亚甲蓝**

保留皮肤的乳房切除术

- 在手术前，重建手术及乳腺肿瘤外科医生共同标记患者的皮肤。通过一个小的椭圆形皮肤切口切除乳头乳晕复合体。根据乳房的大小、肿瘤的位置，以及重建手术的类型，有很多切口可以选择（图 11-3）。
- 乳头乳晕复合体用 15 号外科刀片以椭圆形切开至真皮层。皮肤拉钩放在皮瓣上，第一助手向上牵拉。小心确定第一助手垂直于胸壁

向上牵拉，以避免皮瓣上不经意的纽扣样损伤（图 11-9）。

- 通过把乳房向下牵拉以对抗向上牵拉的皮肤可以辨别浅筋膜层面。外科医生用电灼来游离皮瓣。在浅筋膜浅方解剖以尽可能切除乳腺组织。另外，一些医生可能用手术刀或剪刀来游离皮瓣。外科医生在正确的解剖层面是相对的无血管区。
- 当外科医生游离皮瓣较远时，应用中等大小的理查逊拉钩，或者有光源的拉钩以帮助牵

手术技巧

手术技巧

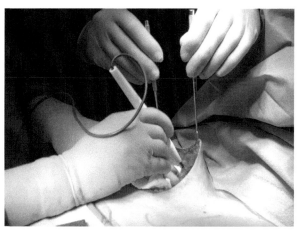

图 11-9 ● 皮肤拉钩放在皮瓣上，第一助手向上牵拉。小心确定第一助手垂直于胸壁向上牵拉，以避免皮瓣上不经意的纽扣样损伤

拉（图 11-15）。因为皮肤椭圆形的开口可能会非常小，外科医生螺旋形地游离皮瓣直至识别胸肌。

■ 然后外科医生用手检查皮瓣。如果在正确的层面，皮瓣将只有几个毫米厚，各处都很平坦。小心确认乳腺的腋尾已经被充分地解剖，并随标本整块切除。

■ 接着，整个乳房从胸肌上切除。用中等或大号的理查逊拉钩向上牵拉皮肤，凯利钳放在乳房的上面以帮助向下牵引。

■ 然后用电灼从内向外平行于肌纤维将乳房从胸肌表面分离（图 11-10）。所有的穿支血管在切断前都应该小心的烧灼，以避免血管缩回肌肉及出血。

■ 将乳房从胸壁切除后，用丝线为病理科医生标记腋尾。移除乳房行石蜡病理检查，注意腋窝要根据肿瘤分期行前哨淋巴结活检或者腋窝淋巴结清扫。如果没有张力，可以通过乳房切除术的切口完成。如果腋窝距离过远，可以另做单独的腋窝切口。

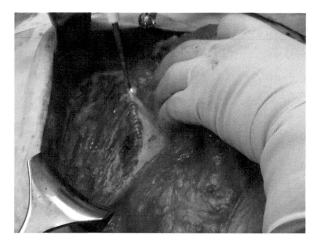

图 11-10 ● 用电灼将乳房及胸肌筋膜从下面的肌肉表面分离。电灼平行于肌纤维从内向外移动

保留乳头的乳房切除术

■ 保留乳头的乳房切除术与保留皮肤的乳房切除术相似（图 11-11），但是保留了乳头乳晕复合体。这可以通过不同的途径完成（图 11-12）。

■ 美容效果最好的途径是乳房下皱襞皮肤切口（图 11-13A、B）。下起乳房下皱襞，上到锁骨完成整个皮瓣的游离。这种长皮瓣最好应用于小到中等大小的乳房。乳房下皱襞切口通常长约 9cm。它从乳房下皱襞的乳晕内侧的正下方向外侧延伸 9cm。这种途径最有挑战的技术是获得充分的皮肤的向上的牵拉以在正确的平面游离皮瓣。

■ 应用皮肤拉钩向上牵拉，与传统的保留皮肤

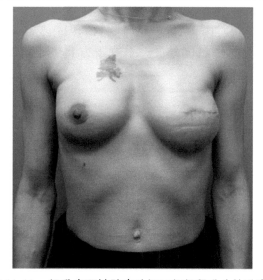

图 11-11 ● 经乳房下皱襞皮肤切口行保留乳头的乳房切除术与左侧位于中央的肿瘤行保留皮肤的乳房切除术的对比

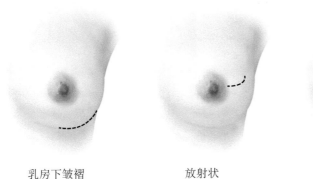
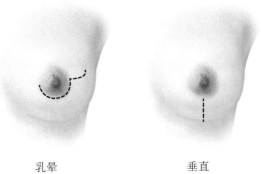

乳房下皱褶　　　　放射状　　　　　　乳晕　　　　　　垂直

图 11-12 ● 保留乳头的乳房切除术皮肤切口的选择

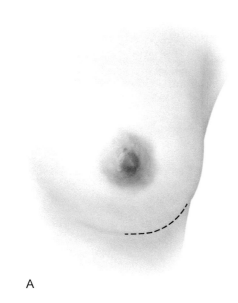

A

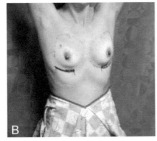

B

图 11-13 ● A. 通过乳房下皱襞切口行保留乳头的乳房切除术；B. 术前标记乳房下皱襞皮肤切口。乳房下皱襞上从乳晕内侧的正下方向外侧延伸 9cm

的乳房切除术一样。然而，当到达乳头乳晕复合体时，最好让第一助手轻轻捏起并向上

牵拉乳头，或者也可以用 2-0 丝线穿过乳头以提供向上的牵拉，并在乳头乳晕复合体的侧方应用带光源的拉钩以充分看清楚术野。（图 11-14 和图 11-15）。

■ 乳头后的导管组织通常更致密，颜色更亮（图 11-16）。在经过这个区域后，可以拿走丝线并将带光源的拉钩向前推进以充分游离皮瓣上部直至锁骨。第一助手可以把手掌放在皮瓣上并向术者反方向推动，这样可以轻柔地牵拉皮瓣。

■ 为了游离平整的皮瓣，术者和第一助手提供稳定、相同的牵拉，并避免反复地调整很重要。

■ 乳房从胸壁切除后，注意乳头应该单独取乳头切缘。

■ 外科医生的手指放在乳头的外面，将乳头翻转，然后用 Allis 钳夹住乳头内的组织，用 15 号刀片将乳头内残余的导管组织刮除活检。然后将组织送冷冻病理或者石蜡病理检查。

■ 所有的接受保留乳头的乳房切除术的患者都应在术前获得许可，如果乳头切缘阳性，就要切除乳头乳晕复合体。如果术中冷冻切片证实，可以在术中切除乳头乳晕复合体。如果是石蜡病理证实，将由重建手术医生切除乳头乳晕复合体。

■ 如果皮瓣和乳头乳晕复合体血供良好，并且乳头切缘在冷冻切片（如果获得）是阴性的，由重建手术医生继续手术（图 11-17）。

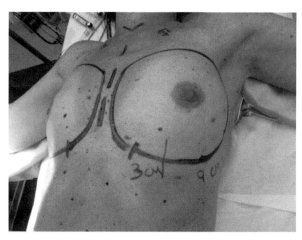

图 11-14 ● 如果需要，延长切口以使显露更清楚

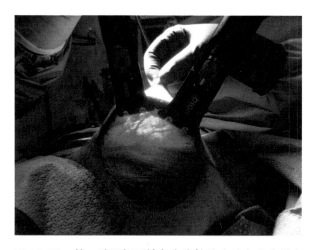

图 11-15 ● 第一助手轻柔地向上牵拉乳头以在乳头后方建立正确的解剖层面

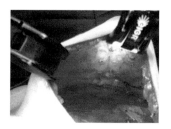

图 11-16 ● 乳头里比周围组织看起来更亮

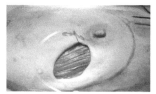

图 11-17 ● 在保留乳头的乳房切除术和即刻乳房重建后，扩张组织扩张器

■ 对于乳房下垂的患者，她们不是保留乳头的乳房切除术的理想的候选者，我们建议采用环上乳晕的乳房固定术切口，向侧方延伸以切除多余的皮肤并轻微上抬乳腺。对于乳房过大或明显下垂的另一种选择是 Spear 等推荐的分次手术。患者首先接受乳房成形术，然后在 3 周后接受保留乳头的乳房切除术（图 11-18）。

乳房切除术后镇痛

■ 乳房切除术在全身麻醉下进行。除了全身麻醉以外，可以在乳房切除术伤口边界、切除筋膜的边缘注射长效局部麻醉药。术后给予患者口服镇痛药和地西泮以放松肌肉，预防肌肉痉挛和强直。

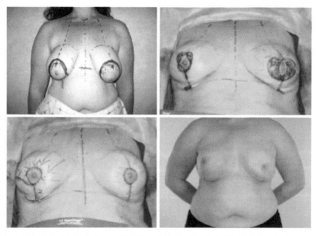

图 11-18 ● 巨大乳房或者下垂乳房行乳房缩小术后行分期保留乳头的乳房切除术（Photo courtesy of Spear S，Rottman S，Seiboth L，et al. Breast reconstruction using a staged nipple-sparing mastectomy following mastopexy or reduction.Plast Reconstr Surg.2012;129:572-581.)

经验与教训

保留皮肤的乳房切除术 可能的缺陷	精华
皮瓣坏死	■ 辨别皮下组织下方的筋膜层面，在它上方游离皮瓣。 ■ 维持相同的牵拉 / 对抗牵拉以获得平整的皮瓣。 ■ 保留皮下静脉丛和第二肋间穿支以预防皮瓣坏死。 ■ 避免裸露皮肤。
乳头坏死	■ 不要裸露乳头。 ■ 避免长时间过多的牵拉乳头。 ■ 避免在乳头下电灼。
感染	■ 接受重建手术的患者术前静脉应用抗生素，术后口服抗生素直至拔除引流管。 ■ 乳房切除术后，生理盐水彻底冲洗。 ■ 仔细止血。

术后护理

■ 接受置入重建手术的患者当晚住院。

■ 接受皮瓣重建手术的患者依照重建皮瓣类型的不同，住院时间更长。

■ 她们口服第一代头孢菌素直至拔除 Jackson-Pratt（JP）管。

■ 患者出院时携带外科文胸，JP 引流管粘在文胸上。

■ 她们可以在 48h 后淋浴，并且教会她们怎样排空引流和记录引流量。

■ 患者 1 周后复查。如果每个引流管引流量都 < 30ml 每天，拔除引流管，并且讨论病理报告。

■ 然后患者转给肿瘤内科以进行辅助治疗，如果有指征，推荐放射肿瘤学专家。

■ 切除乳房时，皮肤的感觉神经也被切除了，造成感觉丧失。产生的麻木带随着时间延长会变的越来越狭窄，但是永远不会彻底消失。

■ 乳房切除术后，术后 5 年内患者每 6 个月找乳腺外科医生复查 1 次，检查皮肤有没有复发，然后每年 1 次。

■ 在拔除引流管后给患者乳房切除术后功能锻炼的说明书，这样可以增强运动灵活性，预防冰冻肩。

预后

■ 如适用，包括功能和假体的存活数据。

并发症

■ 皮瓣坏死（图 11-19 和图 11-20）

■ 乳头坏死。

■ 感染。

■ 积液。

■ 血肿。

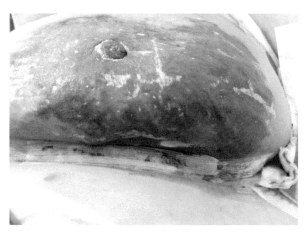

图 11-19 ● 经乳房下皱襞行保留乳头的乳房切除术后乳头和皮瓣坏死

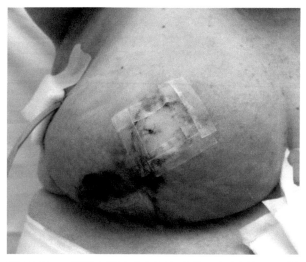

图 11-20 ● 保留皮肤的乳房切除术后下方皮瓣坏死，用腹壁下动脉穿支皮瓣重建

第 12 章　乳癌改良根治术

Tiffany A. Torstenson　Judy C. Boughey

定义

- 乳癌改良根治术是指切除所有乳腺组织及腋窝淋巴组织的手术操作。手术切除乳头乳晕复合体、部分皮肤，以及腋窝第Ⅰ、Ⅱ站淋巴结，但是保留胸大肌。它也叫作全乳房切除及腋窝淋巴结清扫术。

病史和体征

- 多年来，乳房切除术的方式有了很大的变化。我们已经从乳癌根治术转变为美容效果更好的手术方式，如单纯乳房切除术，保留皮肤的乳房切除术，以及保留乳头及乳晕的乳房切除术。接受乳房切除术的患者如果淋巴结有转移，通常会建议行腋窝淋巴结清扫。

- 接受乳癌改良根治术的患者通常在术前或术中诊断淋巴结转移，她们或者选择接受乳房切除术，或者需要行乳房切除术（如不适合保乳手术）。诊断为炎性乳癌的患者也应该根据 NCCN 指南在新辅助化疗后行乳腺癌改良根治术。

- 在开始治疗前确定患者是否能够手术切除，以及是否应该行新辅助化疗非常重要。这些患者治疗成功的关键在于多学科会诊。在管理这些患者的过程中，尽早请肿瘤内科及放射肿瘤科的专家会诊，有助于制订治疗计划，并使患者的医疗护理更合理。

- 在第一次会诊这些患者时，必须进行详细的病史询问和体格检查。病史询问必须非常详尽，包括医疗条件、用药史、手术史、过敏史及肌肉骨骼情况，它可能会影响手术体位。评估乳腺癌或者卵巢癌的家族史非常重要。

- 如果患者有严重的乳腺癌或者卵巢癌的家族史，必须提供遗传学咨询，以及可能的基因检测。

- 体格检查首先要视诊双侧乳房，手臂先自然下垂然后提高，注意观察任何不对称，乳头回缩，以前的手术瘢痕或皮肤改变。

- 应该在坐位和仰卧位用环形或垂直的方式触诊双侧乳腺。可触及的肿块应该测量两维的大小，并且评估是否与胸壁粘连，与皮肤是否接近。任何与影像学检查不符的可触及的包块都需要进一步检查及组织活检。

- 应该彻底地检查淋巴结，包括腋窝、颈部、锁骨上和锁骨下淋巴结。如果触诊淋巴结肿大，患者应该接受诊室或影像科的超声检查。任何影像上可疑的淋巴结都应该接受细针抽吸活检或者空芯针穿刺活检。

- 影像结果和病理诊断应该告知患者并进行解释。术前标记切口并让患者看到是有益的。向患者解释可能需要做新辅助化疗或辅助化疗，以及伴有淋巴结转移的患者可能需要做术后放疗。

- 已经证实新辅助化疗与辅助化疗在生存率方面是一样的，并且它可以提高保乳率。

- 淋巴结有转移的患者行乳房切除术后放疗减少了局部复发率并提高了无病生存率和乳腺癌特异生存率。

- 询问患者是否想做即刻重建手术，或者希望保持胸壁平坦。如果建议行术后放疗，患者可能不适合行即刻乳房重建。

- 与患者有充分的时间沟通以回答她们的所有问题，在这时要设身处地地体会到患者的需要。把寻呼机和手机音量调到最低。

影像学检查和其他诊断方法

■ 乳腺的影像学检查对乳腺癌的筛查和诊断的建立非常重要。影像可以确定病变的范围，并评估对侧乳腺的异常。术后也可以用于检查局部复发。

■ 钼靶是乳腺癌诊断最基本的检查。钼靶对异常结构非常敏感，能够降低约30%的乳腺癌死亡率。40岁以上没有症状的女性应该每年行钼靶筛查。

■ 任何考虑行乳癌改良根治术的患者都应该做诊断性钼靶（图12-1）。局部加压放大成像可以帮助聚焦并区分异常结构。有假体的患者应该行置入物移位成像（Eklund 成像）。

■ 如果钼靶是在外院做的，要看胶片。也应该做超声来进一步评估肿瘤的大小，是否靠近皮肤和胸壁。超声或者钼靶可疑的病变应该经皮活检。

■ 活检证实为浸润性乳腺癌的患者应该行腋窝超声检查。可以评估淋巴结的大小、外形以及形态。影像上可疑的淋巴结或者临床上能够触及的淋巴结应该接受超声引导下细针抽吸活检或者空芯针穿刺活检（图12-2）。约31%的腋窝淋巴结转移是由超声引导下的活检诊断的。

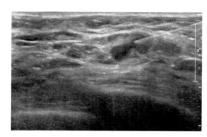

图 12-2 ● **超声引导下的细针穿刺活检发现 1 名女性乳腺癌患者有腋窝淋巴结转移，她接受了乳腺癌改良根治术**

■ MRI 的应用仍然有争议，但是它可以用作筛查的可选方法，可以用于已知乳腺癌的分期及评估对侧乳房。MRI 敏感性高，但是特异性差，导致假阳性率增加。研究也证实了接受 MRI 检查的患者乳房切除术增加。决定做 MRI 应该基于推荐的指征，并且应该是个体化的。

■ 依照 NCCN 指南，PET 可以用于评估 ⅢA 期以上乳腺癌的远处转移，但是只是 2B 级别的推荐。没有症状的早期乳腺癌不推荐做系统的分期。

■ 当在影像上发现可疑病变时，需要行组织活检以区分其良恶性。经皮活检优于切除活检，后者导致没必要的对良性病变的手术。为了进行组织学分析，区分原位癌和浸润性癌，首选空芯针穿刺活检。大部分乳房内的病变需要接受超声引导下或者钼靶引导下空芯针穿刺活检。当超声和钼靶不能识别病变时，也可以用 MRI 引导下空芯针穿刺活检，但是它在技术上更具挑战。如果鉴定为癌，应该进行详细的病理学评估，包括亚型及激素受体状态。如果超声发现形态异常的淋巴结，应该行细针抽吸活检或者空芯针穿刺活检。

■ 任何经皮活检都应该放置标记夹。对于接受新辅助化疗的患者，这尤其重要。

外科处理

术前准备

■ 术前，应由外科医生和麻醉科医生考虑是否

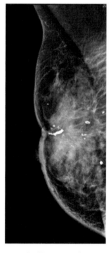

图 12-1 ● **钼靶显示右侧浸润性导管癌，侵及皮肤并造成皮肤凹陷**

行区域阻滞麻醉。在乳腺外科中，椎旁神经阻滞越来越普及，比硬膜外阻滞更好。它们可以在单肋间或者多肋间进行，可以用导管连续注入。已经证明椎旁神经阻滞可以缩短恢复时间和住院时间，减少麻醉剂的使用，并且减少呕吐的发生率。也有一种假说认为这种区域阻滞可能保护免疫系统，从而减少转移。

- 区域阻滞比硬膜外阻滞更首先考虑，因为它较少引起低血压，尿潴留发生率较低，技术上更容易学习，严重的副作用较少。有凝血功能障碍或有肌肉骨骼变形，如脊柱后凸或者脊柱侧凸的患者不应该行椎旁神经阻滞。

- 椎旁神经阻滞可能的并发症包括气胸、穿透血管、败血症和血肿。同单肋间注射相比，多肋间注射气胸发生率更高。患者可以坐着，脊柱向后凸，或者侧卧位（图 12-3）。局麻药

注射到胸椎神经所在的椎旁间隙。

- 超声也可以辅助正确地注射局麻药。应用超声时，患者更舒适，并且由于胸膜可以直接看到，气胸的发生率降低了。

- 在患者进入手术室以前，应该在术前标记以确定正确的手术部位。在手术之前应该充分回顾影像学检查以确定肿瘤的位置和离皮肤的距离。

- 已经证实预防性应用抗生素可以减少术后感染，应该在切开皮肤之前应用。大部分外科医生更喜欢在乳癌改良根治术中避免肌松以帮助辨别重要的运动神经，但是应避免神经过度地牵拉以预防轴突损伤。

- 预防性应用抗凝药以预防深静脉血栓形成，比如皮下注射肝素应该根据患者情况考虑。为了预防深静脉血栓形成，应该在全身麻醉开始前放置连续加压装置。

体位

- 行乳腺癌改良根治术的患者正确的体位至关重要。患者应该是仰卧位，患侧靠近手术台边缘。气管内插管应该从患侧朝向健侧。为了预防臂丛神经损伤，上肢不要外展超过90°。手臂应该垫起并固定在托手板上，局部压力不要过高。特别是对于巨大的乳房，患侧上肢消毒并用无菌弹力绷带缠绕经常会有帮助（图 12-4）。这样可以使胸肌放松，更容易清扫第 II、III 站腋窝淋巴结。

- 手臂应该固定在托手板上。测血压袖带和静脉通路应该放在对侧上肢（图 12-5）。在手术台和麻醉师的推车之间要留足够的空间以允许助手站在患者手臂上方。

- 手术消毒范围应该包括乳房和腋窝，并超过中线，下到腹部，上到颈部和上臂，侧到手术台。铺单应该确定保护好无菌区，同时保证整个乳房和腋窝的充分显露（图 12-6）。

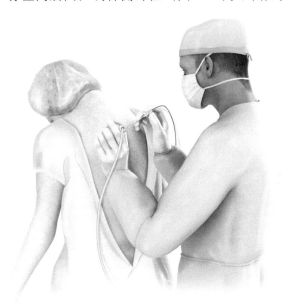

图 12-3 ● 进行椎旁神经阻滞时，患者可以坐立位，脊柱向后凸（Modified from Hebl JR, Lennon RL.Mayo Clinic Atlas of Regional Anesthesia and Ultrasound-Guided Nerve Blockade.Rochester, MN and New York, NY: Mayo Clinic Scientific Press and Oxford University Press; 2010.Used with permission of Mayo Foundation for Medical Education and Research.All rights reserved.)

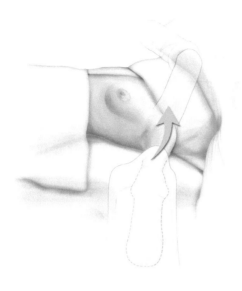

图 12-4 ● 乳腺癌改良根治术的体位和铺单（Modified from Donohue JH, Van Heerden J, Monson JRT, eds.Atlas of Surgical Oncology.Cambridge, MA: Blackwell Science; 1995.Used with permission of Mayo Foundation for Medical Education and Research.All rights reserved.）

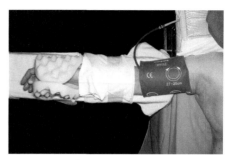

图 12-5 ● 静脉通路和血压袖带应该放在对侧手臂

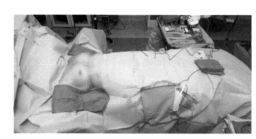

图 12-6 ● 铺单应该在保证无菌区的同时，充分显露整个乳房和腋窝

手术技巧

切口位置

- 依照肿瘤位置不同，全乳房切除术可以有多种不同的切口。对于乳腺癌改良根治术而言，良好地显露腋窝，减少冗余的皮肤很重要。如果肿瘤距离皮肤近，切口应该包括肿瘤表面的皮肤，同时还应该包括肿瘤周围 1～2cm 皮肤及原先的活检切口。

- 经典的 Stewart 切口是一个水平的椭圆形切口，能够清扫腋窝，对于寻求延期乳房重建手术的患者来说，是很多整形外科医生首选的切口（图 12-7）。

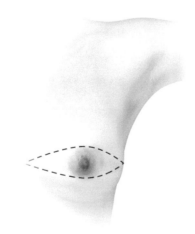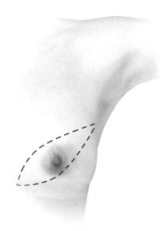

图 12-7 ● 乳腺癌改良根治术两个最常见和首选的切口，它可以提供腋窝良好的显露。左：Stewart 切口。右：改良 Stewart 切口（Modified from Donohue JH, Van Heerden J, Monson JRT, eds.Atlas of Surgical Oncology. Cambridge, MA: Blackwell Science; 1995.Used with permission of Mayo Foundation for Medical Education and Research.All rights reserved.）

■ 描绘切口时，确定剩余的皮肤适当，既可以无张力地缝合切口，又不会有过多的冗余皮肤很重要（图 12-8A、B）。这些患者大多将接受术后放疗，这可能导致伤口裂开，当切口有张力时风险增大。乳房的边界（上起锁骨，下至乳房下皱襞，内到胸骨，外到腋中线）确定了皮瓣的剥离范围。

■ 测量计划切口的上缘和下缘的长度以确定等长有助于指导调整，让皮瓣上下等长。

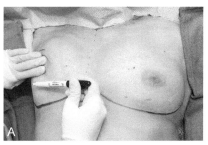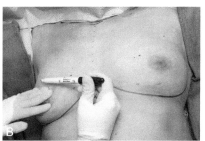

图 12-8 ● A、B. 用标记笔测量切口上界到下界的距离有助于无张力地缝合并减少皮肤冗余

皮肤切口和游离皮瓣

■ 在乳房上标记切口后，用手术刀切开皮肤和真皮。游离皮瓣时，真皮下留有少许组织（图 12-9）。在皮瓣向上游离时用皮肤拉钩提供牵引，随着皮瓣的扩展，用深部拉钩或者有光源的拉钩代替（图 12-10）。外科医生对侧的手用棉垫牵拉来提供必要的张力以使在正确的层面剥离。皮瓣的解剖可以用锐性分离或者用电灼，但是电灼在解剖时止血效果更好。

■ 游离皮瓣的目的是切除所有的乳腺组织，同

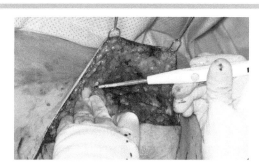

图 12-10 ● 在皮瓣开始解剖时应用约瑟夫拉钩或者皮肤拉钩。随着剥离的进行，应该用深部拉钩代替

时保留皮瓣的血液供应。剥离的层面应该在乳腺组织和皮下脂肪之间建立。通常，会有一个无血管的层面，它可以帮助指引剥离。保持乳腺的张力以帮助找到正确的层面，以及间断地触摸皮瓣以确定正确的皮瓣厚度都很重要。不同的患者皮瓣的厚度不一样，取决于患者的体型。

■ 皮瓣上方应该游离至锁骨下缘，内侧应该解剖到胸骨边缘（图 12-11）。当游离内侧皮瓣时，要注意内侧的穿支血管。尽可能保留这些血管以维持皮瓣的血供。当这些血管需要牺牲掉时，用夹子夹闭或者缝扎止血以确切止血。皮瓣外侧应该延伸到背阔肌，下方皮瓣应该剥离到乳房下皱褶（图 12-12）。在剥离时避免过度的牵拉以避免皮瓣缺血很重要。

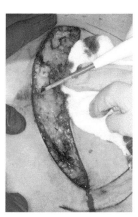

图 12-9 ● 把真皮下的组织向上提起以开始皮瓣的解剖。另一只手用棉垫帮助提供张力，这有助于皮瓣的游离

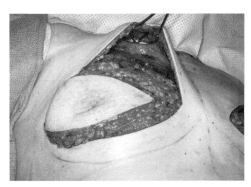

图 12-11 ● 皮瓣上方解剖到锁骨，在这里显露下面的肌肉

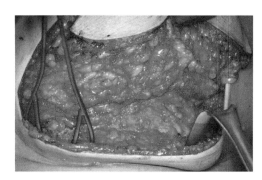

图 12-12 ● 皮瓣下方游离到乳房下皱襞

从胸肌剥离

- 当把皮瓣游离到正确的位置后，使用电灼把胸肌筋膜和乳腺组织一起从胸肌表面剥离。在上方，剥离从锁骨水平开始。用另一只手提供牵引以帮助分辨剥离层面（图 12-13）。

- 继续向下剥离，沿着肌纤维方向从内到外。应该将胸肌筋膜同乳腺一起剥离，以预防局部复发。注意在外下方保留前锯肌筋膜，下方保留腹直肌鞘。不离断乳房的腋尾以保持乳房和腋窝组织为整块病理标本，并帮助指引腋窝的剥离。

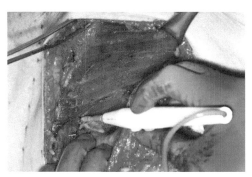

图 12-13 ● 应该用电灼从内到外将乳腺组织同胸大肌筋膜一起从胸肌表面剥离

腋窝的剥离

- 腋窝是锥形的，位于上臂和胸廓之间。上界是腋静脉，前界是胸肌，内界是前锯肌，后外侧是背阔肌。

- 将乳腺组织向外侧提起，并在胸大肌下方继续剥离就可以到达腋窝（图 12-14）。应该沿着胸大肌的边缘切开锁胸筋膜，这可以将胸大肌和胸小肌与淋巴结组织分开（图 12-15）。注意识别胸内侧神经血管束。它沿胸小肌外侧掠过，应该小心保护。剥离的下界应该延伸到第 4 或第 5 肋间，以确定切除第一站淋巴结。

- 遇到腋窝脂肪垫时，皮下脂肪看起来更暗，更反光。一旦进入腋窝，识别解剖标志以指

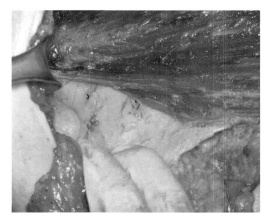

图 12-14 ● 将乳腺组织向外侧牵拉，在胸大肌下方继续剥离就能到达腋窝，在这里显露出锁胸筋膜

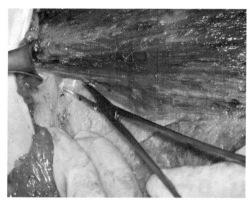

图 12-15 ● **切开锁胸筋膜后就进入了腋窝脂肪垫**

引剥离并预防血管神经损伤很重要。在这里腋窝淋巴结清扫描述了从外到内的途径进行腋窝淋巴结剥离。

- 第一个需要辨别的重要结构是胸背血管神经束，通过显露背阔肌外缘可以使辨别容易（图 12-16）。胸背神经大概是在腋静脉下方 4cm，血管神经束可以向上追踪直至它进入腋静脉后方（图 12-17）。
- 下一步是识别腋静脉。用理查森拉钩牵拉胸

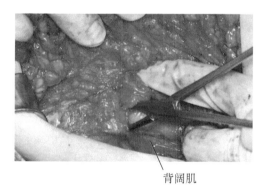

背阔肌

图 12-16 ● **向外侧剥离来识别背阔肌，然后在背阔肌前面进入腋窝来寻找胸背束**

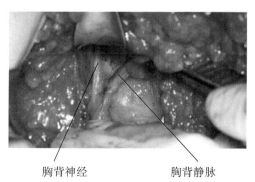

胸背神经　　　　　　胸背静脉

图 12-17 ● **胸背束**

肌来显露静脉（图 12-18）。分开锁胸筋膜后，钝性剥离腋窝脂肪可以容易地识别腋静脉。识别腋静脉后，继续向下剥离。腋静脉上方的淋巴结组织应该保留，这样可以减少淋巴水肿和臂丛损伤。胸腹壁静脉是腋静脉唯一的浅表分支，应该夹闭或者结扎（图 12-19）。在结扎这个分支前，一定要仔细辨认，不要把胸背静脉误认为是胸腹壁静脉，胸背静脉在胸腹壁静脉的深方。所有其他的淋巴管都应该夹闭并用剪刀离断，腋静脉的浅表分支也应该夹闭或结扎后剪断。

- 第二站淋巴结在胸肌后方，第三站淋巴结位于肌肉内侧。大部分乳腺癌很少会有第三站淋巴结转移，在传统的腋窝淋巴结清扫术中不需要切除。为了清扫第二站淋巴结，用理查森拉钩向内侧牵拉胸肌。当把拉钩放置在胸肌深方时，要注意避免损伤胸内侧束（图 12-20A、B）。沿着腋静脉继续向内侧解剖，

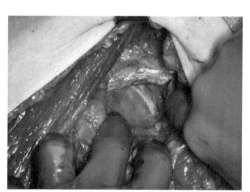

图 12-18 ● **使用理查森拉钩牵拉胸肌以显露腋静脉。胸背束在腋静脉后方**

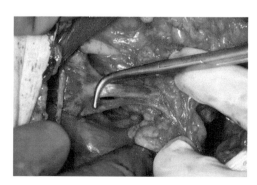

图 12-19 ● **胸腹壁静脉是腋静脉唯一的浅表分支，应该夹闭或者结扎**

手术技巧

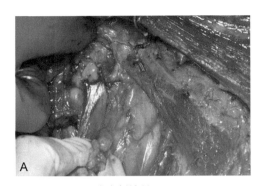

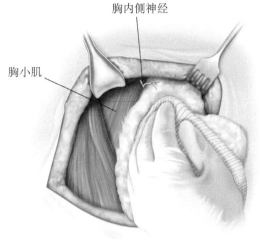

胸内侧神经

胸小肌

B

图 12-20 ● A、B 当把拉钩放在肌肉深方时，要注意避免损伤胸内侧束。胸内侧神经环绕胸小肌下方 (Part B modified from Donohue JH，Van Heerden J，Monson JRT，eds.Atlas of Surgical Oncology. Cambridge，MA: Blackwell Science；1995.Used with permission of Mayo Foundation for Medical Education and Research.All rights reserved.)

淋巴组织向下外侧牵拉。淋巴组织从胸壁剥离，夹闭或者结扎淋巴管断端以预防淋巴漏。

- 胸长神经沿着胸壁下行，比前锯肌筋膜更表浅（图 12-21）。这个神经可能很难识别，触摸神经有助于识别它。当用一个手指沿着前锯肌滑动时，这个神经摸起来像弓弦。小心不要将神经同标本一起从胸壁向外牵拉。如果不小心损伤了神经，将导致患者出现翼状肩。应该用锐性分离而不是电刀剥离神经旁的淋巴组织。

- 胸背束在胸长神经的外侧。两条神经之间的淋巴组织应该解剖并切除。胸背束应该骨骼化。任何淋巴管或者浅表的分支都应该夹闭或者结扎。胸背动静脉向内进入胸壁的分支应该尽可能保留（图 12-22）。

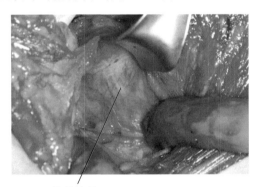

胸长神经

图 12-21 ● 胸长神经沿胸壁下行，比前锯肌筋膜更表浅。在腋窝淋巴结清扫时小心不要把神经向外牵拉。这条神经可能难以识别，有时只能通过触诊辨别。用一个手指沿着胸壁滑动有助于辨别神经

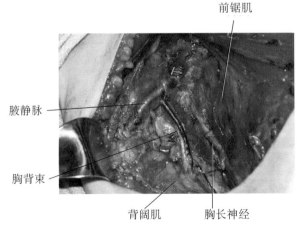

前锯肌

腋静脉

胸背束

背阔肌 胸长神经

图 12-22 ● 清扫第一和第二站淋巴结后的腋窝，胸背束、胸长神经和腋静脉都完整无损

- 肋间臂神经也应该试图保留，但是如果神经直接经过标本，也可以结扎（图 12-23）。术前患者应该知道肋间臂神经有可能牺牲掉，向他们解释结扎神经可能导致上臂内侧感觉丧失。

- 乳腺和淋巴组织应该通过离断保留的外侧组织整块切除。标本应该用缝线标记方位并送给病理科医生（图 12-24）。

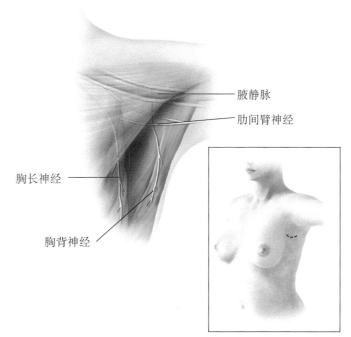

图 12-23 ● 简单描绘腋窝神经之间的关联。如果可能，保留肋间臂神经 （Modified from and used with permission of Mayo Foundation for Medical Education Research.All rights reserved.）

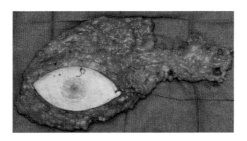

图 12-24 ● 在标本送病理检查前用缝线标记方向。短线标记上，长线标记外侧

引流管的放置

- 应该放置两个闭合负压引流管来预防积液形成。研究表明两个引流管比一个引流管效果好。一个引流管应该放在胸大肌表面，另一个应该放在腋窝（图 12-25A、B）。引流管应该用单丝缝线固定，并按照外科的需要适当地盖上敷料。

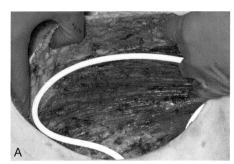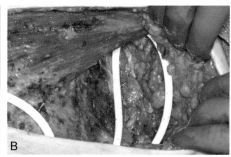

图 12-25 ● A. 一个引流管应该放在胸大肌表面；B. 另一个应该放在腋窝。引流管应该固定在皮肤上

缝合切口

- 由于心理上的原因，美容效果满意的缝合非常重要。目的是缝合之后让胸壁有非常平坦的外形，没有过多的皮肤冗余。

- 如果皮肤的边缘受损，应该用剪刀或者手术刀切除。很多时候，在切口内侧或者外侧会出现折角。应该切除这些折角让切口有更光滑和扁平的外观。真皮层应该用可吸收线间断内翻缝合。INSORB，一种可吸收缝线钉皮器，也可以用于缝合真皮层，比传统的缝线缝合更快捷。皮肤应该用可吸收 4-0 单丝缝线连续缝合皮内来对齐（图 12-26）。

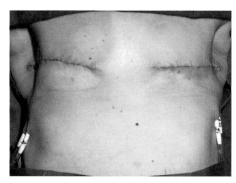

图 12-26 ● 缝合美容效果好，胸壁扁平没有皮肤冗余是最终目的

经验与教训

指征	■ 详细地询问病史及体格检查，回顾乳腺和腋窝的影像学检查以及所有活检的病理结果。淋巴结转移患者不愿意行乳房重建手术或者选择乳房切除术的都适合行乳腺癌改良根治术，包括单纯乳房切除术和腋窝淋巴结清扫。
	■ 一旦癌的诊断明确，多学科会诊对成功的治疗计划非常重要。
切口位置	■ 选择乳腺癌改良根治术的切口时，目的是能够充分显露腋窝，并有好的外观。
	■ 切口应该包括肿瘤周围 1 ~ 2cm（如果肿瘤距离皮肤近），并包括以前的活检切口。
	■ 经典的 Stewart 切口是乳腺癌改良根治术的首选切口，它可以提供必需的显露和美容的外观。
剥离皮瓣	■ 皮瓣应该延伸到乳腺组织的边缘。需要小心以确保切除所有的乳腺组织，并保留了皮瓣的血液供应以避免皮瓣坏死。
腋窝淋巴结清扫	■ 小心辨别重要的结构及腋窝的边界以确定剥离的范围。
	■ 在清扫过程中，必须小心保护腋静脉、胸背束及胸长神经。
缝合	■ 目的是减少皮肤冗长并使伤口光滑平坦。避免切口内侧和外侧的折角。应该放置两个闭合负压引流管以避免积液。
康复	■ 患者应该有途径咨询或者治疗，以帮助解决体型问题。不愿意接受重建手术的患者也应该计划戴义乳。
	■ 所有的患者都应该得到淋巴水肿专家的配合来制订功能锻炼计划，如果需要，提供给她们加压衣服。

术后护理

- 接受乳腺癌改良根治术的患者应该在术后用乳房包扎带或者绷带来缠绕乳房（图 12-27）。这可以提供压力以预防血肿。Steri 创可贴或者 xeroform 敷料可以直接盖在伤口上。软毛或者纱布作为伤口和绷带之间的屏障可以放在伤口上。

- 接受乳腺癌改良根治术的患者将面临很多种恢复内容，包括淋巴水肿、体型及性功能障碍。把这些担心的问题在术前、住院期间或者在随诊期间告知患者非常重要。腋窝淋巴结清扫术最可怕的并发症是淋巴水肿。所有的患者应该在术后约 2 周或者拔除引流管后和淋巴水肿治疗学家见面。治疗学家会教育患者什么是淋巴水肿，如何避免这个并发症并给她们提供避免肩膀运动受限的锻炼方法。

- 接受乳腺癌改良根治术并没有接受重建手术的患者应该在引流管拔除及水肿消退后告知

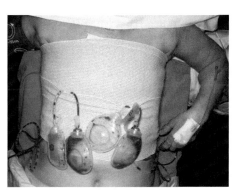

图 12-27 ● 患者应该用绷带或者乳房包扎带缠绕乳房来提供压力。引流管应该可视以监测引流液排出量和性状

可以戴义乳。

预后

- 接受乳腺癌改良根治术的患者有继发淋巴水肿的风险。这是许多乳腺癌幸存者最害怕的，并且很多女性术前并没有接受这个并发症的宣传教育。

- 许多接受乳腺癌改良根治术的患者将需要术后放疗。淋巴结清扫后附加的放疗可以显著地增加淋巴水肿的发生率到 40% 以上。对遭受淋巴水肿的患者成功的诊断和治疗应该聚焦于减少风险的治疗，以及终身的自我指导的照料。

- 接受乳腺癌改良根治术的患者的生存结果不仅仅取决于手术过程，而是决定于肿瘤的分期，淋巴结的分期，以及肿瘤的生物学特性。研究已经证实，淋巴结有转移的患者中，淋巴结转移的数目、患者的年龄、肿瘤的组织学分级及种族是影响生存的显著变量。

并发症

- 积液。
- 伤口感染。
- 血肿。
- 伤口裂开。
- 皮瓣坏死。
- 切缘阳性。
- 臂丛神经损伤。
- 神经损伤。
- 翼状肩。
- 腋静脉血栓形成。
- 淋巴水肿。

第 **13** 章 纠正肿瘤切除术缺陷的技术

Julie E.Park   Jonathan Bank   David H.Song

定义

■ 保乳治疗，包括肿瘤切除术和乳房放疗，允许乳腺癌女性患者在不牺牲预后的前提下避免乳房切除术。尽管大部分女性外观良好，一些患者可能由于组织缺失，放疗后外形畸形，以及乳头乳晕复合体位置偏移而出现不对称。几种技术可以纠正肿瘤切除术的缺陷，既考虑到肿瘤学上的安全，又兼顾到外形合适。

病史和体征

■ 一些情况下，需要整形外科医生在肿瘤切除术前评估患者以即刻纠正计划。在另外一些情况下，患者在放疗后咨询整形外科医生以纠正放疗后的外形畸形和乳头乳晕区偏移。

■ 同患者讨论她的期望很重要，特别是她是否接受一个较小的乳房。

■ 患者是否存在有症状的乳房过大，她是否能从乳房缩小术中获益，或者是否对乳房缩小术感兴趣？

■ 患者是否吸烟？这可能影响乳头的灌注。

■ 详细的乳房检查应该注意到乳房的大小，以及任何已存在的不对称。应该记录所有的以前的瘢痕或外形畸形，特别是在已经完成保乳治疗的女性。

■ 记录乳头的位置，包括下垂，以及到胸骨颈静脉切迹的距离也很重要。

■ 对于乳腺癌保乳治疗后预期有明显畸形的患者，为了获得最理想的外形，多学科综合治疗非常重要。同肿瘤外科医生的沟通非常重要，有助于识别合适的患者，计划切口位置和预计切除的范围并协调制订计划表。同放疗科专家沟通患者是否需要推量照射非常重要，因为这将限定可以重新调整多少组织。导丝定位的肿瘤切除术，应该在放置导丝前放置标记物，这应该与乳腺放疗专家协作。

影像学检查和其他诊断方法

■ 几乎所有已经接受保乳治疗的患者应该已经做了双侧钼靶片（图 13-1A），并且一些女性可能做了乳腺磁共振（图 13-1B）。

外科处理

术前准备

■ 纠正肿瘤切除术缺陷的目的包括去除死腔，支撑乳头乳晕复合体，维持足够的灌注，以及切除多余的皮肤。

■ 修复肿瘤切除术的缺陷有两个主要选择。容量移位技术采用实质重建（体积缩小）。容量置换技术采用局部和远处的组织来维持容积。

■ 在回顾术前影像学检查，并与肿瘤外科医生讨论之后，接下来的问题就是根据肿瘤现在的位置和大小，乳房是否有足够的组织来重建并消除死腔，而不会损失过多的体积？

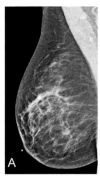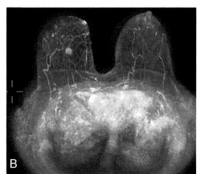

图 13-1 ● 右侧乳腺癌患者 5 点钟位置 1.1cm×1.0cm×0.8cm 肿瘤的钼靶（A）和磁共振（B）

- 是 - 容积移位：乳房缩小术、乳房固定术或乳房固有皮瓣。
- 否 - 容积替代：局部旋转皮瓣。
  - 胸背动脉穿支皮瓣，或者保留背阔肌的背阔肌皮瓣。
  - 肋间后动脉外侧穿支皮瓣。

体位

- 患者仰卧位，手臂在侧方固定于托手板，这样在手术中可以让患者坐起来（图 13-2）。手臂应该放在垫有棉垫的托手板上，调整位置，缓解手臂的压力。

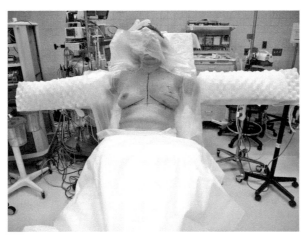

图 13-2 ● **患者双上肢外展，垫有棉垫并固定好，允许术中让患者坐起以评估重建后是否对称**

自由选择的乳房固有皮瓣

- 对于一些缺陷，可以创建皮肤腺体皮瓣来填充小的缺损。取决于位置，即使小的缺陷也可以导致不好的外形，特别是在放疗后肿块切除的部位出现的凹陷。当皮肤和下方的肌肉之间组织很少时会发生（图 13-3）。
- 乳房固有皮瓣的原则集中于灌注，对乳头乳晕复合体的支撑和消除死腔。
- 检查肿瘤切除术后的腔，评估死腔有多大，以及剩下的乳房哪里有额外的组织（图 13-4A）。通过在乳腺实质与皮肤之间，以及乳腺实质与下面的肌肉之间剥离可以创建乳房固有皮瓣（图 13-4B）。皮瓣血供来源于从乳内动脉或肋间动脉发出的穿支形成的轴向血供。由于这些血管一般不会在剥离中识别，皮瓣应该是随意皮瓣，坚持建立广基底，不要过长的原则以避免皮瓣远端缺血的风险。然后把皮瓣向前推进并固定以填充肿瘤切除术后的空腔并支撑乳头乳晕复合体（图 13-4C）。
- 切除多余的皮肤并缝合切口。

手术技巧

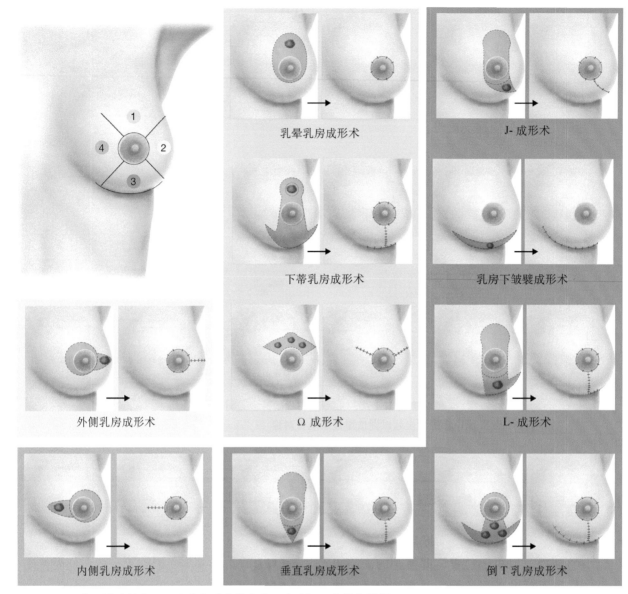

乳晕乳房成形术

J- 成形术

下蒂乳房成形术

乳房下皱襞成形术

外侧乳房成形术

Ω 成形术

L- 成形术

内侧乳房成形术

垂直乳房成形术

倒 T 乳房成形术

图 13-3 ● 取决于缺陷的位置、大小和乳房的大小，皮肤切口有很多选择

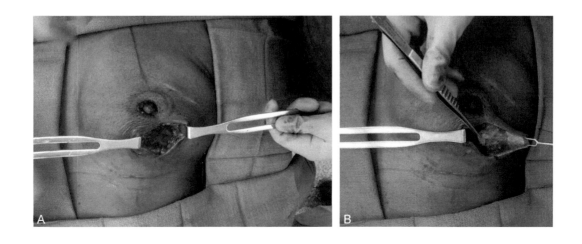

A   B

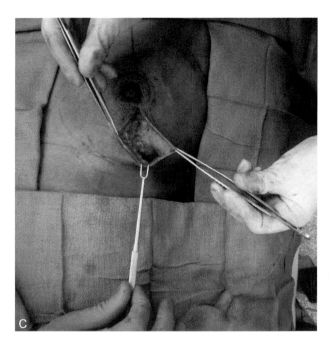

图 13-4 ● A. 检查肿瘤切除术后的腔和周围的乳腺组织；B. 通过把皮肤从乳腺表面游离和把乳腺组织从下面的肌肉游离创建乳房固有皮瓣；C. 皮瓣向前推进到缺损处并固定，消除死腔

下方肿瘤切除术的缺陷——垂直乳房成形术技巧

术前标记

- 这种方法是肿瘤切除术的缺陷位于 4 ～ 8 点的患者的一种选择。
- 对于乳房大小适合的患者，一种垂直的缩乳方式标记在乳房上（图 13-5）。另外也可以用倒 T 方式。
- 患者站立位，画好体表标记：胸骨切迹、中线和乳房中垂线。标明乳头乳晕复合体新的位置，以及任何多余的皮肤，如下：乳房向外移动，画内侧垂直线，然后向内侧移动乳房，画外侧垂直线。垂直线在乳房下皱襞上方 2 ～ 4cm 连为曲线。清真寺形标记乳头乳晕复合体。

评估肿瘤切除术的缺陷及乳头乳晕复合体

- 在手术室，打开以前肿瘤切除术的腔，然后排出积液。由于积液区可以对放疗有指示作用，所以积液排出后在肿瘤切除术缺损的边界上放置几个夹子是个好方法。
- 确定灌注和对乳头乳晕复合体的支撑，并确

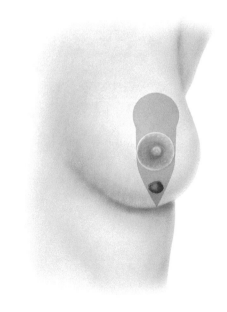

图 13-5 ● **一种垂直的缩乳方式**

定肿瘤切除术的腔没有延伸到乳头乳晕复合体下方。如果是这样，就需要用乳腺组织来支撑。如果做不到，可能需要游离乳头移植。切除乳头乳晕复合体作为一个全厚皮肤移植，去掉脂肪，放到乳房上合适的血供丰富的位置上，固定好并用软垫敷料等包扎。

转变为垂直缩乳

- 按照需要切除额外的（即超出肿瘤切除术）乳腺组织，让最终的外形可以接受。把乳腺从胸肌表面游离通常限定在乳房下方。切除切口内外侧的组织以修整乳房。乳房实质在中央靠拢（把内外侧乳房剩余组织靠拢—内侧和外侧的支柱）。

- 缝合皮肤：过量的皮肤在皮内缝合。如果需要去掉更多的皮肤，可以沿着乳房下皱襞做小的水平切口。

- 这种方法会造成容积缺失，所以以后将需要行对侧乳房缩小术，大概在放疗结束后 3 ~ 6 个月。

容量替代的带蒂皮瓣

- 当乳房缺损大，不能通过组织移位来修复时，组织替代技术可能是必需的。推荐用带蒂皮瓣。游离组织移植在这种情况下并不首先推荐，如果患者局部复发或有新发肿瘤，需要行乳房切除术，它消除了将来用皮瓣的可能，只有在带蒂皮瓣修补不可行或失败时才考虑用游离皮瓣。

- 皮瓣可以从腋窝或者背部（胸背、肋间）游离，或者从上腹部（腹壁上）游离。最常见的两种带蒂皮瓣见下面的内容（图 13-6）。

- 胸背动脉穿支皮瓣，基于胸背血管下降或水平分支的穿支。这对上部的缺损最合适。

- 肋间动脉外侧支穿支皮瓣，它基于起自肋沟的穿支。对于外侧和下方乳房缺损，这是一种除了胸背动脉穿支皮瓣之外的很好的选择。

- 内侧的缺损可以通过肋间前动脉穿支皮瓣修复，它的血供来自起源于肌肉部分的穿支，或者上腹壁动脉穿支皮瓣，它基于上腹壁的穿支。它们在这里没有描述。

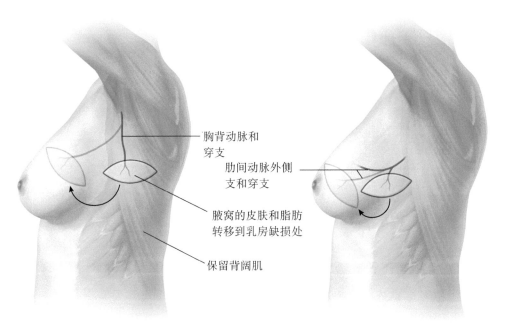

胸背动脉和穿支

肋间动脉外侧支和穿支

腋窝的皮肤和脂肪转移到乳房缺损处

保留背阔肌

图 13-6 ● 胸背动脉穿支皮瓣和肋间动脉外侧支穿支皮瓣

上外侧肿瘤切除术后的缺陷——胸背动脉穿支皮瓣或保留肌肉的背阔肌皮瓣

术前标记

- 术前，患者应该在仰卧位和直立位标记。应该识别并标记几个解剖标志。
  - 乳房的边界，包括乳房下皱襞应该标记。乳头乳晕复合体的理想位置应该用对侧乳房作为模板标记。这应该根据是否计划上提或者缩小对侧乳房来调整。
  - 识别并标记肩胛骨顶端及背阔肌的前缘。
  - 捏起乳房，确定多余皮肤的数量来决定皮瓣的大小。
- 穿支将决定皮瓣的活力，了解它们的位置将减少手术时间和并发症。穿支大概在腋后襞下方 8 ～ 10cm，背阔肌前缘后方 2cm（图 13-7）。可以在术前用多普勒超声确定并标记。
- 基于这个检查，外科医生应该预料到怎样确定皮瓣的方向。

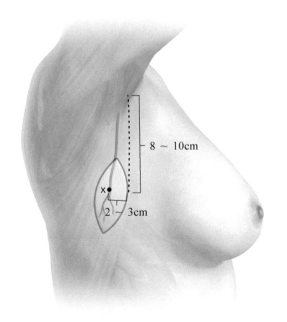

图 13-7 ● 患者侧卧位，标记切口并设计皮瓣。虚线是背阔肌的前缘。"X"是皮瓣的主要穿支，在背阔肌前缘的 2 ～ 3cm，腋后襞下方 8 ～ 10cm

- 水平——文胸线。
- 斜形——减少皮肤张力。
- 垂直——沿着背阔肌前缘。

术中评估和外侧隧道的建立

- 患者应该放在小豆袋上。开始，患者是仰卧位。双侧乳房都要消毒。
- 打开原来的腔并排空积液。这时，在肿瘤切除术缺损区放置多个小的夹子来标记边界。这对放疗科医生很重要，因为没有积液指引，可以借定位夹子来了解肿瘤切除术腔的位置。
- 应该检查乳头乳晕复合体以确认灌注和支撑。确认肿瘤切除术没有在乳头乳晕复合体下方剥离很重要。否则，需要用自体乳腺组织支撑。如果组织灌注不足，可能需要游离乳头乳晕复合体移植。
- 评估填充腔所需的总体积。
- 然后从肿瘤切除术的腔建立隧道直至背阔肌前缘。
- 识别背阔肌后，皮缘暂时用皮肤钉拉拢，伤口用大的无菌敷料覆盖（如 Ioban）。

游离皮瓣

- 患者位置调整为侧卧位。所有压力点都适当的用软垫垫起，手术区重新消毒铺巾。
- 用手提式多普勒超声仪识别穿支血管。穿支识别后，皮瓣的位置根据需要调整。
- 皮瓣的皮肤用手术刀斜形切开，这样可以获得所需的斯卡尔帕筋膜下脂肪。然后向下剥离至肌肉。
- 从中线向前剥离，直至识别穿支（图 13-8）。皮瓣应该包括背阔肌筋膜。从前面到中线的完整剥离对游离穿支是必要的。
- 这时，需要根据组织的灌注，特别是静脉引流决定行胸背动脉穿支皮瓣还是保留肌肉的背阔肌皮瓣。
  - 对于胸背动脉穿支皮瓣，只需游离好一个穿支。然后劈开肌肉，解剖胸背动脉的降支直至胸背动脉横支起始部。

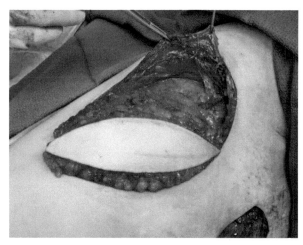

图 13-8 ● 为了识别穿支，背阔肌从前缘到中线完整地游离

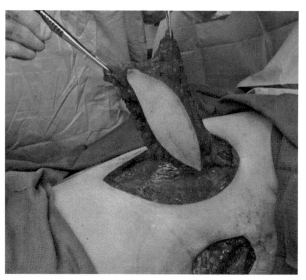

图 13-9 ● 皮瓣游离以后，放置引流管缝合皮肤。患者调整体位为仰卧位

- 对于保留肌肉的背阔肌皮瓣，需要捕获背阔肌前缘 1 ~ 3cm 的多个穿支。在横支的起点获取胸背动脉的降支。
- 游离好皮瓣后（图 13-9），放置引流管缝合皮肤。覆盖无菌敷料。

插入皮瓣

- 患者调整体位为仰卧位，双上肢固定在托手板上，这样手术台可以屈曲，可以在患者直

立位比较双侧乳房。

- 插入皮瓣来填充容量缺损。支撑乳头乳晕复合体很重要。
- 经常需要把皮肤去表皮化，但是应该保留小的皮肤岛以监测皮瓣。术后患者应该在医院观察 1 ~ 2d（图 13-10）。

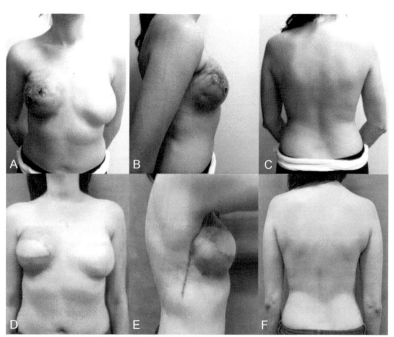

图 13-10 ● 外上象限肿瘤切除术后外观不佳（A ~ C），采用胸背动脉穿支皮瓣修复（D ~ F）

外侧肿瘤切除术后的缺陷——肋间后动脉外侧穿支皮瓣

术前标记

- 乳房的边界，包括乳房下皱襞应该标记。应该用对侧乳房作模板描绘乳头乳晕复合体的理想位置。这需要根据是否计划行对侧乳房上提或缩小术而调整。
- 在将来缺损区的水平，识别并标记腋窝线后方至少 5cm（这个标记在肋间后动脉外侧穿支皮瓣后方，这样可以确定皮瓣中包括穿支）。
- 用手提式多普勒超声标记穿支。

术中评估

- 患者仰卧位，手术台放置小豆袋。双侧乳房消毒铺巾。
- 打开以前肿瘤切除术的腔，排空积液。放置多个夹子来标记肿瘤切除术缺损区的边界。这对于放疗科医生非常重要，若没有积液的指引，可以借定位夹子来明确肿瘤切除术的腔的位置。
- 评估用于填充腔的组织的总体积。
- 需要检查乳头乳晕复合体以确定灌注和支撑。确定肿块切除术没有剥离至乳头乳晕复合体下方很重要。否则，需要用自体乳腺组织支撑。
- 然后暂时用皮肤钉缝合皮肤，用大的无菌敷料覆盖（如 Ioban）。

定位穿支

- 患者调整为卧位。所有有压力的地方应该垫上软垫，患者重新消毒铺巾。
- 用手提式多普勒定位穿支。可能需要根据穿支的位置调整皮瓣的位置。

切开皮肤

- 在腋襞后方大概 5cm，在缺损区水平创建椭圆形切口。
- 斜形切开以获得所需的斯卡尔帕筋膜下脂肪，然后向深方解剖，显露背阔肌。

识别穿支

- 从中线开始向前方开始剥离，直至找到穿支。较小的外侧皮支的向后分支可以在背阔肌前缘识别，并并可以据此追溯到较大的向前的分支（图 13-11）。
- 牵拉背阔肌，获得 3 ~ 5cm 的蒂。这足以到达乳房上方或者外侧的缺损。皮瓣也应该包括背阔肌筋膜。
- 放置 JP 引流管，缝合切口，覆盖敷料。

向前旋转皮瓣并置入

- 患者调整为仰卧位，双上肢固定在托手板上，这样手术台可以弯曲，可以让患者在坐位比较双侧乳房。然后患者重新消毒铺巾。
- 现在把皮瓣置入以填充容量缺损（图 13-12）。按照需要支撑乳头乳晕复合体很重要。
- 大部分皮肤可能需要去表皮化，但是保留少量皮肤岛来监测皮瓣很重要（图 13-13）。患者术后应该监测 1 ~ 2d。

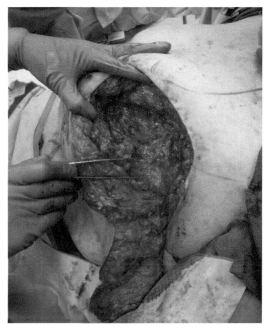

图 13-11 ● 较小的外侧皮支的向后分支可以在背阔肌前缘识别，可以据此追溯到较大的向前的分支

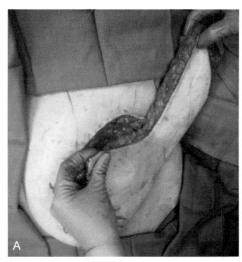
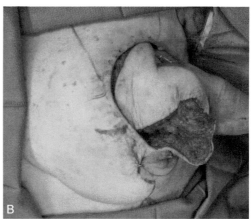

图 13-12 ● 现在置入肋间后动脉外侧穿支皮瓣以填充容量缺损（A、B）

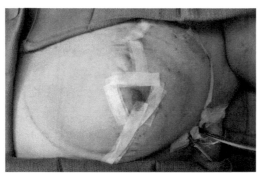

图 13-13 ● 置入皮瓣后，皮肤除了一小块皮岛外都去表皮化，然后缝合皮肤

中央区包括乳头乳晕复合体的肿瘤切除术

术前标记
- 患者直立位，标记乳头乳晕复合体的新的位置及多余的皮肤。
- 标记下蒂缩乳术（图 13-14）。

评估肿瘤切除术的缺损及乳头乳晕复合体
- 在手术室，打开以前肿瘤切除术的腔，排空积液。由于不再有积液来指引放疗，应该放置几个小夹子来标记肿瘤切除术后缺损的边界。

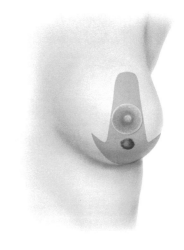

图 13-14 ● 下蒂缩乳术

用下蒂转换缩乳
- 设计下蒂行缩乳术（图 13-15）。
- 通过在蒂上留置皮片来创建一个新的乳晕，当蒂向上推进时，它将覆盖原来乳头乳晕复合体的位置。

- 创建下蒂并向上推进。血液供应来自胸肩峰动脉穿支。蒂设计的长宽比为 3：1，最大长度为 30cm。
- 皮片在原来乳头乳晕复合体的位置取出。
- 切除多余的皮肤和组织，缝合剩下的皮肤（图 13-16）。

建立新的乳头乳晕复合体

- 放疗结束后 3 ~ 6 个月，作为标准的全乳房重建，患者回到手术室行乳头重建（第 20 章）。她们也需要在这时行对侧的对称性手术（图 13-17）。

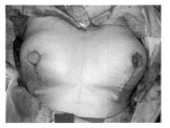

图 13-16 ● 通过留置皮片的蒂来创建新的乳晕，并通过新的乳头乳晕复合体的位置取出

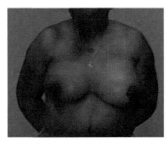

图 13-17 ● 患者接受乳头乳晕重建手术和对侧缩乳术后

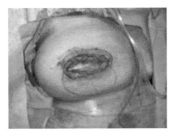

图 13-15 ● 肿瘤切除术后，乳头乳晕复合体已经切除，设计下蒂缩乳术

手术技巧

经验与教训

肿瘤切除术后 6 ~ 8 周开始放疗	■ 在肿瘤切除术前评估患者。 ■ 同时设计计划表。 ■ 同肿瘤外科医生讨论切口位置。
为了放疗后挛缩调整	■ 可能会有上提 - 不要犯错把乳头位置放置过高。
没有足够的时间让下方的折角消除	■ 按照需要切除。
如果可能行延期的对侧缩乳术	■ 让健康的乳腺组织免于放疗。
肿瘤切除术后水肿影响静脉回流，特别是在乳头乳晕复合体	■ 肿瘤切除术后良好的支撑。 ■ 如果需要行游离乳头乳晕复合体移植。
肿瘤切除术是否允许乳头乳晕复合体蒂？	■ 按照需要行游离乳头乳晕复合体移植。
不确定容积？	■ 在第一次手术时评估肿瘤切除术。

术后护理

- 至少在医院监测皮瓣 1 ~ 2d。
- 外科支持文胸。
- 任何伤口裂开或者破裂要及时处理，以避免延迟放疗。
- 考虑引流管的位置，减少术后水肿（限期内

让患者开始放疗）。

并发症

- 脂肪坏死。
- 伤口愈合并发症。
- 可能的延迟放疗。

第二部分

乳腺整形外科

Amy S.Colwell

定义

- 乳房切除术是乳腺癌治疗，以及高风险患者降低风险的主要治疗手段。乳房重建的目的是为了重塑乳房外形，恢复正常的感观。

解剖基础

- 乳腺组织向上延伸至锁骨，向下至乳房下皱襞（the inframammary fold，IMF），内侧至胸骨，外侧至胸大肌（图 14-1）。保留皮肤或者保留乳头的乳房切除术，切除腺体组织的同时保留了皮肤，使得直接置入法乳房重建成为可能。在置入植入物乳房重建中，需要在胸大肌后方建立一个间隙，前锯肌有助于重建的乳房外缘的定位（图 14-2）。

发展历程

- 乳房切除术为乳腺癌患者提供了治愈的可能，同时也为乳腺癌高风险患者提供了预防治疗的手段。即刻乳房重建改善了与健康相关的生活质量，提高了接受乳房切除术患者的满意度。

病史和体征

- 在即刻直接置入法乳房重建中，患者的选择是成功与否至关重要的一个因素。采集病史时应核查是否存在已知会增加并发症的病史，包括吸烟史、糖尿病、体重指数（BMI）和乳腺放射史。体格检查时需评估皮肤质量、尺寸、手术后瘢痕、对称性、IMF 位置及行

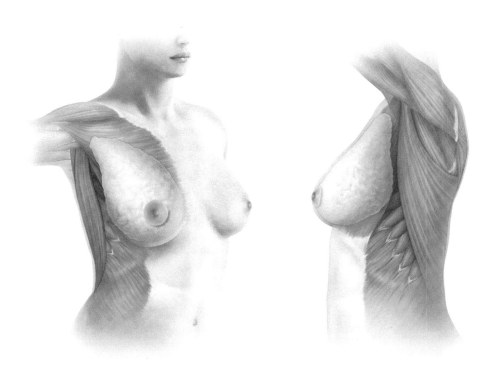

图 14-1 ● 乳房的解剖学边界分别为锁骨、胸骨、乳房下皱襞和背阔肌

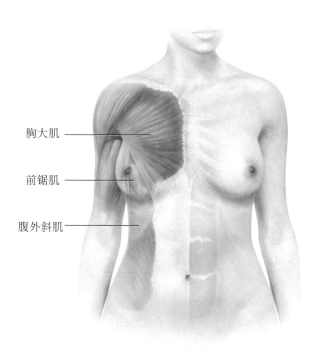

胸大肌 ————

前锯肌 ————

腹外斜肌 ————

图 14-2 ● 在胸大肌后间隙创建一个有利于移植物置入的平面。胸大肌因此覆盖于移植物的前面和中间部分。前锯肌有时被抬起覆盖边缘或者起支撑作用

保留乳头乳房切除术后乳头的位置。

其他外科治疗选择

- 二期扩张器置入重建。
- 利用自身组织的自体移植重建（横向腹直肌皮瓣；腹壁下深动脉穿支皮瓣；腹壁下浅动脉皮瓣；臀上动脉穿支皮瓣；臀下动脉穿支皮瓣；横向上股薄肌瓣；以及背阔肌）。
- 脂肪移植。
- 不重建或者延迟重建。

非手术治疗

- 乳房重建是一种选择，而行乳房切除术的患者不一定都行选择性重建术。如果不行乳房重建术，则将乳腺皮肤闭合，胸部在外形上保持平坦。如果有需求，可以在穿衣服时戴一个外在的乳房假体以呈现一个乳房的外形。

手术治疗

- 根据乳房重建的目标对重建进行设计，增大、缩小或者维持现在乳房的大小。通常情况下，如果一个患者想要乳房的尺寸显著增大，行二期手术更安全，先利用组织扩张器，然后二期手术换成置入物（第 15 章）。对于一期置入物重建，置入物直接置于胸大肌后间隙使其前面由肌肉组织覆盖，从而避免置入物周围的挛缩。置入物位于皮下，能更自然的保持水滴状。置入物通常由非细胞的真皮基质（acellular dermal matrix，ADM）或网状结构支撑。现在最常用的 ADM 是人造真皮（人真皮，生命细胞，布兰斯堡，新泽西州），但是还有一部分 ADM 或网状材料来源于人皮、猪皮、牛心包、胎牛皮、丝、钛合金，以及可吸收聚羟基乳酸网。

术前准备

- 即刻置入物重建，将假体（置入物）置入乳房切除术后部分无血管的皮肤间隙内。因此，无菌原则在术前准备及操作过程中具有重要意义。术前嘱患者坐直并进行标记。重要的标记包括 IMF 位置，它与对侧乳房 IMF 的关系，以及乳房的外侧缘。先行乳房切除术然后再行重建。

体位

- 患者取仰卧位，双臂固定于侧方托手板，与身体呈 80°～85°（图 14-3）。该体位有利于乳房切除术中行腋窝淋巴结活检术。双侧乳房均行术前准备，并显露于术野中。

手术操作

- 乳房切除术和重建术可以选取多种切口。如果选择了保留乳头的术式，则最安全的选择是利用放射状侧切口，从乳晕延伸到腋窝，而非乳头周围的全厚切口。为了达到最大的美容效果，则应选取乳房下方下侧切口或标准的 IMF 切口。对于保留皮肤的乳房切除术，切口应选在乳晕周围，必要时延伸至侧方。

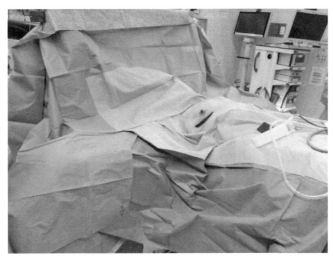

图 14-3 ● **患者取仰卧位，双臂固定于托手板，与身体呈 80°～ 85°。双臂需固定牢固，因为麻醉中操作台会升起使患者呈坐位以核查置入物在乳房袖袋中置入的位置**

对于较大的乳房，应选择在垂直或水平方向切除多余皮肤的切口。因其皮肤坏死和并发症发生率较高，避免选择倒 T、Wise、皮肤锚定切口。部分松解胸大肌后方，为置入物创建间隙以呈现更自然的乳房外形。直接置入乳房重建的挑战在于置入物与代替的乳房在基底直径上能完美匹配，同时对乳房皮肤又不会造成过大的压力。如果这一要求在一期难以满足，则需置入组织扩张器作为过渡，二期再行乳房重建术。

部分胸大肌覆盖和非细胞真皮基质直接置入乳房重建

■ 乳房切除术后，用洗必泰刷重新对皮肤进行消毒，在原无菌巾上重新覆盖新的无菌巾。使患者肌肉松弛，有利于解剖，并在胸大肌后创建袖袋间隙。观察皮肤颜色及皮瓣的厚度从而决定患者是否适宜行直接置入重建术。如果粉色或蓝色变色笔标记的皮肤出现缺血改变，或者皮瓣特别薄，真皮层直接暴露于表皮下，那么一期皮肤难以支撑附加压力，以及整个置入物的重量。如果皮肤颜色良好，皮瓣有均一的皮下脂肪层，那么患者适宜行直接置入重建。

游离胸大肌

■ 利用乳房切除术原切口，在胸大肌后方从外侧向中间游离胸大肌直达胸骨。然后将胸大肌和腹外斜肌腱膜、腹直肌鞘分离。利用电

刀在胸壁约 4 点和 8 点的位置继续游离胸大肌的中部（图 14-4）。中部游离不充分会导致置入物外侧位置不正。其余附着于胸骨上的胸大肌则保留。必要时可进一步游离 3 点或 9

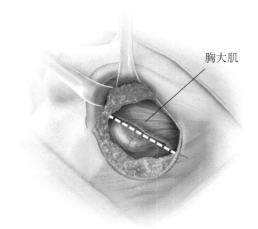

胸大肌

图 14-4 ● **从下面插入点向 4 点或 8 点位置游离胸大肌使得置入物可以均匀置入**

点位置的胸大肌以利于中间定位，但是这样也会导致更多的胸大肌回缩，使得覆盖于置入物表面的胸大肌变少。胸大肌是置入物袖袋的上缘和内侧缘。

创建袖袋

■ 胸大肌组成了袖袋的上缘和内侧缘，ADM则构成了袖袋的下缘和外侧缘。根据说明书冲洗 ADM 并将其再水化。第一针将 ADM 缝于游离胸大肌的内侧缘（图 14-5）。如果 IMF 是完整的，利用单纯间断缝合将 ADM 缝于 IMF 上。如果 IMF 不完整，利用不可吸收缝线（0 号）将 ADM 缝于 IMF 位置对应的胸壁上。应注意保持 ADM 中间宽松足以装下一个置入物。在侧方，将 ADM 缝于术前标记的外侧缘胸壁上，如果 ADM 的水平长度不够，则将 ADM 缝于凸起的前锯肌边缘。一旦袖袋创建好，用尺子测量基底的直径，然后选择置入物的大小。将一个尺寸筛选器置入胸大肌后、ADM 袖袋后，从胸大肌到 ADM 置入一到两根缝线使得筛选器固定于袖袋中。将皮肤钉合后，让患者在操作台上坐直。利用不同分选器的体积观察乳房重建的效果，从而决定置入假体后是否安全，置入物体积的大小并且评估袖袋的大小。

■ 利用三联抗生素溶液（头孢唑林、庆大霉素和杆菌肽）充分灌洗袖袋。外科医生更换手套，将置入物插入新建的胸大肌 -ADM 袖袋中。利用 8 根或 2-0 薇荞可吸收缝线关闭袖袋（图 14-6A、B）。放置两根引流管，一根沿着 IMF 置于 ADM 袖袋内，另一根置于袖袋外的腋窝处。修整皮肤边缘，关闭两层。利用外科胶关闭切口（多抹棒），半透性敷料（透气胶膜）覆盖伤口。引流管周围可用氯己定浸泡过的海绵（氯己定）覆盖。在侧方和下方可利用微泡沫胶带帮助支撑置入物的位置。

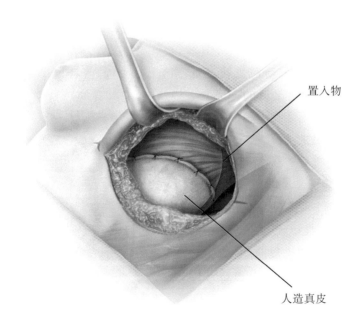

置入物

人造真皮

图 14-5 ● 将 ADM 或者支架缝于 IMF 或下胸壁和侧胸壁，创建置入物袖袋的下部和外侧部。将置入物置于袖袋内，然后用可吸收缝线关闭胸大肌 -ADM 袖袋

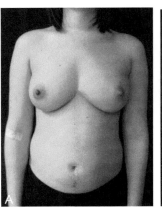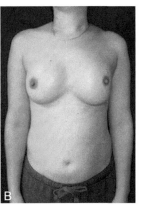

图 14-6 ● 34 岁女性，乳癌患者，行双侧保留乳头的乳房切除术，通过下方 IMF 切口行一期直接置入重建。A. 术前照片；B. 术后照片

全部肌肉覆盖直接置入乳房重建

■ 全部肌肉覆盖直接置入乳房重建不常应用，因为可达到的体积有限，以及置入物的形状和位置不满意。对于乳房体积小的患者，通过从外侧向内侧胸骨起点提起胸大肌可以实现。通过解剖腹直肌鞘的中央部分使胸大肌下部部分游离，有助于避免上部位置不正。前锯肌瓣在侧方凸起构成了置入物袖袋的外侧缘。将置入物置入后，用可吸收缝线关闭胸大肌 - 前锯肌袖袋。

经验与教训

置入物侧方位置不正	■ 检查侧方缝线的位置，明确外侧缘是否应向内侧移动从而移动置入物的位置。如果位置合适，检查置入物的基底直径以确保恰好置入袖袋内。确保胸大肌充分游离至胸骨的内侧起点，至胸壁 4 点或 8 点位置。
IMF 位置的不对称	■ 术前标记确定双侧乳房 IMF 位置是否相似。如果不对称，术中应调整 IMF 位置使得一侧与另一侧对称。对于双侧重建应检查下部缝线的位置以确保缝线在胸壁或 IMF 相似的位置上。
保留乳头的乳房切除术中乳头的偏侧性	■ 对较大的乳房，置入物向内侧的置入可能导致乳头的偏侧性。术前谈话中应同患者讨论其预期，决定为了达到更好的效果是否行保留皮肤的乳房切除术作为替代。放射状下切口能更好的保持乳头位置，但是皮肤张力会更大，不宜行一期重建。
置入物选择	■ 对于保留皮肤的乳房切除术，适度偏大的置入物在大多数患者中能恰好匹配乳房基底的直径。对保留乳头的乳房切除术，为了向中间聚拢乳头，大小适中的置入物更为常用。
学习曲线	■ 外科医生应用这一技术需要一个学习曲线，首先是评估乳房皮瓣灌注的能力。如果超过了皮瓣灌注的限制，皮肤就会坏死。利用这一技术的经验、乳腺外科医生的经验，以及评估皮肤灌注的新仪器应用都会降低这一技术并发症的发生率。
脂肪移植	■ 脂肪移植越来越多地应用于置入物的乳房重建，用于填充置入物周围的间隙。在即刻置入物乳房重建中不推荐应用，二期应用更为安全。

术后管理

- 患者在医院停留一晚或两晚。出院前配戴一副宽松的外科文胸。注意避免文胸过紧，或者加压包扎影响乳房切除术后皮瓣的血流。患者每周复查直到拔除引流管。拔除引流管的标准是每天引流量＜ 30ml。如果出现皮肤坏死，应积极治疗，彻底清创并关闭创口。对于光滑的圆形置入物，术后 4 周开始温柔地均匀按摩置入物有助于防止假体挛缩。

结局

- 乳房切除术后即刻乳房重建的患者与不选择重建的患者相比，具有更好的社会心理状态及患者满意度。

并发症

- 直接置入法重建术后总并发症发生率为 3% ~ 15%。置入物取出率为 1% ~ 4%。最常见的并发症是皮肤坏死。其他并发症包括感染、皮下积液、血肿、乳头坏死、置入物位置不正及深静脉血栓。最常见的晚期并发症是包膜挛缩。

第 **15** 章 双期置入乳房重建

Eric G.Halvorson

定义

- 乳房切除术后即刻或延迟行双期置入乳房重建。
- 双期置入乳房重建的优点（较自体重建）包括手术时间短、没有供体区、住院时间短、康复时间短、患者对最终乳房体积的控制，以及对结果更加满意。
- 双期置入重建的不足，包括术后扩张的多次随访，与扩张过程相关的不适，二次手术（尽管是门诊手术），以及置入物的永久性风险（包膜挛缩、破裂、皱缩、感染、移位、暴露）。

病史和体征

- 前期咨询与关注癌症的多学科门诊访问分开是有益的。在这些多学科门诊咨询后患者呈现给整形科医师的状态往往是信息过载，以及对所有的选择和重建相关的信息感到不堪重负。确定患者重建的目标,以及对乳房体积、形状的偏好，是否愿意承担手术风险，是否愿意接受供区并发症的发生、手术时间、住院时间、恢复过程、术后随访流程、二次手术和长期并发症。
- 一个熟悉重建选择的门诊护士与患者会面，向患者展示图片，在医生与患者交流前这一举措效果显著。
- 对乳房进行体格检查，评估肿物情况，以及是否累及皮肤，或者是否存在"橘皮征"。记录整个乳房大小及下垂程度。有明显下垂的患者通常要求皮肤切除。如果行倒"T"切口，那么乳房切除术皮瓣坏死的风险会很显著。另一种选择是行常规的水平椭圆、垂直椭圆或两阶段选择性切除，第一阶段行垂直切口，3～6个月后在乳房下皱襞（the inframammary fold，IMF）处水平切除。
- 以厘米为单位测量乳房宽度、高度和前凸度。利用这些参数选择组织扩张器（如下文所述）。

手术操作

- 两阶段置入物重建的理想候选人是行双侧乳房切除术后还没有、并且不打算行放射治疗的消瘦非吸烟患者。吸烟者容易发生乳房切除术后皮瓣坏死和感染。放射治疗增加了感染、置入物暴露和包膜挛缩的风险。前期受过照射的皮肤不会很好的扩张。
- 尽管肥胖增加了任何重建类型并发症发生的风险，但是肥胖的患者自体重建后的美容效果比置入物重建后效果好，因为单侧乳房切除术后很难匹配对侧乳房，或者双侧乳房切除术后很难提供足够的体积（下垂度）。
- 乳房非常大的患者要求在乳房切除术时去除皮肤，这一操作有乳房切除术皮瓣坏死的风险，以及需要二次手术解决残留多余皮肤的可能。这些患者通常有足够的供体区以满足自体移植重建，因此自体移植重建是一个更好的选择。乳房小的患者如果想让乳房变得更大，通过扩张可以达到这一目标。乳房有轻度下垂的患者如果想让乳房变的稍小，是单期置入物重建的候选人。

术前准备和置入物选择

- 与乳腺外科大夫良好的沟通是很重要的，以确保肿瘤治疗目标的维持与适时重建。进展期疾病患者，要求术后立即辅助治疗，有不稳定的社会环境和（或）对重建的目标不确定，适宜行延迟重建。

■ 在乳房切除术前，患者必须站立位时进行标记。标记双侧的 IMF，在胸骨切迹和剑突之间画中线。标记乳房的整体轮廓。虽然围绕乳头乳晕区的横向椭圆切口是乳房切除术的常用切口，但是笔者更偏好与胸大肌纤维平行的斜椭圆形切口（图 15-1）。这使得内侧瘢痕在外表不太明显，更好地覆盖切口下肌肉，有利于更换过程中的逐步递进法操作（如下文所述）。

■ 根据患者乳房的宽度在术前选择组织扩张器。有很多种组织扩张器可供选择，但是大多数是有质感解剖型的，产生下极投影。一些扩张器的高度大于宽度，一些是宽度大于高度，一些是半圆形或半月形，重点在于下极扩张。当在厚皮瓣（如肥胖患者的背阔肌皮瓣）下放置扩张器时，尽管远程端口是有用的，但是大多数具有磁铁固定的集成金属端口。在这些患者中，找到磁铁端口很困难，需要长针辅助，这样扩张器就有破裂的风险。

■ 在术中，用尺子测量手术创建的置入物袖袋的宽度，这个袖袋最终决定扩张器的使用。或者可以创建一个足够宽的袖袋以容纳所需的扩展器。笔者的偏好是基于患者的自然解

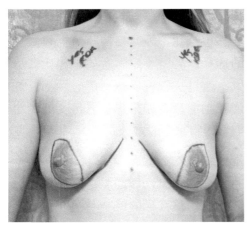

图 15-1 ● **本章中的大部分图片都来自于该患。其为 20 岁青年女性，具有遗传倾向（BRCA 基因），行双侧预防性乳房切除术和双期置入体重建。图示为乳房切除术前标记，显示了笔者所偏好的斜椭圆形切口**

剖测量手术创建袖袋的大小，然后选择一个在宽度上小于 1cm 的扩张器。

■ 在交换操作之前，再次在站立位时对患者进行标记。标记中线，记录置入物位置的不对称。标记最终置入物的理想轮廓。

■ 尽管宽度需要考虑在内，但是主要基于体积来选择最终的置入体。此章节不对置入体类型做充分讨论。尽管有质感的解剖型硅胶假体可能更普遍，这是在如果它们可能获得美国食品药品管理局（Food and Drug Administration，FDA）批准的情况下，但是大多数外科医生使用平滑、圆形、高投影的置入体用于重建。

■ 胸廓很宽的患者需要一个给定体积的基底直径较大（尽管突出度较小）的轮廓适宜的置入物。此章也不讨论盐水和硅胶假体的比较，但是可以说这个问题是有争议的。笔者的偏好是向患者提供两种类型的假体，并注明每种假体的下列优缺点。

■ 盐水

　　■ 优点：假体破裂会被即刻发现；破裂假体的移除简单迅速。

　　■ 缺点：如果假体破裂可能需要再次扩张，并且不能被迅速置换；尽管良好的软组织覆盖使硬度的差异消失了，但是盐水假体比硅胶假体更坚硬；如果没有填充时更易起皱。

■ 硅胶

　　■ 优点：更软，手感更自然。

　　■ 缺点：在包膜外破裂并且硅胶肉芽肿形成之前，通常临床上不能察觉破裂，破裂假体的移除很困难，通常需要切除一些正常组织，因此会有损后续的重建。用磁共振监测假体破裂也未被证实，而且有明确假阳性及行非必要手术的风险。

体位

■ 全身麻醉下患者取仰卧位，手臂周围敷料保护，与身体呈 80° 绑缚固定。乳房切除术后，给患者摆体位，使得胸骨与地板平行。

组织扩张器放置

第 1 步——伤口评估

- 乳房切除术后，冲洗伤口并充分止血。通过检测乳房切除术皮瓣厚度、颜色及毛细血管充盈，从而评估皮瓣。暴露在内部的皮肤区域也应仔细在外部进行评估。外部皮肤发灰无毛细血管充盈的区域应考虑切除。激光辅助吲哚菁绿荧光检查已用于乳房切除术皮瓣灌注评估，但是应用指南及阐释还没有严格建立。

- 行乳房切除术的外科医生对肿胀液的应用使得对皮瓣的评估变得困难，一些研究显示，这与乳房切除术皮瓣坏死的发生率高相关。

- 当强烈怀疑乳房切除术皮瓣坏死，或者如果对有问题组织的切除会导致切口张力闭合或切口开放时，强烈建议中止重建。

- 如果有必要，间断缝合重建 IMF；但是扩张器的下缘位置将最终决定 IMF，如果有需要在交换过程中可以进一步修正。一些外科医生试图在初始操作中建议应用自然的 IMF（可能使得交换过程更简单），但是其他外科医生故意将扩张器置于 IMF 下方，以增加下极的扩张和突出度（那么就需要在交换过程中用缝线重建 IMF）。笔者的偏好是，当行单期置入物重建时，或者置入有显著初始填充体积的扩张器时，或者当 IMF 已经很低时，保留自然 IMF。当行延迟双期置入物重建时，或者置入初始填充体积很小的扩张器时，或者将置入物置于 IMF 以下时，笔者更倾向于扩张下极，允许外科医生在交换过程中创建很小的下垂（正如下文所述）。

第 2 步——创建置入物袖袋

- 组织扩张器不能仅被乳房切除术皮瓣覆盖，这样太薄并且覆盖的组织不够柔软。理想情况下，外科医生应该提供完整的胸大肌和前锯肌，以及其筋膜覆盖（图 15-2），或者应用除胸大肌外的非细胞的皮肤移植物（艾达）或

其他产品。

- 外科医生用示指和拇指捏住胸大肌外侧缘并从胸廓拉开，显露出胸大肌和胸小肌之间的疏松间隙。用电刀在这个平面开始解剖，但是一旦进入胸大肌后间隙，在应用利于直视的牵开器前可通过钝性解剖创建置入体袖袋的上界和内侧界。带照明的牵开器在完成内侧解剖时很有帮助，因为结扎或电凝内乳血管的肋间穿支必须非常小心（图 15-3）。

- 在外部，内侧界由术前对患者自然乳房轮廓的标记线来定义。在内部，通常松解胸大肌的内下起始处及内侧。值得注意的是不要过度松解此处，因为这样会导致双侧乳房的汇聚而且很难纠正。

- 在胸大肌后平面游离后，检测胸大肌下面的插入情况（图 15-4）。如果患者肌肉到达了 IMF，那么可以创建肌肉下袖袋下至 IMF，表面覆盖的柔软充足的软组织将对扩张有良好的反应（图 15-5）。然而更为常见的是胸大肌插入在 IMF 上方。在这种情况下，为了在下方提供自体置入物披盖，必须继续解剖胸大肌插入处，以及腹直肌前鞘下直到刚好在 IMF 下面。从胸大肌平面下过渡到腹直肌前鞘下在技术上有时有些困难，并且可能导

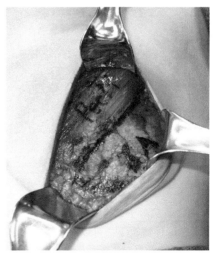

图 15-2 ● 乳房切除术后，可见用于覆盖扩张器的胸大肌和前锯肌。如果乳房切除术损伤了这些肌肉，则考虑在这些地方使用艾达

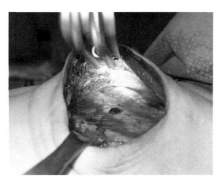

图 15-3 ● 在扩张器置入和置入体交换过程中一个带照明灯的拉钩都很有帮助。在此，展示了在上内侧创建胸大肌下袖袋过程中的带照明的拉钩，此时小心解剖使得肋间穿支可以显示并在必要时小心结扎

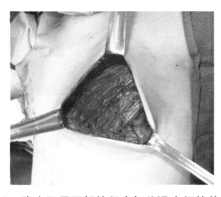

图 15-4 ● 胸大肌最尾部的程度与 IMF 之间的关系决定了是否需要腹直肌前鞘以提供完整的扩张器胸肌筋膜下覆盖。如果胸大肌起源于或者低于 IMF，正如图所示，那么就没有必要掀起腹直肌前鞘

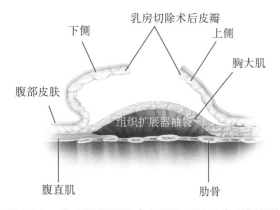

图 15-5 ● 胸大肌起源于或者低于 IMF 时患者解剖的结构示意图。在这种情况下，可以在 IMF 下创建肌肉下袖袋使得覆盖柔软并且对扩张反应良好

致在覆盖上有一些空隙，这些空隙在袖袋完全建立好后可以被关闭。在这部分操作时带照明灯的牵开器很有必要。腹直肌前鞘很硬，不能很好地扩张，除非在 IMF 下方的腹直肌前鞘上行横行跨越前鞘的切口，进入皮下平面（图 15-6 和图 15-7）。如果腹直肌前鞘在 IMF 上方被松解，将很明显地进入置入物袖袋。目的是在胸大肌和 IMF 中间提供无空隙的完整柔软的肌肉筋膜下覆盖。或者将胸大肌从胸壁松解，将一块艾达（或其他产品）缝合到下方的 IMF，以及上方的肌肉切缘。

- 合并或者不合并腹直肌前鞘的胸大肌下袖袋创建完成后，必须提供下外侧覆盖。如果筋膜强健则通过掀起前锯肌筋膜，如果筋膜较薄，或者乳房切除术时受损，则掀起部分肌皮瓣创建自体覆盖。在前锯肌内行胸大肌下外侧缘水平并与其平行的切口，将筋膜或者肌肉筋膜皮瓣掀起至腋前线（图 15-8）。另外，当袖袋的宽度已经达到（通常比组织扩张器宽 1cm）基于预期组织扩张器宽度决定的置入体袖袋的宽度，则停止对外侧缘的解剖。此时，下缘和外侧缘的解剖已经完成，但是前锯肌下缘及腹外斜肌上外侧仍然与胸壁附着。通过向下侧和外侧牵开，可以暴露此平面，并将肌肉掀离胸壁从而打开下外侧的袖袋（图 15-9）。

- 如果应用艾达，胸大肌则向下掀起自下外侧，向内侧延伸，然后向上沿着大约第三或第四肋骨走行（图 15-10）。艾达提供下侧置入物覆盖，并且没有必要掀起前锯肌。在这种情况下，在内侧标记 IMF 和腋前线，并且沿着 IMF 向腋前线移行的弧形线缝合艾达（图 15-11）。或者，基于预期组织扩张器的宽度标记外侧乳房皱褶，并将艾达缝于此线上（图 15-12）。在单侧重建中，可以修整手术创建的 IMF 以匹配对侧自然的 IMF。如果行双侧重建，那么必须创建对称的 IMFs。

- 使用艾达的优点在于它可以避免任何掀起腹直肌鞘和前锯肌相关的并发症发生，使得起

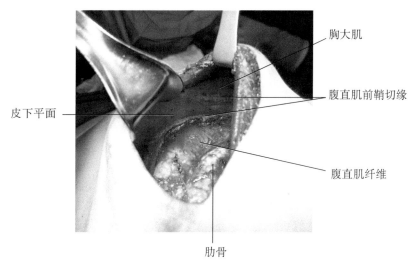

图 15-6 ● 在 IMF 水平或 IMF 以下，将腹直肌前鞘水平分开从而进入皮下平面。如果不进行此操作，下极的扩张将被坚硬的腹直肌前鞘限制

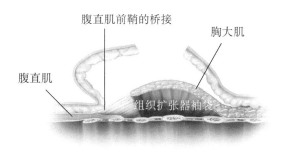

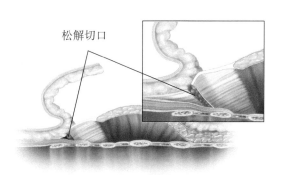

图 15-7 ● 胸大肌起点在 IMF 上方时患者解剖结构示意图。在这种情况下，胸大肌尾部边缘与 IMF 之间的空隙由掀起的腹直肌前鞘连接。在 IMF 水平或 IMF 下方，必须水平切开前鞘才能进入皮下空间；否则，袖袋下方不能被很好的扩张。或者用艾达来连接这一空隙。TE，组织扩张器

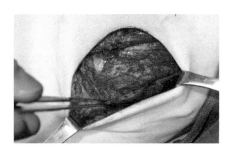

图 15-8 ● 外侧缘和下外侧缘覆盖，图中显示了掀起的部分前锯肌皮瓣。如果筋膜强健完整，则可以单独使用；但是这种情况很少。行与胸大肌下外侧缘平行的肌肉内切口，在外侧掀起皮瓣直到腋前线或足以创建所选扩张器所需袖袋的宽度

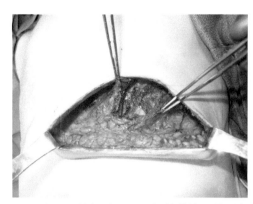

图 15-9 ● 前锯肌掀起后，置入物袖袋的下外侧仍与胸壁附着。如果将牵开器放在胸大肌和前锯肌下，暴露附着区，则游离下外侧将前锯肌和腹外斜肌从胸壁掀起，以完成置入体袖袋的解剖

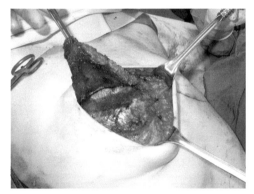

图 15-10 ● 如果应用艾达，通过分离下缘和下内侧起点从而将胸大肌从胸壁上掀起

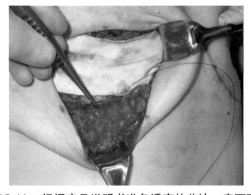

图 15-11 ● 根据产品说明书准备适宜的艾达，表面面向置入物缝合。6cm×16cm 大小通常足够使用。修剪艾达的下内侧和下外侧角以创建卷曲的下侧缘，并用 2-0 单丝可吸收线缓慢连续缝合固定于 IMF 和外侧袖袋上。从 IMF 到外侧袖袋的过渡必须是模拟对侧的柔和弧形

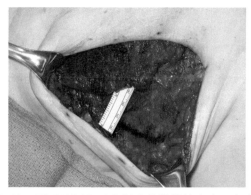

图 15-12 ● 用尺子测量手术创建的袖袋的宽度。由患者的解剖（如腋前线），或者所需扩张器的尺寸决定合适的袖袋宽度

始填充体积更大（因此术后扩张更小），允许对 IMF 的精确控制，减少手术时间并且可以保持下极饱满。缺点包括费用和积液、感染，以及在有高危因素的患者中重建失败的发生率增加。这些高危因素包括肥胖、吸烟和（或）放射。尽管一些外科医生常规应用艾达，其他人则不用，笔者的偏好是有选择性地用艾达（图 15-13）。如果乳房切除术损伤了腹直肌前鞘或前锯肌，并且不能提供足够的覆盖，假使患者没有前期照射、肥胖或吸烟的高危

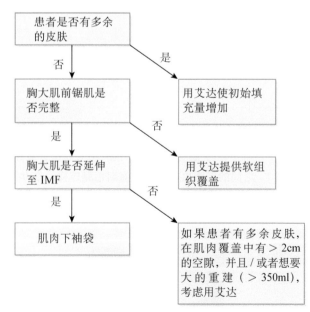

图 15-13 ● 决定适宜应用艾达的流程图。IMF，乳房下皱褶

因素，那么艾达是一种选择。对于有多余皮肤的患者，这是有利的。通过放置更大起始填充量的扩张器和艾达，外科医生可以利用这一优势（再次假设患者没有前面提到的高危因素）。当有多余皮肤并且没有高危因素的患者的胸大肌没有向下延伸至 IMF，艾达是一个不错的选择。但是，对于没有多余皮肤、要求小乳房的患者，以及只能置入很小起始填充量的扩张器的患者，肌肉筋膜下覆盖已经足够而不需要艾达。

第 3 步——组织扩张器的准备

- 组织扩张器内自身携带气体以防止内壳的萎缩。通常存在方向的标记，用标记笔在扩张器上画一条垂直线以帮助扩张器在袖袋内的定位。向端口内插入一根针（通常 23 号），排出所有空气。最常用的组织扩张器是解剖型的（创建下极扩张），因此质感很好（以防止旋转）。通常在下方存在更多的外壳，当扩张器放气后，多余的外壳向内折叠而非向上自身折叠很重要，向上自身折叠可能覆盖端口并被刺穿（图 15-14）。

- 笔者的偏好是在置入扩张器前向内注入 60～180ml 的无菌盐水，使得前壳从坚硬的后背移开。控制这个后背的位置很重要，因为它决定了扩张器的最终位置。

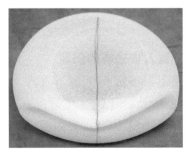

图 15-14 ● 组织扩张器以垂直线标记方向。排出所有气体后，如图所示多余的下侧置入体向内折叠，以防术后门诊置入穿刺针扩张时刺破下侧置入体。至少注入 60ml 被亚甲蓝染色的盐水。能迅速识别在伤口关闭时置入物的不慎破裂，以及在后续扩张过程中门诊工作人员确认灌注针的位置

- 将 1ml 亚甲蓝溶于 1L 注射用生理盐水中很有帮助，并将其作为扩张器的起始液体。如果在关闭时扩张器被刺破，由于染料的作用很容易发现。此外，在门诊扩张期间，蓝色染料会确认端口的位置。

第 4 步——组织扩张器的置入和关闭

- 胸大肌被拉离胸壁，将扩张器置入袖袋内，注意正确的定位。重要的是注意扩张器刚性的后背并将其尾部边缘置于 IMF，或者必要时置于 IMF 下方。一定要展开扩张器的所有边缘。如果行双侧重建，通过触摸双侧扩张器端口并确保水平位和垂直位对称，以确认扩张器置入的对称性。如果一个扩张器需要调整位置，那么抓住置入物坚硬的后背很关键，然后调整位置。如果只调整了端口或者前壳的位置，通常对后背的位置没有影响。扩张器一旦完全充满后，后背的位置决定了置入物的位置。

- 用 2-0 可吸收的编织类缝线将胸大肌下外侧缘连续缝合至前锯肌的前内侧缘，关闭袖袋。在上外侧留一个小开口，允许液体的流出。或者如果使用了艾达，用 2-0 可吸收的编织类 8 根线将胸大肌间断缝合至艾达（图 15-15）。

- 笔者的偏好是在软组织（肌肉或皮肤）允许的张力下向组织扩张器中注入无菌盐水。通常注入 180～240ml。在皮肤关闭之前行这一操作很重要，因为针穿过肌肉偶尔会引起

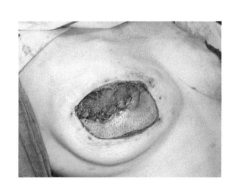

图 15-15 ● 用 2-0 可吸收缝线将胸大肌下外侧缘与前锯肌上内侧缘连续缝合覆盖假体。如果使用艾达，用 2-0 可吸收 8 根线将胸大肌与艾达间断缝合，如图所示

手术技巧

出血，可以直接被控制。否则，血肿会在皮下空间扩展而毫无察觉直到患者手术结束。对皮肤循环有明显关注的情况下，仅 0 ~ 60ml 的填充是明智的选择。

- 皮下放置两根负压引流管。一根向上，另一根向下。3-0 可吸收单丝缝线间断缝合真皮，4-0 可吸收单丝缝线连续皮内缝合关闭皮肤（图 15-16）。笔者的偏好是，单独用皮肤胶作为敷料，不需要放置外科文胸，外科文胸会对薄弱的乳房切除术皮瓣施加压力，并且会成为体格检查的障碍。

- 术后持续静脉给与抗生素至少 24h，然后过渡到口服抗生素 1 周。术后不用抗生素可引起严重的置入物感染。24h 引流液 < 30ml 可以拔除引流管，通常在术后 2 周开始扩张。每周 1 次持续扩张，患者无不适或可以忍受的情况下注入尽可能多的液体（通常

60 ~ 120ml）。一旦根据患者的偏好和外科医生的满意度完成了扩张，笔者的偏好是，再实行一次额外的过度扩张，为至少 1 个月后进行交换的过程提供一些多余的组织以创建轻微下垂（如下文描述）。

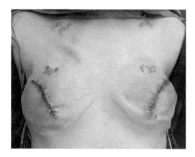

图 15-16 ● 图中所示为组织扩张器置入后患者，放置两根引流管负压引流。内部用可吸收缝线，仅用皮肤胶作为敷料。文胸可能会对薄弱的乳房切除术皮瓣产生压力，因此没有用文胸

置入物交换

第 1 步——组织扩张器的移除

- 如前所述，患者在站立位时进行标记。注意不对称性，并对最终置入物的理想轮廓进行标记。

- 在扩张过程中乳房切除术瘢痕通常扩大，并且可以切除。针对置入物袖袋通常采用阶梯法，因此任何伤口只会在一层破裂而不会暴露其他层的缝线。如果瘢痕的方向倾斜（图 15-17），上内侧皮肤掀起 2 ~ 4cm 将会暴露胸大肌，可以平行于肌纤维切除这部分皮肤（图 15-18，图 15-19）。如果使用的横向切口，那么需要掀起上外侧和下内侧皮肤，以暴露胸大肌并且行平行于肌肉纤维的切口。

- 进入置入物袖袋，将囊与扩张器钝性分离，然后移除扩张器。如果扩张器太大，可以用针或手术刀刺破以帮助移除。如果对最终扩张器体积有疑问，此时可以测量。

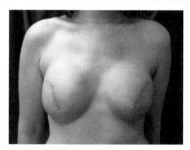

图 15-17 ● 图中所示为交换操作之前的患者，门诊最后一次扩张后 1 个月。她要求 550ml 的假体，目前已经扩张到 600ml

第 2 步——置入物袖袋的创建

- 理想情况下，移除扩张器，置入永久假体后再无其他干预；但是这种情况几乎不存在。通常需要行胸壁上侧及上内侧包膜切开术以软化从胸壁到假体的过渡区（图 15-20）。袖袋可能需要向内侧、外侧、上侧或下侧移动。这些都可以通过包膜切开术来实现。如果最终假体的宽度与扩张器宽度大致相同，那么有必要使用 0 号可吸收 8 根线间断缝合袖袋对侧的被膜。如果假体比扩张器宽，则不必

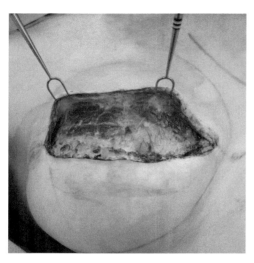

图 15-18 ● 如果乳房切除术采用斜切口，那么掀起上内侧皮瓣暴露变厚的胸大肌以完成交换操作就会变得容易。在袖袋内可行"阶梯法"。在同一平面的伤口愈合问题不会暴露其他平面的缝线

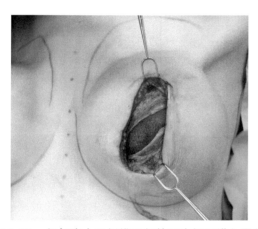

图 15-19 ● 行与胸大肌纤维平行的肌肉切口进入置入体袖袋。也用电刀切开胸壁包膜，并且将扩张器与包膜钝性分离

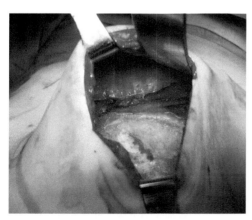

图 15-20 ● 利用带照明灯的拉钩在胸壁上行上内侧和上侧包膜切开术。这样会软化胸壁向置入体的过渡，并且使置入体在袖袋内的活动度增加

要行上述操作，因为包膜切开术会增大袖袋直径。

■ 如果扩张器置于 IMF 以下，或者需要提高 IMF，可以用 0 号可吸收 8 根缝线间断缝合完成这一要求。患者坐直（图 15-21）并将乳房切除术下侧皮瓣从胸壁上抬起，通常可看见旧的 IMF 并进行标记（图 15-22），或可以标记预期的 IMF。针穿过胸壁包膜并且在外部可以看见 IMF 标记。针尖应刚刚插入深部真皮，打结固定时只有一个小刻痕。这些刻痕在数周后会自行愈合。针穿过包膜（真皮）后，通过检查外部的皱褶从而调整张力（图 15-23）并按照要求将其抬起。内部缝线的检查仍存在张力，将意味着相应的缝线与胸壁相连。避免缝到肋骨上，这样会导致疼痛。第一针位于 IMF 的中间，然后 1 ~ 2 针分别置于内侧和外侧直到创建一个完整的皱褶（图 15-24 和图 15-25）。

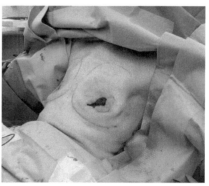

图 15-21 ● 患者坐直，双上肢衬垫并固定于托手板上，与身体夹角＜ 90°

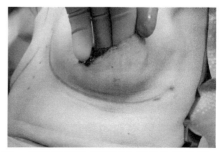

图 15-22 ● 将乳房切除术下侧皮瓣从胸壁抬起，患者的原始 IMF 仍然可见并进行标记，创建自然的 IMF，或外建高位或低位 IMF

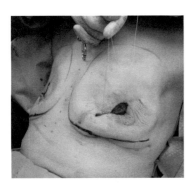

图 15-23 ● 缝线置于 IMF 中间，穿过包膜刚刚挂住真皮深层。将缝线向上提，按要求调整 IMF 水平以创建一个明显并且明确的 IMF。一旦置于合适位置，内部检查将会明确缝线应置于胸壁的何处。为了减少疼痛，尽可能避免缝于肋骨上。如果扩张器的下部置于 IMF，并且下极扩张良好，IMF 位置良好，那么不必要行这一操作

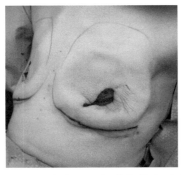

图 15-24 ● 用 8 根缝线进行包膜修补术重建 IMF，从 IMF 中间开始并向内侧和外侧进行，直到重建出完整的 IMF。在这一过程中一个临时的置入体测量器有助于评估再造的 IMF

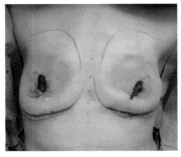

图 15-25 ● 重建 IMF 的左侧与未重建 IMF 的右侧对比

- 一些外科医生喜欢在手术一开始就创建 IMF，可能使用艾达以增加初始填充量。初始填充量越高就能越好地保留下极的饱满度。在交换操作时不会浪费时间在 IMF 重建上。尽管这可能是个更简单的办法，但是这可能导致

IMF 变钝。笔者的偏好是，个性化对待每一个病例，如果有必要在交换操作时手术创建 IMF。例如，行延迟重建的患者会从显著的下极扩张中获益，因此将扩张器置于预期 IMF 以下，在交换操作时重建 IMF。多余皮肤很少并且下垂的患者行即刻重建将会从艾达中获益，使初始填充量最大化（保留下极饱满度），创建 IMF，避免在交换过程中下极包膜缝合术。

- 为了进一步扩张下极，并创建最小的下垂，然后进行袖袋下侧的包膜切开术。在乳房切除术下侧皮瓣的一半行横向包膜切开术，离开胸壁至少 4cm，将会扩张袖袋的下极（图 15-26）。可以添加额外的放射状包膜切开术以进一步扩张下极或者在他处创建对称性的袖袋。

- 在创建袖袋过程中，一个临时充满盐水或空气大致达到置入物体积的测量器很有用，它可以大致放入置入物袖袋内评估位置、形状和体积。在双侧重建中这点尤为重要，需要两个测量器确定袖袋的对称性。

第 3 步——假体的选择和关闭

- 当订购交换过程的假体时，明智的做法是，订购一个比患者最终扩张体积（在最后过度扩张之前）小的假体和一个比患者最终扩张体积大的假体。如前所述，通常应用临时测量器，调整到可接受的最终置入体体积。测量器填充体积超过最终扩张器体积通常会导

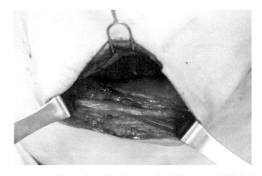

图 15-26 ● 在乳房切除术下侧皮瓣的一半行横向包膜切开术以进一步扩张袖袋的下极，并创建轻微的下垂。多个径向包膜切开术（垂直到水平的被膜切开术并且从 IMF 延伸到切口）将会进一步扩张下极

致上极过度饱满，在胸壁和置入体之间有一个明显的分离，以及张力闭合。胸壁向假体的过渡应是平缓的，乳房应有轻度下垂。

■ 当置入盐水置入体时，选择具有预期体积的假体，并且预期体积是该假体容量范围的上限。例如：预期体积是 380ml，用一个体积范围在 360 ～ 390ml 的假体。这就避免了为使假体变得更坚固而起皱褶的情况发生。事实上一些外科医生会过度填充假体 10% 以防止起皱。

■ 冲洗袖袋，充分止血，并打开最终的置入体。尽管许多外科医生会重新消毒、铺单，在消毒液中浸泡牵开器，并且换新手套处理置入物，但是并没有数据支持这些操作。笔者不做任何特殊的预防措施，因为整个操作过程是清洁无菌的。置入假体，用 2-0 编织类可吸收线连续缝合关闭肌肉。如果可能，包膜不包括在这次关闭中，因此完成了一个前包膜切开术（从初次入路到置入物袖袋）。无须放置引流管。用 3-0 单丝可吸收线间断缝合真皮深层，并用 4-0 可吸收缝线行皮内缝合关闭皮肤切口（图 15-27）。应用皮肤胶，只有在需要将假体固定于特定位置时才用文胸。

附加操作——乳头重建和修复

■ 当以挑剔的眼光检查时，几乎所有的患者在重建术后都会有一定程度的不对称性（图 15-28）。约 30% 的患者会要求第 3 次手术纠正不对称。纠正置入体乳房重建的不满意结果是一个复杂的过程，包括改变置入体位置、乳房形状、置入体类型和软组织特征的这些技术。许多

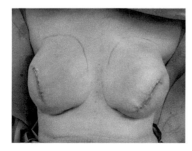

图 15-27 ● 置入假体并关闭伤口，不放置引流管。应用皮肤胶。IMF 处的小窝在数周后将会消失

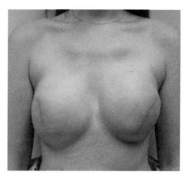

图 15-28 ● 交换操作 3 个月后，患者很高兴并对乳头重建很感兴趣。右侧 IMF 比左侧 IMF 低了 2cm，但是患者不要求纠正。在乳头重建前确定置入体最终的位置很重要；否则，后期的置入体位置的改变会影响乳头在乳房上的位置。从胸壁到置入体有轻度的脱离是乳房切除术的结果，通常见于置入体重建。通过脂肪移植可以纠正，脂肪移植是一种有效的、较普遍的、但有争议的操作。患者不要求脂肪移植

患者最终选择了 NAC（乳头乳晕复合体）重建（图 15-29）（详见第 20 章）。在许多情况下，在行 NAC 重建时可以进行小的修正；但是只有在乳房确定了最后的位置才能创建乳头，因此在调整置入体袖袋的手术同时进行乳头重建是不明智的。

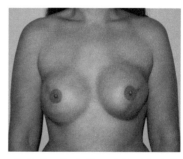

图 15-29 ● 乳头乳晕复合体重建的选择包括单纯文身，乳头重建加乳晕文身，以及乳头重建加乳晕移植。这个患者选择了由一个专业的专门从事 NAC 文身的文身艺术家行"3D"文身（维尼梅尔斯，芬克斯，医学博士，http：//www.vinniemyers.com）。她对审美的结果很满意，尽管她的右侧乳房有些慢性不适。在乳房切除术后患者有一定程度的慢性感觉障碍是很常见的。随着时间消逝这一不适会消失，治疗和按摩也会改善这一不适；但是，每一个患者都应被告知这一风险。有假体的患者意识到它们的永久存在也是很普遍的。没有患者认为假体感觉像她们的原生乳房一样。假体有轻度的下降导致了假体与胸壁更明显的脱离，通过抬起假体（将会影响 NAC 在乳房上的位置），或者脂肪移植可以纠正

经验与教训

适应证	■ 有放射治疗史的患者不宜行置入体重建。
	■ 感染和伤口愈合并发症的高危因素包括吸烟、放射和肥胖。
切口位置	■ 与胸大肌纤维平行的斜切口美容效果最好，使交换操作最容易。
	■ 多余皮肤可以仅通过线形切口切除，因为附加切口会有损循环，增加乳房切除术皮瓣坏死的风险。对于有多余皮肤的患者通常需要行二次操作。
扩张器选择	■ 基于乳房的宽度而不是体积选择扩张器。
扩张器置入	■ 标记扩张器有助于纠正方向。
	■ 移除所有空气并冲入含有亚甲蓝染料的盐水不仅有助于发现置入体破裂，而且有助于医务人员进行扩张时确认端口。
	■ 术后抗生素使用至少 24h。
假体选择	■ 考虑到乳房的宽度，主要根据体积来选择假体。通常使用高投影的假体，除了胸廓很宽的患者，这些患者适宜选择中等投影，更宽的假体。
患者预期	■ 双期置入物乳房重建通常需要 1 年时间完成。
	■ 通常裸体对称性是目标，但是很少达到。在服装上的对称性是最合理的预期。

术后护理

■ 乳房切除术及组织扩张器置入术后，患者应用抗生素持续至少 24h，一般用 1 周，或者直到引流管拔除。引流管在原位保留至少 3d，当引流液量每天 < 30ml 拔除引流管。每次只拔除一侧的一根引流管。因为有时候在拔除第一根引流管后，第二根引流管的引流液会增加。笔者的偏好是允许患者带着原位引流管淋浴。1 周内评估术后感染和（或）乳房切除术皮瓣坏死情况，如果适当则拔除引流管。术后 2 周开始扩张并持续每周进行，直到患者和外科医生对最终的体积都满意为止。进行一次额外的"过度扩张"，至少 1 个月使组织变软后进行交换操作。

■ 交换操作后，患者 48h 后可以洗澡。尽管笔者强烈建议延长患者乳房切除术及扩张器置入术后预防性应用抗生素时间，但是交换操作是个清洁手术，并且乳房切除术皮瓣术后存活已经有一段时间并有充足的血供，因此通常术后不用抗生素。尽管没有数据支持一些操作如患者重新消毒、重新铺单、更换手套，

或者在消毒液中浸泡牵开器，但是在置入假体时外科医生普遍进行这些操作。

治疗效果

■ 如果在术前咨询时合理地确定了患者的优先事项、目标，以及对重建选择的偏好，并讨论了实际的期望（图 15-30 至图 15-32），患者对置入体乳房重建的满意度会很高。尽管一些研究结果表明，患者行假体重建的满意度不如那些行自体组织重建的满意度。其他

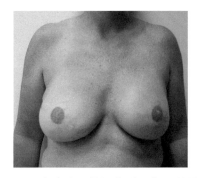

图 15-30 ● 图示患者为交换操作后 1 年，利用局部皮瓣重建乳头，乳晕文身，行 NAC 重建后 6 个月。她的体重指数很高而且有更多的皮下脂肪，并且乳房切除术没有向上延伸很多。因此从胸壁到假体有一个平滑的过渡

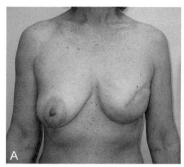

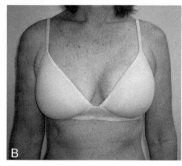

图 15-31 ● **A、B. 该患者是单侧重建后 6 个月。她没有要求行 NAC 重建，或者对侧的对称性乳房固定术。戴上文胸后外观很满意**

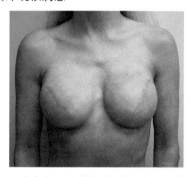

图 15-32 ● **该患者是交换操作后 9 个月。她前期曾行丰胸手术，并且下侧软组织覆盖很薄；因此使用艾达增加扩张器的软组织覆盖**

研究结果表明，无论何种类型重建都能明显改善患者的社会心理结果。

■ 告知置入物重建的患者，平均每 10 年她们需要某种形式的手术。这些手术可能是针对对称性、感染、破裂，或包膜挛缩的操作。尽管一些外科医生每 10 年交换一次硅胶假体，以防囊外破裂，但是大多数医生只在确定有问题时才手术。一项研究评估了自体重建对比置入物重建的长期疗效，结果表明，90% 的自体重建稳定存活，而置入体重建的存活逐渐下降到 70%。一般情况下，自体重建随着时间延长逐渐改善，或者保持稳定，但是置入体重建则随着时间延长趋于恶化。

■ 行治疗性乳房切除术和置入体重建的患者的乳腺癌复发风险没有增加。当发现复发时，对复发的检测和结论不受置入体重建的影响。

并发症

■ 出血。

■ 感染。

■ 周围结构的损伤（如皮神经）。

■ 乳房切除术皮瓣坏死。

■ 置入物的长期风险：包膜挛缩、破裂、起皱、感染、位置不正及暴露。

■ 不对称性，不完美的美容效果。

第 **16** 章　乳房切除术后带蒂背阔肌皮瓣乳房重建

Frank Fang　*Adeyiza O.Momoh*

定义

- 背阔肌肌皮瓣最初由 Iginio Tansini 在 1906 年用于根治性乳房切除术后的胸壁重建术。但是当乳房切除术和植皮术兴起后，这种术式逐渐减少。尽管背阔肌皮瓣仍然是前胸壁重建的一个可靠选择，但是直到 1977 年才第一次描述了它与人工置入物相结合的真正的乳房重建术。

- 背阔肌肌皮瓣目前仍然是一个可行的并且经常使用的乳房重建的选择。通常情况下，需要进行胸壁照射的患者，以及不愿意或不能（缺乏供区组织体积）行其他自体移植乳房重建的患者会选择这一方法。此外，这个皮瓣在先天性缺陷的重建中也有应用，如波兰综合征的年轻患者人群。这一技术用于行乳房重建，通常需要最初行组织扩张，然后置入盐水或硅胶假体，并结合皮瓣的转移。仅用背阔肌肌皮瓣而无置入物的乳房重建也可行，但是由于皮瓣容量的限制并不常用。

解剖基础

- 背阔肌是背部的一块宽大扁平三角形肌肉，25cm × 35cm，在后方与前方的胸大肌相对应。
- 肌肉的起点是一个宽阔的腱膜，这个腱膜跨越下 6 个胸椎（上内侧区），棘上韧带（中央内侧区），胸腰筋膜（下内侧区）和髂后上棘（下侧）。
- 背阔肌的外侧缘分离自前锯肌的前缘，是一个游离的潜在空间，止于第 10 ~ 12 肋棘突，在此处，背阔肌与腹外斜肌和前锯肌的起点肌肉相互交错。
- 背阔肌的上缘与肩胛骨下角有部分粘连区域，否则其间会存在游离的潜在空间。
- 肌肉止于腋窝顶部的肱骨小结节。
- 背阔肌内收、外展、旋转肱骨中部（"提拉"，划船，自由泳动作）。
- 背阔肌皮瓣是南海 - 马瑟森 V 形肌皮瓣，这就意味着它只依靠胸背动脉或肋间动脉及腰动脉的节段穿支就可以存活。
- 胸背动脉（起自腋动脉的肩胛下分支）在腋窝后壁进入背阔肌的深面，约在 10cm 处向下插入肱骨，2.6cm 处向内侧插入肌肉的外侧缘（图 16-1）。
- 动脉然后分为内侧支（横向分支）和外侧支（垂直或者下降支）。内侧支位于其下 3.5cm，与上缘平行。外侧支位于内侧 2.6cm，与外侧缘平行。前锯肌分支（支配前锯肌的动脉）在进入背阔肌前与胸背动脉会合，是一个有用的标记，因为它直接进入胸背蒂。通常存在胸背动脉的一个单一伴行静脉。
- 胸背运动神经与血管蒂伴行进入肌肉。皮肤感觉神经起自腋中线和锥旁区的肋间神经。

病史和体征

- 在准备重建过程中，详尽的病史和体格检查至关重要。
- 相关的病史包括前期的腋窝手术（如淋巴结切除或者活检）和中等长度全身麻醉的禁忌证。
- 特殊患者（如不能承受任何肩部力量削弱的截瘫，或者依靠轮椅的患者）不可能行背阔肌乳房重建。但是，一般的患者在完全恢复一段时间后不太可能感受到肩部功能的改变。
- 因为瘢痕会妨碍肌肉皮瓣的使用，或者影响皮肤垫的放置，所以应对腋窝和背部进行重点检查瘢痕情况。

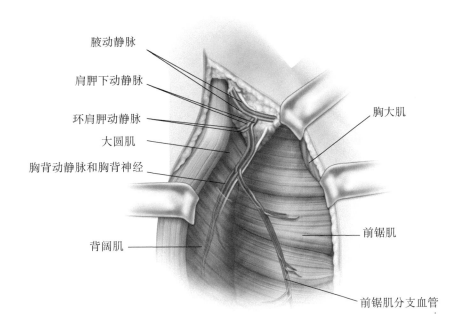

腋动静脉

肩胛下动静脉

环肩胛动静脉

大圆肌

胸背动静脉和胸背神经

背阔肌

胸大肌

前锯肌

前锯肌分支血管

图 16-1 ● **胸背动脉和静脉的血管解剖**

■ 通过将手放在患者的臀部并用力推刺激肌肉，从而确定一个有活力的受神经支配的肌肉的存在。然而，强烈的肌肉收缩也并非意味着一个完整胸背动脉蒂的存在。因为神经与邻近肩胛下动脉分支点的胸背动脉完全分离，并且即使胸背动脉被结扎后，神经仍可能被保留下来。

■ 以医疗团队的形式对患者进行整体评估，阐释所有的关键问题。这个医疗团队包括外科医生、麻醉医师、主要的护理师及其他专家，如必要时可请心内科专家。

影像和其他诊断方法

■ 对于有前期手术史的患者推荐对供区（图 16-2）行术前 CT 血管造影，因为前期手术有可能损伤胸背动脉蒂（如腋窝淋巴结切除，或者改良根治，如乳房切除术）。

手术操作

■ 与患者谈话过程中，综合考虑患者的因素和肿瘤特征的因素来决定重建时机（乳房切除

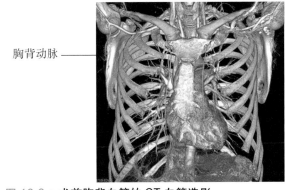

胸背动脉

图 16-2 ● **术前胸背血管的 CT 血管造影**

术后即刻或者延迟）。

■ 患者的关键因素包括如下：

　■ 患者的偏好。

　■ 吸烟史。

　■ 损伤供区血管蒂的前期腋窝手术史。

　■ 限制患者行中等长度手术的医学合并症。

■ 与下列相关的肿瘤特征：

　■ 乳房切除术后放射治疗的必要性。

　■ 重建前对乳房切除术后紧密观察的必要性。

　■ 一般情况下，需要行乳房切除术后放射治疗的患者行延迟乳房重建，以避免放

射对皮瓣皮肤的损害。放射治疗史也是应用自体组织重建的相对指征，因为放射治疗后仅用置入物重建术的并发症发生率更高而且容易失败。

术前准备

- 基本实验室检测（血常规和血生化）。
- 术前所有抗凝和抗血小板药物停用1周。1周前华法林可换成依诺肝素过渡。
- 吸烟者至少提前4周禁烟。
- 患者术前使用抗生素，术中重复使用。
- 患者使用DVT预防性药物，在开始时使用气体压缩装置。术前皮下肝素不常规使用。
- 根据手术时间决定是否需要导尿管。
- 在取胸大肌时，头灯很有帮助。
- 侧卧位时需要一个豆子袋。
- 当对胸背蒂的位置和完整性有疑问时，无菌的多普勒探头很有帮助。

标记与体位

- 患者直立位标记乳房下皱褶（IMF），内侧界，外侧界。
- 患者坐位刺激背阔肌（将手放在臀部并咳嗽），标记肌肉的前外侧缘。
- 对背阔肌限制的其他关键标记是肩胛骨尖、脊柱和后部髂嵴。它们应该被标记为额外的定位。
- 皮瓣中心点大约是蒂的位置：应该在腋窝顶以下9cm和距外侧缘2～3cm的内侧进行标记。
- 8～10cm的皮肤瓣通常可以彻底关闭（通过手捏来确定皮肤松弛度是否足够）。皮肤瓣必须处于背阔肌上，因为胸腰筋膜上的皮肤血管匮乏。在大多数患者中，必须保持在后部髂嵴上至少8cm以避开胸腰筋膜（图16-3）。
- 通过测量从估计的蒂轴点到皮肤垫的下侧尖端的距离，来验证设计的皮肤瓣刚好旋转到预设的前方位置。这一距离必须与从轴点到预设乳房切除术切口的内侧界限之间的距离相等。

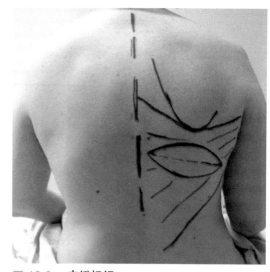

图 16-3 ● **皮瓣标记**

- 皮肤瓣轴的方向可以改变（图16-4）。水平取向的皮肤瓣使得瘢痕被文胸带隐藏，但是限制了所取瓣的大小。
- 测量乳房基底的宽度，以指导组织扩张器大小的选择。
- 患者的体位因外科医生的不同而不同。获取全背阔肌皮瓣要求侧卧位，同侧臂固定于一个特殊的臂支架上，对侧腋窝下放置腋窝卷以预防臂丛病。下肢也需要充分的衬垫。
- 根据外科医生的偏好，以及重建的偏侧性（单侧还是双侧），在手术操作的早期或后期将

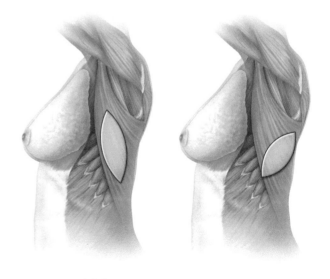

垂直位　　　　　横向位

图 16-4 ● **背阔肌皮瓣皮肤瓣的可能取向**

患者置于仰卧位。双侧手术绝对需要体位的变化。

■ 下文将描述多体位的变换使得手术操作的顺序更加清晰。该顺序可以被修正。

受体区的准备（仰卧位或侧卧位）

■ 患者仰卧位时准备受体区：在延迟重建中从胸大肌上掀起皮肤和皮下皮瓣以重建乳房切除术后的缺陷；对于即刻重建，乳房切除术皮肤皮瓣已经由乳腺外科医生准备就绪。

■ 应保留乳房的自然边界，包括乳房下皱襞（IMF）和沿中线皮肤与胸骨的黏附线。在延迟重建中一个可能的例外是下界的解剖比 IMF 低 0.5 ～ 1cm，使得背阔肌插入后扩张器刚好位于 IMF 处。

■ 限制外侧缘的解剖，如果可能限于腋前线，

用于转移皮瓣的 3 ～ 4 指宽的隧道除外。这一隧道不得侵犯 IMF。

■ 外侧缘的解剖在隧道内的筋膜上平面进行，并延伸到背阔肌的外侧缘。

■ 在其深面，越过背阔肌的边界再解剖 2 ～ 3cm，以利于当患者变换体位时掀起皮瓣（图 16-5）。

■ 然后将胸大肌掀起，在 IMF 处将肌肉从其肋骨附着处掀起，并终止于胸骨外侧缘。

■ 然后用剖腹探查的湿纱布垫填塞前胸手术部位，在背阔肌外侧缘下面填塞一块纱布垫。这也有助于侧卧位获取皮瓣时确认皮瓣的边缘。然后用无菌单覆盖乳房切除术缺陷。

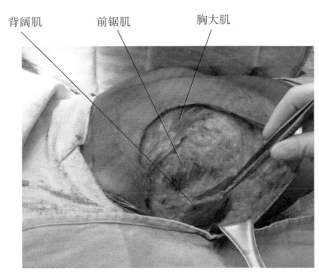

背阔肌　　前锯肌　　胸大肌

头侧　　　　　　　　　　　　　　　　　　尾侧

图 16-5 ● **胸壁结构：胸大肌、前锯肌和背阔肌外侧缘**

获取皮瓣

■ 获取单侧皮瓣患者取侧卧位（图 16-6），获取双侧皮瓣取俯卧位。

■ 所有体位的变化都需要术区重新消毒铺单。

■ 按照设计的皮肤瓣上的标记线切开皮肤。只要看到皮下脂肪解剖平面就斜向外侧以保留尽可能多的血管穿支。

■ 背阔肌上的皮肤和皮下组织被掀起直到看见

肌肉的上界、内侧界和下界。

■ 回缩是该步骤的一个障碍。用拉钩和电刀扩张会有帮助（图 16-7）。

■ 从现在开始在背阔肌外侧缘下游离。注意肌肉的前缘通常接近于腋中线。

■ 当患者仰卧位时如果从一开始就掀起肌肉，那么确认肌肉的外侧缘很容易，如前所述在肌肉缘以下放置一块剖腹探查用的纱布垫。

- 用电刀仔细向深部解剖蒂附近的背阔肌，使蒂的损伤概率降到最低。
- 对于大部分的带蒂皮瓣不需要看到蒂，除非需要去除插入皮瓣的肌肉或者需要去神经的皮瓣。
- 注意前锯肌分支动脉（图 16-1），其走行从前锯肌到其上方的胸背血管。
- 在锥旁区会遇到支配皮肤的外侧和内侧行节段性穿支血管，应该仔细电凝止血。
- 在肌纤维转变为胸腰筋膜处背阔肌分为内侧支和下支。
- 在背阔肌深部，仅解剖肌肉，将其与脂肪组织分离，因为脂肪组织内有很多淋巴管，保留淋巴循环可以降低积液的风险。

- 然后将完全掀起的皮瓣（图 16-8）通过已创建好的胸壁隧道旋入乳房切除术后的缺陷内。
- 在皮瓣皮肤内侧缘用丝线固定一针将皮瓣固定于隧道内，然后将皮瓣从皮下隧道内滑行牵拉。
- 在后背供体区放置一根引流管。
- 然后逐层关闭供体区。
- 在关闭之前，可在供体区注入纤维蛋白密封剂，如纤维蛋白。虽然并非绝对必要，但是这一操作可以降低积液的风险。
- 然后在缝合线上覆盖皮肤胶样的敷料，创可贴或软膏。

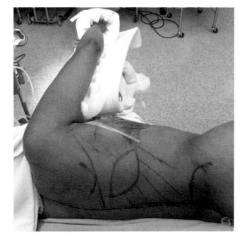

图 16-6 ● 获取皮瓣患者的体位（侧卧位）

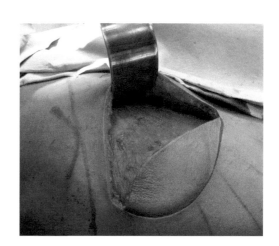

图 16-7 ● 在获取皮瓣时显露肌肉的表面

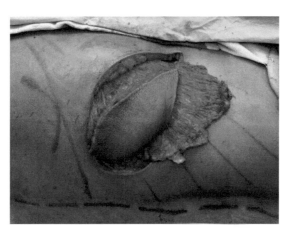

图 16-8 ● 掀起的背阔肌皮瓣

皮瓣的置入

- 患者变换体位为仰卧位。
- 将背阔肌移入受体区。任何束缚蒂轴点的组织条索都应该仔细松解，使皮瓣更好的旋转，使蒂处于理想的位置。
- 蒂的完整骨架是不必要的。将肌肉与肱骨的附着点松解可以获得额外数厘米的游离度。
- 肌肉的收缩会对一些患者造成困扰，结扎胸背神经可以消除肌肉收缩。但是大部分患者对有运动神经支配的肌肉转位后产生的持续肌肉收缩并无不满。
- 然后用可吸收缝线间断缝合将背阔肌置于IMF。
- 然后将根据患者胸壁尺寸（主要是乳房基底的宽度）选择的组织扩张器放置于袖袋内，袖袋的上翼是胸大肌皮瓣，下翼是背阔肌皮瓣（图 16-9）。

- 可以使用带有缝线标签的组织扩张器，因为它们可以将扩张器暂时固定于胸壁上，以防止移动，从而达到乳房丘所需区域的优化扩展。
- 然后用可吸收缝线间断，或者连续将胸大肌和背阔肌缝合在一起。
- 如果皮瓣的张力可疑，则延迟向组织扩张器中进行灌注（图 16-10）。
- 封闭开口朝向组织扩张器袖袋侧方的皮下隧道，以防止置入物的侧向偏移。
- 引流管放于乳房下缘，肌肉表面，皮肤瓣深处，从胸壁侧方引出。
- 真皮深层用可吸收缝线间断缝合，皮下连续缝合（图 16-11）。
- 在缝合线上覆盖皮肤胶、创可贴或软膏。

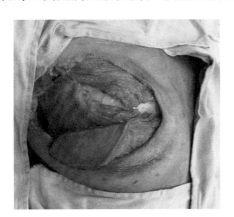

图 16-9 ● 组织扩张器置于乳房切除术后陷窝内，位于胸大肌（上翼）和背阔肌（下翼）后

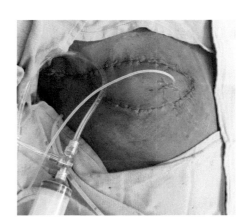

图 16-10 ● 组织扩张器的术中填充

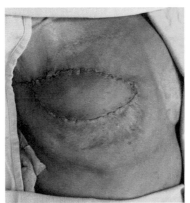

图 16-11 ● 嵌入皮肤瓣

经验与教训

术前准备	■ 如果前期已行腋窝淋巴结切除术，需行术前CT血管造影。在腋窝清扫时有可能会结扎胸背血管。
体位	■ 减少体位的变化会缩短手术时间。例如：受体区准备和供体区的获取采取侧卧位，然后利用单一体位变化进行皮瓣的嵌入和扩张器置入。
游离背阔肌	■ 当患者仰卧位时，在背阔肌外侧缘以下识别并开始游离，使得一旦患者变为侧卧位时皮瓣更容易掀起。
	■ 松解附着于肱骨上的肌肉改善肌肉的游离度。
术后积液	■ 避免拔除供体区引流管太早，因为积液与皮瓣掀起是伴随的。

术后护理

■ 患者可以从手术室直接转入麻醉恢复室，或者直接转入护士能监测皮瓣的病房。

■ 前4个小时每小时检测1次皮瓣的物理特征（颜色、温度、毛细血管再充盈），然后在住院期间检测皮瓣时间可延长至每2小时一次，每4小时一次。

■ 常规仅用抗凝血药预防DVT。

■ 术后第1天饮食，从清水逐步过渡到正常饮食；

对咖啡因无限制。

■ 术后第1天患者可以在帮助下行走。

■ 术后第1天停尿管及静脉液体；将静脉药物（患者自控镇痛泵）转换为口服药物。

■ 患者通常术后2～4d准备出院回家。

■ 引流液连续2天少于30ml，可以拔除引流管。

■ 限制活动量，术后6周内提重物受限。

■ 出院1周后进行第1次术后随访。

■ 一个经放射治疗的患者行左侧延迟乳房重建术的术后结果（图16-12）。

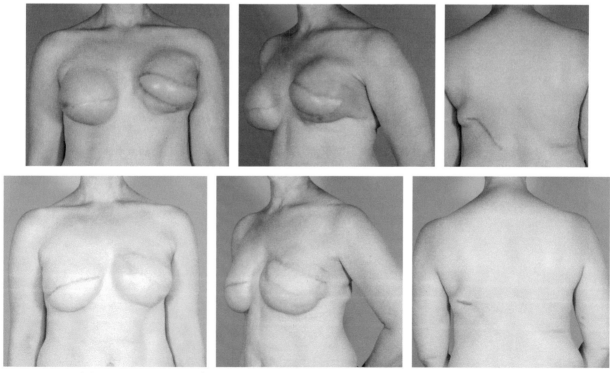

图 16-12 ● 一个左乳腺浸润性导管癌患者行双侧乳房切除术，辅助化疗和左侧胸壁放疗的患者。上排：完成组织扩张后术后4个月；下排：硅胶假体更换组织扩张器后9个月

治疗效果

- 乳房重建的效果可以在多方面进行评估。患者的满意度、肩带功能和再手术率都是近期文献中分析的参数。患者满意度测评结果显示，背阔肌乳房重建的患者通常满意她们的决定，80% 的调查患者表示愿意向其他患者推荐该手术，如果有选择的话愿意再次行该手术。超过 70% 的调查患者对重建相关的大小、形状和瘢痕评价为"好"或"优秀"。然而，与以前的观点相反，超过 1/3 的患者质疑曾报道的肩部力量和功能的中重度丧失。通过严格的物理测量评估，术后 1 年与术前相比，肩部活动范围相当，肩部力量有轻度下降。这一改变对大部分患者来说并没有显著影响日常活动的能力。此外，平均随访 14.9 年后，假体相关问题导致的再手术率为 50%。
- 乳房重建的患者短期内（＜ 5 年）普遍对她们不选择置入物乳房重建，而行自体组织重建的选择表示满意。
- 长远来讲（＞ 8 年），对腹部皮瓣重建仍比较满意，但是对置入物重建的满意度逐渐下降。
- 研究还表明，在行单侧自体组织重建的患者中满意度更高。这可能是与对侧自身正常乳房具有更好的对称性导致的。
- 在双侧重建中，两侧用相同的技术进行重建，因此无论采取何种技术，患者的满意度都类似，再次强调了对称性的重要性。

并发症

皮瓣相关的并发症

- 感染（置入物突出）：这一风险的增高仅限于在放射区进行的置入物重建。在放射治疗区行自体组织转移覆盖假体重建比单纯假体置入重建增强了对感染或者假体突出的抵抗力。
- 伤口延迟愈合：这一并发症通常发生在乳房切除术后皮瓣和背阔肌皮瓣皮肤瓣之间的界面。通常是由于乳房切除术后边缘皮瓣皮肤血流灌注差导致的，在吸烟者和前期经放射的乳腺皮肤中更易发生。
- 部分皮瓣缺失：这一并发症不常见（≤ 3%），也与灌注差有关，由皮肤瓣设计差导致。通常需要切除坏死部分。
- 全皮瓣缺失：这是最具破坏性的并发症，发生率不到 1%。
- 包膜挛缩：基于最新一代置入物的近期研究结果表明其发生率约 16%。

供体区并发症

- 积液：约 9% 的背阔肌皮瓣供体区会发生积液，一些研究报告高达 34%。
- 伤口延迟愈合：在病态肥胖、糖尿病和吸烟患者中通常会发生伤口愈合问题。通过清创和更换促进愈合的敷料处理伤口。

Dale Collins Vidal   Emily B.Ridgway

定义

■ 所有已经行，或者正在行乳房切除术的患者都是乳房重建的潜在候选人。乳房重建的选择是个性化的，它受个人解剖、体重、前期手术操作及放疗，以及个人的偏好影响。每位患者都是独特的，必须考虑到她们目前乳房的体积、整个乳房体积和解剖限制。

■ 在 20 世纪 80 年代 Hartrampf 首次描述了带蒂横向腹直肌肌皮（transverse rectus abdominis myocutaneous，TRAM）瓣，并成为自体移植乳房重建的"主力军"。糖尿病患者、吸烟者、BMI 高的患者，或者皮肤下垂的患者，皮瓣的失败风险较高。

病史和体征

■ 必须完善患者的医疗史和手术史。

■ 确定前期合并症并进行行术前麻醉评估。

■ 现病史必须包含肿瘤分期、BRCA 状态，以及乳房肿瘤切除术、活检、新辅助化疗和放疗等前期治疗情况。

■ 既往腹部、盆腔、心脏和腹股沟手术史是 TRAM 皮瓣的禁忌证，必须准确记录。

■ 根据目前乳房体积，患者目标乳房体积和腹部组织量制订手术方案，以及评估对侧对称性手术的必要性。

■ 必须与患者交代风险、获益及替代疗法，包括其他自体移植选择（游离的和带蒂的）和置入重建选择。

解剖基础

■ 无论采用何种手术方法，都必须对胸腹壁的解剖及变异有彻底的了解。乳房的主要血供来源于内乳穿支血管。其次来源于胸外侧动脉、胸动脉、胸廓动脉和外侧肋间动脉穿支动脉。乳房切除术会损伤到这些血管，乳房切除术的皮瓣血供由走行到真皮深部的皮肤及皮下血管组成。

■ 腹壁由皮肤、不同厚度的皮下脂肪组织、腹直肌前鞘和其覆盖的成对的腹直肌组成（图 17-1）。

■ 肌肉深部是腹直肌后筋膜，弓状线以上的后鞘由腹横筋膜和腹内斜肌筋膜组成，弓状线

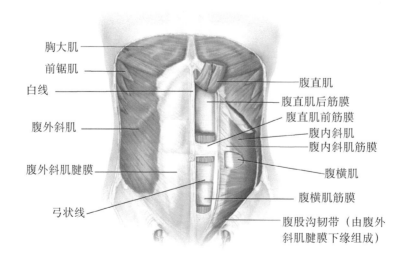

胸大肌
前锯肌
白线
腹外斜肌
腹外斜肌腱膜
弓状线

腹直肌
腹直肌后筋膜
腹直肌前筋膜
腹内斜肌
腹内斜肌筋膜
腹横肌
腹横肌筋膜
腹股沟韧带（由腹外斜肌腱膜下缘组成）

图 17-1 ● 腹壁肌肉组织

以下的后鞘由腹横筋膜组成。

- 成对的腹直肌起自耻骨，延伸到第 6、7、8 肋软骨。血供来源于腹壁下深动脉和腹壁上动脉（图 17-2）。此外血供还来源于后侧穿支血管并伴随第 8 ~ 12 肋间神经血管束。

- 在肌肉内，正常情况下腹壁上下动脉没有直接吻合支。随着腹壁下深动脉的外科延迟建立并增加了这些吻合。

- 肌皮穿支穿过肌肉和腹直肌前筋膜（图 17-3）。它们通常汇聚于脐周区和两侧对称的穿支内侧行和外侧行。同侧穿支的内侧行和外侧行之间的距离为 1.5 ~ 2cm。在带蒂的 TRAM 皮瓣中，皮瓣的基础是腹壁上血管。

手术操作

术前准备

- 对高风险患者，应考虑到腹壁下动脉的结扎（外科延迟）。在乳房切除术前 10 ~ 14d 行腹壁下动脉的外科延迟术。这一操作在行前哨淋巴结活检时进行，以减少麻醉的使用。

- 在重建的当天，首先在患者站立位时进行标记。在乳房上标记乳房下皱襞、中线和中线旁 1cm 标记线、乳房外侧缘、预设的或前期乳房切除术的皮肤切口。测量预设的乳房重建的宽度以获得腹部皮瓣的理想宽度，在延

期乳房再造中由于乳房皮肤的缺少，这一点很重要（图 17-4）。

- 在腹部，标记中线和包括脐在内的皮肤椭圆线。我们的经验是椭圆的宽度至少 13cm，可以用挤压试验来评估（图 17-4）。

- 然后患者取坐位，在外侧标记切口的进一步延伸，并去除掉"狗耳朵"。

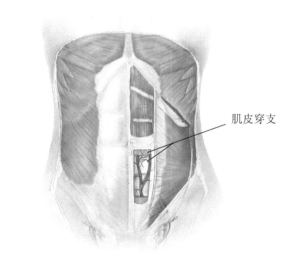

肌皮穿支

图 17-3 ● **结扎腹壁下深动静脉行外科延迟**

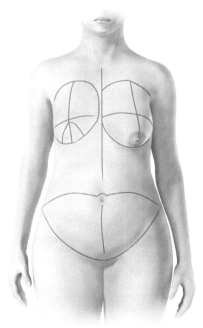

图 17-4 ● **站立位胸腹部的术前标记。注意预设的乳房横向尺寸应该与预设的 TRAM 皮瓣的高度相关。在脐周，最大的穿支以 TRAM 皮瓣为中心**

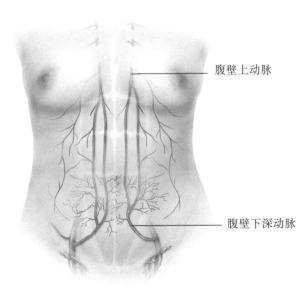

腹壁上动脉

腹壁下深动脉

图 17-2 ● **腹壁的血液供应**

- 准备围术期抗生素和导尿管，并放置连续加压装置。

- 在行乳房切除术时将皮瓣掀起。不要用肿胀部分。先行上切口，将上腹壁掀起至肋软骨水平。在预行重建的一侧，创建一隧道穿过IMF 直达乳房切除术的袖袋，这个袖袋的大小刚好放下一个拳头和预设的皮瓣。

- 然后将患者屈曲，并对照上腹部皮瓣以确定拟行切口，从而创建了皮瓣的高度。然后行下切口。每一侧都从侧缘开始，在筋膜水平用电刀游离并掀起皮瓣，直到看到腹直肌外侧缘。此时，推荐应用双极或者低电量电刀以完成游离中间和外侧排的穿支（图 17-5）。如果计划行双侧重建，还需要行中线切口以利于暴露解剖（图 17-6）。此时无须牺牲任何的穿支血管。

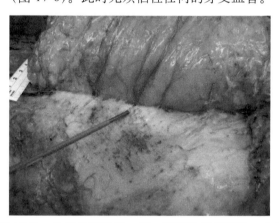

图 17-5 ● **外侧皮瓣掀起：每一侧都从侧缘开始，在筋膜上用电刀将皮瓣游离掀起，直到看见腹直肌的外侧缘。此时，推荐应用双极或者低电量电刀以完成游离中间和外侧排的穿支血管**

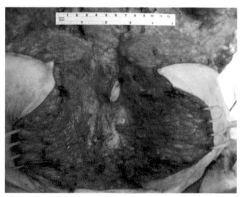

图 17-6 ● **如果预行双侧重建，也需行中线切口以利于暴露解剖**

- 确定了所有的穿支血管后需要评估皮瓣的血液供应。在单侧重建的情况下，选择血供丰富的皮瓣。

- 然后用亚甲蓝标记预行的筋膜切口，包括每排的穿支血管和介于其间的筋膜。用 10 号刀片切开筋膜，在显微镜下在每排中间和外侧穿支血管的周围进行锐性分离（图 17-7 和图17-8）。在肋软骨水平之上，皮瓣中也包含了这一筋膜的宽度（约 2cm）（图 17-8）。然后在其中的一侧用 3-0 薇荞线将腹直肌固定于腹直肌前筋膜和覆盖于其上的 Scarpa 筋膜，以防止皮瓣从肌肉上撕脱。

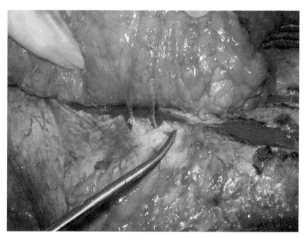

图 17-7 ● **然后用亚甲蓝标记预行的筋膜切口，包括每排的穿支，以及介于中间的筋膜**

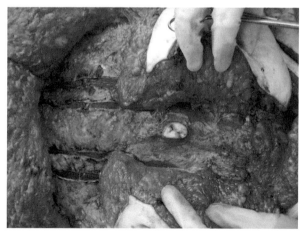

图 17-8 ● **穿支游离。用 10 号刀片切开筋膜，在显微镜下在每排中间和外侧穿支血管的周围进行锐性分离**

■ 然后完成周围肌肉的游离，确定腹壁下深动脉并剪除，将肌肉的下半部分分离。然后将皮瓣掀起，剪断所有的后穿支和肋间神经使得皮瓣完全游离（图 17-9）。在筋膜的上缘，制造一个反转切口将皮瓣无张力地或血供不受压地旋入。然后将皮瓣置入乳房切除术后的袖袋内。

■ 供体区充分止血，尤其是腹壁下深动脉结扎处，以及用 0- 薇荞线和 0-PDS 关闭的腹直肌前筋膜的狭窄空隙处（图 17-10）。在单侧乳房重建中，在对侧制造一个皱褶以将肚脐恢复到中线。这个皱褶和闭合线应从肋骨缘延

伸到耻骨以制造一个平滑的令人满意的腹肌轮廓。然后将床屈曲，放置两根引流管在下侧穿刺切口引出。然后用 0- 薇荞线将 Scarpa 筋膜缝合，3-0 薇荞线缝合皮下组织，4-0 缝线皮内缝合并用皮肤胶黏合。

■ 此时，可以临床评估乳房切除术皮瓣的活力。乳房的外侧缘可以用 3-0 薇荞线缝合皮肤到筋膜进行重建。此时会有皱褶并且会进一步处理。切除活力可疑的皮瓣，或者延迟嵌入，3 ～ 5d 后进一步行皮瓣清创术。在乳房切除术皮瓣有活力的情况下，对于非保留乳头的病例，对 TRAM 皮瓣进行除了乳头乳晕复合体区的去上皮化，或者对保留乳头切除术的病例行全部 TRAM 皮瓣的去上皮化（图 17-11）。然后用薇荞线将皮瓣的内侧缘和上缘固定于胸大肌筋膜。沿着 IMF 放置一根引流管，通过外侧穿刺切口引出（如果行腋窝淋巴结清扫术放置 2 根引流管），用 3-0 薇荞线和 4-0 缝线分别缝合关闭皮下组织和皮内，然后用皮肤胶黏合（图 17-12）。

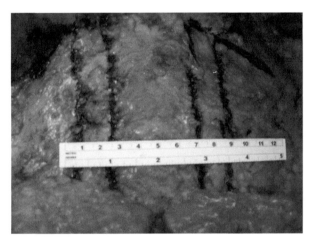

图 17-9 ● 皮瓣掀起：在肋软骨水平之上皮瓣中也包含了 TRAM 中这一筋膜的宽度（约 2cm）

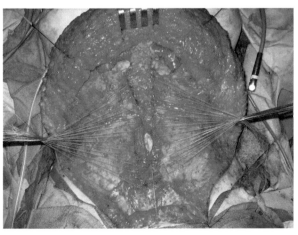

图 17-10 ● 筋膜关闭：用 0-PDS 连续缝合和 0- 薇荞线间断缝合关闭腹直肌前筋膜。后鞘还未被波及。在关闭筋膜前一定要充分止血

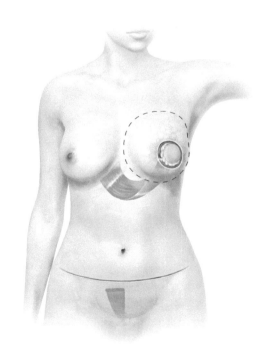

图 17-11 ● 皮瓣放置：通过预设的隧道将皮瓣旋入身体同侧或者对侧乳房切除术后的陷窝内

手术技巧

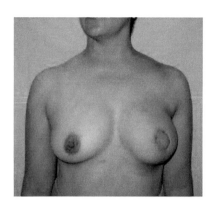

图 17-12 ● **左侧保留皮肤乳房切除术后的即刻 TRAM 乳房重建**

经验与教训

术前准备	■完善的病史和查体可以确定高危因素。
	■ 强烈建议停止吸烟。
	■ 对于高风险患者考虑延迟手术。
	■ 必须与患者进行充分地讨论手术目标和合理的预期。
患者的标记	■为了成功的 TRAM 皮瓣，必须对患者进行站立位和坐位的仔细标记。
术中技巧	■应用双极或者低电量电刀以防止损伤中间和外侧排的穿支。
	■ 仔细评估乳房切除术皮瓣的活力，切除可疑的区域或者考虑延迟皮瓣嵌入。

术后护理

■ 在等待拔管期间及患者转运期间，床始终保持屈曲位。

■ 术后常规护理包括手术当天晚上尿管的拔除，SCD 靴子，术后 6h 开始皮下注射深静脉血栓（deep vein thrombosis，DVT）预防剂。完善术后常规护理并根据量表进行。

■ 将患者移到椅子上，手术当天下午，或者第 2 天早晨步行活动。

■ 鼓励每小时进行诱发性肺活量测定法。

■ 最初不穿胸罩防止挤压皮瓣蒂，当患者步行活动时可以绑一束带，坐在椅子上，或者坐直在床上时则不需要，以免压迫皮瓣蒂。束带用 6 ~ 8 周，然后用舒适的紧身内衣替代。当乳房切除术皮瓣成熟后，第 1 次门诊复查时可以用无钢圈的外科文胸。

■ 皮瓣置入术后无须应用抗生素。

■ 患者术后 1 ~ 3d 出院，或者在延迟置入术的当天出院。

并发症

■ 乳房重建最常见的并发症是乳房切除术皮瓣的坏死。乳腺外科医生仔细的检查和经验很重要。

■ 部分皮瓣缺失或者脂肪坏死也可能出现，但是通过停止吸烟，以及在 TRAM 前行外科延迟可以控制这些并发症。完全的皮瓣缺失很少出现。

■ 也有部分 TRAM 患者会出现腹部膨隆、疝和背痛的并发症。

■ DVT 和肺栓塞是危及生命的并发症。

治疗效果

■ 在即刻乳房重建中，常见的修正包括外侧腹肌狗耳朵瘢痕的修正。如果不是保留乳头的病例，可以在乳头重建时局部麻醉下进行。

■ 根据患者的目标乳房体积和术前乳房体积，行对侧乳房缩小术或乳房固定术，这种不对称性可以改善。

■ 在延迟重建的病例中二次修正更常见。在乳头重建时可以二次手术改善对称性。

■ 在所有病例中，上端可能会缺少组织填充，可以利用自体脂肪移植来改善。常见的二次手术包括 NAC 重建，狗耳朵修正和将脂肪移植到上端。

■ 随着这些修正，几次干预后，患者对她们的效果也很满意（图 17-13）。

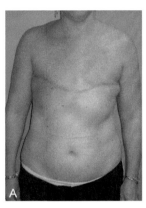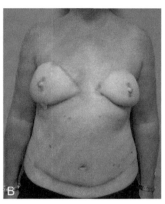

图 17-13 ● 延迟 TRAM 皮瓣乳房重建的术前术后图片

第 18 章

乳房切除术后游离横行腹直肌肌皮瓣重建术

Maurice Y.Nahabedian   Ketan M.Patel

定义

- 应用游离组织转移技术进行乳房重建已成为乳房切除术后的常规步骤。
- 常用的游离皮瓣乳腺重建术包括游离横行腹直肌（TRAM）皮瓣重建术及腹壁下动脉穿支（DIEP）皮瓣重建术。这些皮瓣重建术的主要适应证是供给区有足够可用的皮肤及脂肪。
- 在决定游离 TRAM 或 DIEP 皮瓣时有几点考虑。如今很多患者在单侧乳腺癌或为预防乳腺癌时，选择了双侧的乳房切除及重建术。
- 一旦决定了应用腹部游离皮瓣进行乳腺重建术，则要依据患者的解剖及医生的手术经验决定腹部皮瓣类型。
- 非保留肌肉的游离 TRAM 皮瓣重建术技术上较容易，但有供区并发症的增多，包括轮廓异常和无力。如传统带蒂 TRAM 和 MS-0（全宽）游离 TRAMS 术，这些使腹直肌连续性破坏的术式的并发症较多，因此全宽游离 TRAM 皮瓣术已少有应用，本章将不包括此术式。
- 保留肌肉的游离 TRAM 皮瓣术及 DIEP 皮瓣术技术上更具有挑战性，并且需要对穿支的解剖及分离技术有较好的理解及体会。本章将专注于 TRAM 皮瓣术，而 DIEP 皮瓣术被归入第 19 章。
- 保留肌肉的 TRAM 皮瓣术的分类（图 18-1，上方）。
  - MS-0：无肌肉保留（传统 TRAM 皮瓣术）。
  - MS-1：中间或侧方肌肉保留。
  - MS-2：中间和侧方肌肉保留（以牺牲中央肌肉为代价）。
  - MS-3：全部肌肉保留（DIEP 皮瓣术）。

患者病史及体检发现

- 很多轻度到重度肥胖的女性关注此类术式，因为通常可获得腹部整形的效果。
- 对于腹部软组织不足的女性，可以考虑臀部或大腿内侧区为供给区。
- 应估计供应区有充足的组织体积，形成合适的乳腺体积。在双侧游离皮瓣重建时单侧腹部皮瓣可能不能提供足够的体积，诸如皮瓣联合置入物或自体脂肪的术式是合理思路。
- 腹部术前应该应用计算机断层扫描血管造影（CTA）或磁共振血管造影（MRA）评估穿支及腹部下动脉及静脉的通畅及位置。

外科处理

术前准备

- 全面的病史应重点注意并存病、吸烟史、既往手术史，以及可能影响外科治疗及微血管重建的药物治疗（如凝血障碍、既往心脏旁路手术、既往腹部手术及抗血小板药物治疗）。
- 体格检查可以发现疝和既往腹部手术瘢痕。另外，评估腹前壁的厚度及尺寸有助于重建乳腺体积的评估。
- 一般并发症包括出血、血肿、积液、延迟愈合及损伤周围结构。
- 特殊并发症包括 1% ~ 3% 的皮瓣移植失败、早期对于显微外科吻合血栓的矫正术、后期对于外形不齐的矫正术、乳腺不对称、美容效果不佳，以及供应区并发症，包括腹胀（疝）（3% ~ 5%）、复杂性瘢痕、侧方"狗耳"，以及持久疼痛。

■ 平均手术时间为单侧重建 4 ~ 8h，双侧重建 6 ~ 12h。由于手术时间及范围的原因，常规应用合适的预防深静脉血栓（DVT）药物和术前抗生素。

■ 实施游离 TRAM 皮瓣重建术或 DIEP 皮瓣重建术，有时术前决定，有时术中决定。体重指数高（＞ 35）并且血管翳多的患者通常术前决定实施保留肌肉的游离 TRAM 皮瓣重建术。其他患者，术中发现缺乏明显穿支者，则应做出从 DIEP 转为游离 TRAM 术的决定。

解剖

■ 下腹部皮肤的主要血供来自包括腹壁上及腹壁下系统的穿支血管。

■ 每侧腹部的供应血管垂直经过腹直肌纤维，并且发出穿支血管到表层的皮肤及皮下组织。

■ 腹壁下血管系统起源于髂外血管系统的中段，恰好位于腹股沟韧带上方。蒂从腹直肌中外 1/3 交界处下方进入该肌底部。

■ 识别主要的两个肌内分支：外侧和中间支。这些分支发出穿支血管到表面皮肤（图 18-1，下方）。

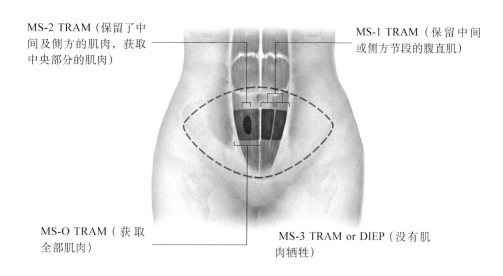

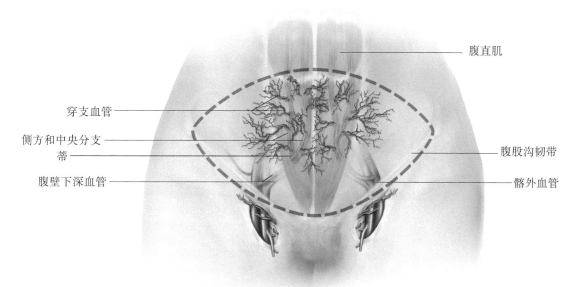

图 18-1 ● 显示保留肌肉的腹部皮瓣获取的种类。传统的 MS-0 术，显示获取全部水平节段腹直肌。MS-1 术显示保留中间或侧方节段的腹直肌。保留侧方节段的肌肉可以使提高该节段的运动神经支配功能。MS-2 皮瓣获取术保留了中间及侧方的肌肉，仅获取中央部分的肌肉。MS-3 术或 DIEP 术保留了全部肌肉，需要解剖出肌肉内穿支

获取腹部皮瓣

- 直坐位标记患者（图 18-2）。摸到髂前上棘（ASIS）并双侧标记，画出腹壁上部的皮瓣范围，其跨过腹壁，连接双侧 ASIS 标记点，此线大约在脐上 1cm。下腹部的标线约从双侧 ASIS 标记点开始呈曲线状，此线向下止于耻骨联合。下部的线可以术中在上方皮瓣完成后最终确定。游离 TRAM 皮瓣和 DIEP 皮瓣的标记是一样的（图 18-3）。

- 起始的切口在上腹部椭圆处，应用电刀将切口延伸至腹直肌前鞘（图 18-4）。上部皮瓣向上在皮下分离至脐与剑突中点。

- 患者取 10°～30° 曲位，下腹部椭圆的位置最终被圈定并切开。脐部被保留在蒂茎上。

- 在腹直肌前鞘水平，从侧方到中间方向开始评估皮瓣。"安全区域"延伸至半月线侧缘。自中间向半月线方向，要特别注意保留并避免损伤发自腹壁下系统的穿支血管（图 18-5）。

- 这时必须决定行保留肌肉的游离 TRAM 皮瓣术还是 DIEP 皮瓣术。

- 如果做双侧游离 DIEP 术，则解剖中间到侧方及侧方到中间的穿支（图 18-6），应用双极电凝或较低电流的单极电凝有利于该操作。应用蚊式钳提拉分离肌纤维束，勿损伤穿支及下方脉管系统。

- 在行保留肌肉的 TRAM 皮瓣术时，做一个穿

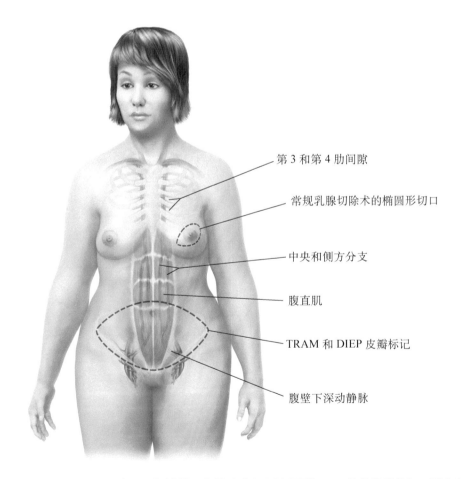

第 3 和第 4 肋间隙

常规乳腺切除术的椭圆形切口

中央和侧方分支

腹直肌

TRAM 和 DIEP 皮瓣标记

腹壁下深动静脉

图 18-2 ● 非保留乳头的乳房切除术中，习惯地做一个斜形或水平椭圆形切口。其他常用的切口形态包括乳晕旁的环形或垂直状切口。了解肋骨及肋间解剖，将有助于微创外科吻合受区的选择。通常选择较大的空间，一般选第 3 或第 4 肋间隙。乳腺内血管在邻近胸肋关节处

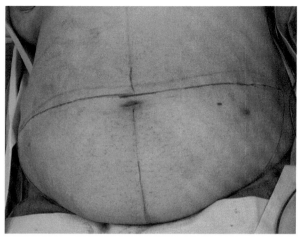

图 18-3 ● 显示仰卧位的腹部。上部的皮瓣通常恰好位于脐部上方。下部切口在下腹部皱襞或在能使供应区易于关闭的位置

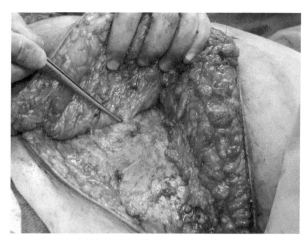

图 18-5 ● 从侧缘开始评估皮瓣。到腹直肌鞘后可看到侧排穿支穿过筋膜滋养表面的皮肤和脂肪

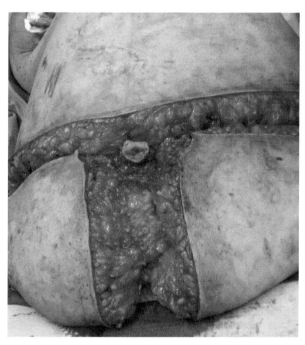

图 18-4 ● 首先做上部切口。如果做双侧重建，则腹部皮瓣沿着中线分离

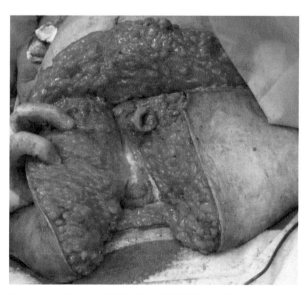

图 18-6 ● 从中间解剖皮瓣，直到找到中间排穿支并（或）安全经过腹直肌

支岛并切除穿支岛周围的腹直肌前鞘。中间及侧方的鞘自肌肉提起，形成肌后空间。应用单极或双极电凝分离周围肌肉（图 18-7）。

■ 电刀烧灼开腹上部腹直肌，钳夹远侧血管蒂。触摸下方的肌肉有助于识别蒂的搏动及位置，从而确保蒂在该肌肉节段内（图 18-8）。

■ 而后，皮瓣仅与腹壁下系统相连，由远至近

提起。应用低电流电凝分离（图 18-9）。

■ 可见蒂的近端部分走向腹直肌侧缘，锐性解剖。钳夹切断所有侧支。因为此处热损伤可能导致血栓及神经损伤，应小心勿损伤血管及肋间神经（图 18-10）。

■ 继续向近端分离蒂，直至蒂的长度足够。继续向近端解剖时可以见到腹壁下动脉（DIEA）/腹壁下静脉（DIEV）口径轻度增宽。继续向髂外血管分离，可以获得 10 ～ 12cm 的蒂。

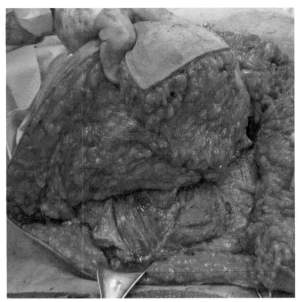

图 18-7 ● 在获取保留肌肉的 TRAM 皮瓣术时，在穿支周围做一个筋膜岛。为视野清楚及有利解剖，可提起剩下的筋膜

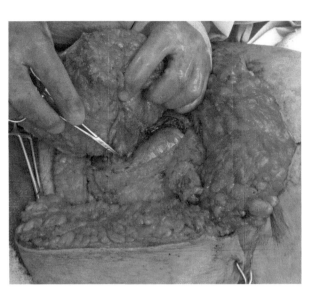

图 18-9 ● 找到肌肉边缘后，向近端解剖即可发现蒂血管

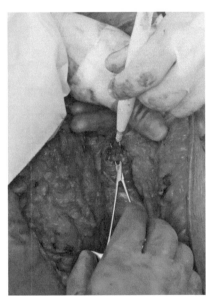

图 18-8 ● 仔细解剖皮瓣上部，并结扎远侧的蒂，有利于近侧皮瓣的获取

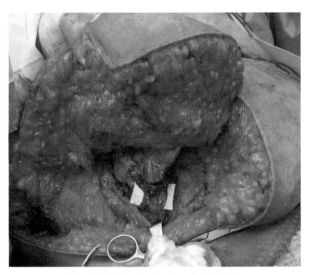

图 18-10 ● 向后解剖蒂时，应小心勿损伤蒂

受区血管解剖

■ 游离皮瓣乳腺重建术有两套受区血管系统，乳内及胸背动脉及静脉。最常用的受区血管是乳内血管系统。

■ 左侧及右侧的内乳血管均走行于近胸骨处，正好位于肋软骨后方。胸背血管在腋窝后部，走行于背阔肌表面。

■ 对于乳内系统的暴露技术，要选择恰当的肋间隙能使显微外科操作有足够的空间。一般选择第 3 或第 4 肋间隙（图 18-11）。

■ 应用电凝顺胸大肌肌纤维方向分离肋骨浅面的胸大肌。创造足够的窗口，有利于进一步的肋骨及血管解剖（18-12）。

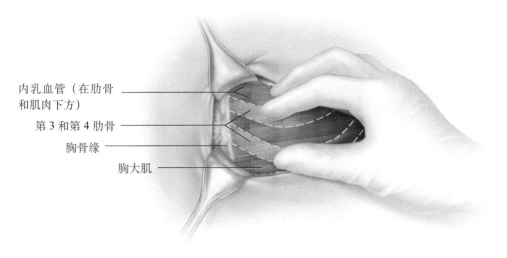

内乳血管（在肋骨
和肌肉下方）

第 3 和第 4 肋骨

胸骨缘

胸大肌

图 18-11 ● 通常术中触摸肋间节段选择间隙。选择太低可导致静脉口径过小，以及间隙过窄

- 切除肋骨表面的软骨膜，解剖在软骨膜下进行（图 18-13）。
- 牵开器显露后方的软骨膜。解剖应小心，因为如果无意中突破了后方的软骨膜可以导致内乳动脉和内乳静脉（IMA/IMV）的损伤，或进入胸膜腔。应用肋骨钳分离咬除肋软骨（图 18-14）。

- 咬骨钳移除肋骨并进行向侧方及中间解剖，避免损伤后方的软骨膜（18-15）。
- 肋软骨移除后，应用双极电凝及显微解剖方法分离、牵拉、切除后方的软骨膜（图 18-16）。
- 随后见到内乳动脉和静脉，静脉一般位于中间。有时可见伴行静脉。应用放大镜进一步解剖受区血管周围组织（图 18-17）。

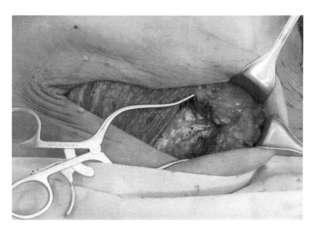

图 18-12 ● 顺胸大肌肌纤维方向分离，显露预切除肋骨

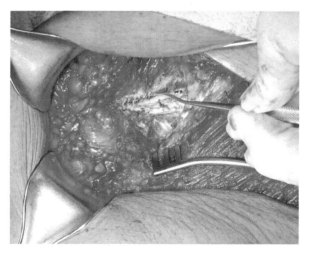

图 18-13 ● 切除软骨膜，应用牵开器进行该肋骨节段周围的解剖

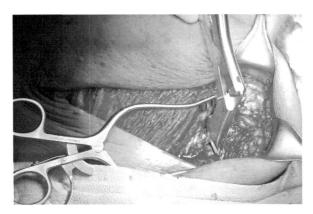

图 18-14 ● 应用肋骨钳去除肋骨的软骨部

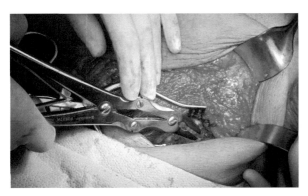

图 18-15 ● 应用咬骨钳完成肋骨软骨部的移除。应仔细操作避免损伤后方的软骨膜，因为内乳血管位于该结构的深面

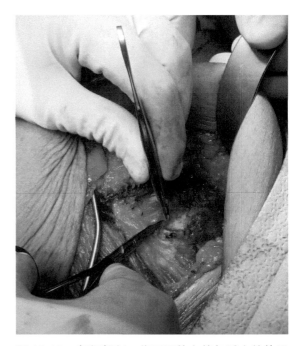

图 18-16 ● 仔细解剖，将下面的血管与后方的软骨膜分离

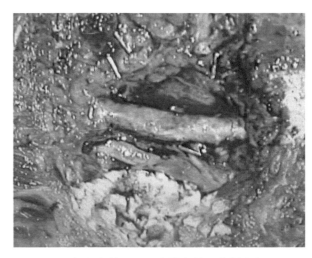

图 18-17 ● 解剖血管周围，为微血管吻合做准备

显微外科吻合

- 分离腹壁下血管前，常规静脉应用肝素。

- 将获取的皮瓣放置在胸壁，使腹壁下动脉和静脉与乳内动脉和静脉对合。

- 通常先进行中间的吻合，即静脉吻合。随后进行侧方或动脉的吻合。

- 根据外科医生的喜好决定使用吻合器（图 18-18）还是手工吻合。如果选择吻合器，建议选择 2.0 ~ 3.0mm 口径。如果选择手工吻合，则应用 8-0 或 9-0 缝线行间断或连续缝合。关键要避免后壁缝合（图 18-19）。通常吻合动脉需要缝 8 ~ 10 针（图 18-20）。

- 完成动脉及静脉吻合后，血管蒂应顺畅地走行于胸壁上，防止扭曲缠绕，从而减少蒂相关并发症——诸如血栓形成。

- 定位皮瓣在胸壁的位置，是塑造乳腺轮廓及外形的关键步骤。游离皮瓣的优点就是皮瓣周围无束缚，可以挪动皮瓣塑造良好外形。

- 腹部供区的关闭是乳腺重建术的重要步骤。在 DIEP 皮瓣术，一般无肌肉及筋膜的切除，因此可应用不吸收单股缝线行一期连续缝合。很少用人造网片加强创面。在保留肌肉的游离 TRAM 术，肌肉及筋膜被切除。因此，有时需要应用人造或生物网片取代筋膜。相对于单侧，双侧重建更是如此（图 18-21）。

- 通常在供区留置两根引流管，乳腺重建区留置一根引流管。

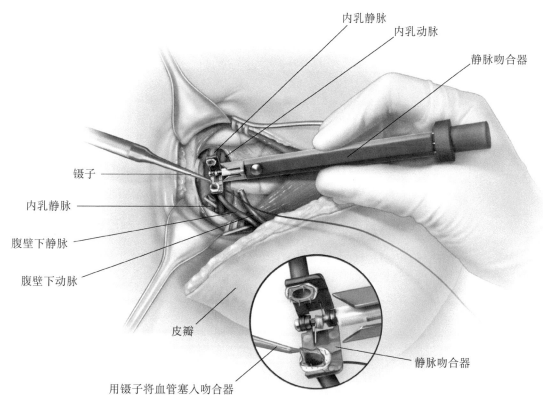

内乳静脉

内乳动脉

静脉吻合器

镊子

内乳静脉

腹壁下静脉

腹壁下动脉

皮瓣

静脉吻合器

用镊子将血管塞入吻合器

图 18-18 ● 当选用静脉吻合器行静脉吻合时，合适吻合器的角度可确保高效的吻合。首先确定供区静脉位置，而后在确定受区侧位置前调整器械角度。固定钳有一个中央小孔，有利于正确摆放静脉到吻合器内

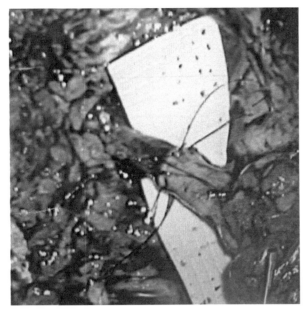

图 18-19 ● 首先应用间断显微缝合吻合位于中间的静脉

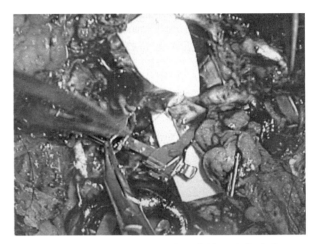

图 18-20 ● 然后应用同样的显微吻合技术吻合动脉

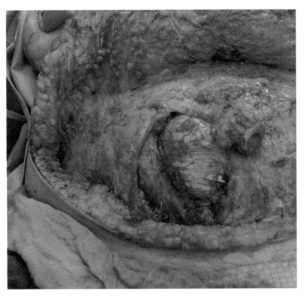

图 18-21 ● 显示供区的缺陷。当腹直肌前鞘被大面积切除后（如在 MS-0 和 MS-1 TRAMs 术），应用网片加强前腹壁或取代前鞘

经验与教训

皮瓣解剖	■ 在保留肌肉的皮瓣获取技术中，手指触摸蒂的搏动是至关重要的。
	■ 蒂要长才能使血管内径大些，从而与乳内血管直径匹配。
显微吻合技术	■ 对于大皮瓣，次级静脉引流也有用。
	■ 放射状的内乳血管不柔顺，当有用静脉吻合器时容易撕裂。
皮瓣的嵌入	■ 放射状的乳腺皮肤切除有助于预防皮瓣嵌入过紧及后期的轮廓不规则。
	■ 应用缝合钉缝合皮瓣上部，可以保持乳腺上级的轮廓。

术后管理

- 在术后 72h 内密切观察，确保皮瓣活力。严格的皮瓣护理方案包括频繁的多普勒检查、颜色，以及毛细血管再灌注检查。几乎所有的皮瓣均需要组织氧测定。
- 患者术后应用抗生素约 5d，以及 1 ~ 2 周阿司匹林预防吻合口血栓。
- 术后 1d 或 2d 开始行走。
- 患者通常术后在院 3 ~ 4d，然后出院回家。术后 3d 可洗澡。

结果

- 游离 TRAM 重建术被证实有较好的患者满意度及生活质量。长期的评价显示，较置入重建术，自体组织重建可使乳腺更显自然。
- 腹部供区的并发症相对较低，膨胀（疝）的发生率为 3% ~ 5%。这时需要外科修复，通常用筋膜折叠术和人造网片加固。
- 游离 TRAM 和 DIEP 皮瓣乳腺重建术是乳房切除术后不错的选择。
- 在较为复杂的情况下，如既往放疗、假体失败，以及超重肥胖的患者，游离组织转移技术较为有用。
- 获得预期结果及降低失败率方面，显微外科经验尤为必要。
- 供给区的并发症发生率是可接受的。大多数女性在接受 TRAM 和 DIEP 皮瓣重建术后，需要行腹部整形术。

并发症

- 微血管乳腺重建术后常见相关并发症包括吻合口血栓、出血、皮瓣失败。术后的皮瓣监测是必要的，确保血管血栓形成时迅速高效地发现。通常还会应用组织氧测定及多普勒分析。当血流中断时，需要重返手术室。补救的措施包括机械取栓术、组织纤溶酶原激活物（TPA）及重新吻合。
- 供给区的并发症会稍微常见一些，包括膨胀（疝）、切口裂开、延迟愈合、出血及积液。这些并发症需要非手术治疗，但有时需要手术治疗。

Adeyiza O.Momoh

定义

- 乳房切除术后自体重建技术是被广泛认可的乳腺重建方案。尽管多年来已有多种皮瓣重建方案，但基于腹部皮瓣的方案仍然是主流。腹部皮瓣术明显好于基于置入物的重建术，包括轮廓自然、对称性好、重建乳房的隆起外形，以及更高的患者满意度。这些皮瓣术的次要的优点是使腹部轮廓改善。Hartrampf 等于 1982 年首次报道带蒂横行腹直肌肌皮（TRAM）皮瓣术，其优点是提供一个柔软、下垂、令人愉悦的美感的、更接近自然的乳腺的重建术。随着技术的进步、对于皮瓣灌注的不懈追求，以及供区并发症的减少，1989 年 Koshima and Soeda 提出了腹壁下动脉穿支（DIEP）皮瓣术，后来在 1994 年此术式被 Allen and Treece 推广普及。多年以来，DIEP 皮瓣术逐步流行，此术的潜在优点是腹部无力、膨胀、疝均较少发生。

解剖

- DIEP 皮瓣是一种脂肪皮肤皮瓣，基于来自肌肉内腹壁下深动脉（DIEA）及腹壁下深静脉（DIEV）的肌肉内穿支。
- DIEA 和 DIEV 起源于腹股沟区的髂外血管，向内上走行至腹直肌侧缘。
- 在腹直肌深面，DIEA 及 DIEV 于弓状线附近一般均分为两支（Ⅱ型分支模式），并在脐上汇入腹壁上血管（图 19-1）。
- 其他可见的分支模式有无分支的 Ⅰ 型及三分支的 Ⅲ 型。
- 供应下腹部皮肤及脂肪组织的穿支在不同平面离开蒂，多形成内侧或外侧列穿支，提示它们在腹直肌内的相对位置和进入移植瓣的切入点。
- 大多数穿支在脐周 10cm 范围内。
- 在图 19-2 中图解了基于荧光灌注研究的灌注分区—图解腹直肌（蒂）的分区顺序。
- 一般而言，穿支对于同侧移植瓣灌注（Ⅰ 和

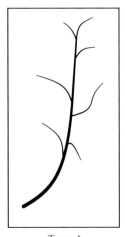 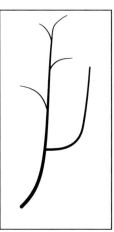 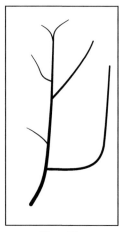

Type Ⅰ   Type Ⅱ   Type Ⅲ

图 19-1 ● Ⅰ 型，Ⅱ 型和Ⅲ型血管分支模式

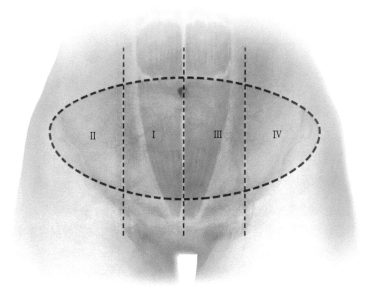

图 19-2 ● **基于荧光灌注研究的下腹部灌注分区**

Ⅱ区）强于其对对侧移植瓣（Ⅲ和Ⅳ区）的灌注，因为它穿越中线。

- 与外出列穿支相比，内侧列穿支跨过中线灌注组织的几率更大。
- 相反，与内侧列相比，外侧列穿支灌注同侧腹部移植瓣侧部的概率更大。
- 内侧列与外侧列穿支通过皮下血管网交通。
- 在 DIEA 与 DIEV 系统间有交通，并且在腹壁下浅动脉（SIEA）及腹壁下浅静脉（SIEV）系统间亦存在交通。
- 在很多患者中，SIEV 是下腹部的主要流出血管。

病史及体检发现

- 全面的病史及体格检查对于重建术的准备极为重要。
- 患者病史应包括是否有既往腹部或胸壁手术史及治疗情况，如有上述病史则患者不能行时间长的全身麻醉。
- 仔细检查评估下腹部脂肪组织量，以及外科瘢痕（如果存在）的位置。
- 团队包括外科医师、麻醉师、初级保健医生，以及有可能需要的其他专科人员，诸如心内科医师。确保患者的评估全面，所有的主要担忧均被解决。

影像学及其他诊断检查

- 近年来，建议术前供区行计算机断层扫描（CT）血管造影。术前扫描可提供移植瓣穿支的路线图，包括穿支位置、尺寸及分布的情况（图 19-3）。
- 对于有较长下腹部横行切口的患者，扫描能评价切口上方移植瓣蒂的连续性。
- 了解扫描的情况，可以减少手术时间。然而 CT 扫描并不是绝对必要的。

外科处理

- 与患者沟通绝对重建术时间（乳房切除术后即刻或延期），以及重建术类型，应考虑患者因素及肿瘤情况。
  - 重要的患者因素包括以下内容：
    - 患者爱好。
    - 体态或腹部供区组织的可用性。
    - 体重指数。

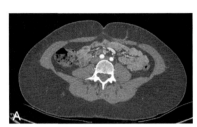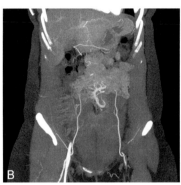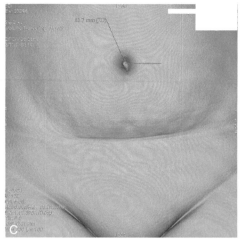

图 19-3 ● A、B. 术前对下腹部行 CT 血管造影；C. 腹壁软组织的 3-D 透视。为制订术前计划，穿支位置被轴向切线位投射在皮肤表面

- 吸烟史。
- 既往手术史影响血管蒂或供区者。
- 使患者不能承受长时间手术的内科合并病。
- 肿瘤情况包括如下内容：
  - 需要术后放疗者。
  - 需要重建术前进行乳房切除术后密切观察者。
  - 当患者需要行乳房切除术后放疗时，为防止放疗对移植瓣的不利影响，一般应将重建术延期。放疗史也是自体组织重建术的相对禁忌证，因为放疗区行置入重建术有并发症高，以及有手术失败的倾向。

术前计划

- 除了基本的实验室检查，患者应血型鉴定及抗体筛选，尤其是双侧重建者。
- 术前 1 周停用所有抗凝及抗血小板药物。华法林可以提前 1 周过渡为依诺肝素。

- 应至少禁烟 1 周。
- 术前及术中应用抗生素。
- 应用充气加压装置及手术开始时皮下应用肝素，预防深静脉血栓（DVT）。

体位

标记（体位）

- 术前直坐位标记乳房及腹部。
- 乳房的主要标记包括胸骨中线、乳房下皱褶，以及在保留皮肤的乳房切除术时需标记乳晕周围。还应测量乳房基底的宽度（图 19-4A）。
- 腹部移植瓣的上标线位于脐部或稍上方，并根据术前影像学标出穿支位置，以供引导。乳腺基底的宽度值，被用来标记垂直高度（上标线到下标线的距离）。然后标出下标线，完成椭圆形的标记（图 19-4B）。
- 手术室中患者体位是仰卧位，手术台从麻醉师处旋转 180°，为两组手术团队提供更好的入路（图 19-5）。

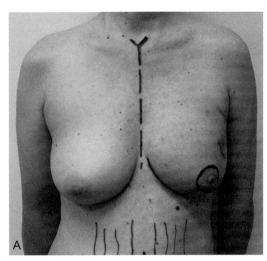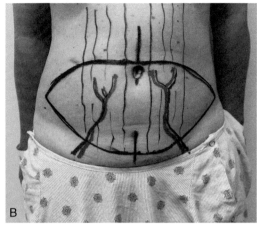

图 19-4 ● A. 术前乳腺的标记；B. 术前腹部的标记

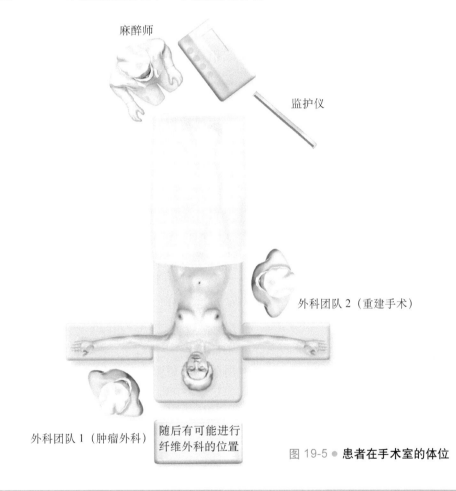

麻醉师

监护仪

外科团队 2（重建手术）

外科团队 1（肿瘤外科）

随后有可能进行
纤维外科的位置

图 19-5 ● **患者在手术室的体位**

获取移植瓣

- 按照手术需要备皮。
- 按无菌原则行乳房和腹部的准备及铺巾。

- 用手术刀切开腹部上标线，应用电刀自脂肪组织向下至前腹壁筋膜进行分离。
- 应用电刀分离脂肪肌瓣，内侧止于剑突，外侧止于肋缘。在皮肤松弛的患者，可减少分离范围。

■ 摇起手术床，向下牵拉上方腹部移植瓣，评估上缘与下腹部标线缝合的可能性。此时，根据需要调整下腹部标线。将床恢复原来位置。

■ 应用手术刀切开下腹部切口浅层，在脂肪层内仔细解剖，寻找 SIEA 及 SIEV，典型者位于 Scarpa 筋膜表面（图 19-6）。

■ 看到浅层血管后，用 Weitlaner 拉钩进一步暴露，并用肌腱剪及双极电刀向股血管方向解剖。有些患者由于缺乏足够口径血管，不适合做 SIEA 瓣。此时应解剖出 ≥ 5cm 的静脉，并用止血夹结扎并切断。

■ 应用电刀解剖到前腹壁筋膜。

■ 应用电刀由外向内沿浅筋膜平面分离移植瓣，直至在腹直肌内侧见到外侧排穿支（图 19-7）。

■ 对于双侧重建的患者，以及对于单侧皮瓣足够大的单侧重建患者，在脐周沿移植瓣中线做一切口。

■ 应用钝头剪解剖脐部蒂茎，并用电刀向下分离移植瓣至中线。

■ 对于需要移植瓣部分超过中线的单侧重建术

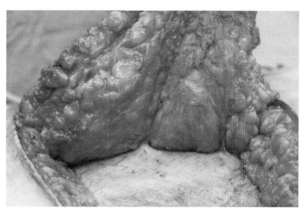
图 19-7 ● **提起浅筋膜瓣可见外侧排穿支**

患者，应在不劈开移植瓣的情况下分离脐部。

■ 自内侧缘开始，用电刀在浅筋膜平面分离提起移植瓣，直到见到内侧列穿支。

■ 应用低能量电刀在穿支周围解剖，评价所有穿支的尺寸及在移植瓣内的位置。

■ 止血夹结扎小的穿支（直径 < 1.5mm），选择一根或数根内侧或外侧排的穿支备用。

■ 此时可以应用激光辅助吲哚菁绿染料协助选择穿支。除少数已选定穿支外，其余所有穿支均置合适尺寸的 Acland 夹，麻醉师静脉给染料。染料应用几分钟内，就可见移植瓣的实时灌注图（图 19-8）。

■ 或者亦可以放置 Acland 夹来评估毛细血管再灌注，从而判断已选定的少数穿支对移植瓣的灌注充分。

■ 沿头尾方向用电刀在近穿支列处切开腹直肌前鞘（图 19-9）。

■ 用肌腱剪剪除穿支周围 1mm 的筋膜，使穿支

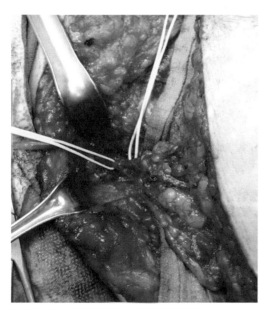
图 19-6 ● **在下腹部切口内解剖 SIEV**

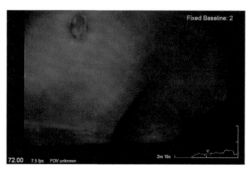
图 19-8 ● **激光辅助吲哚菁绿染料灌注图，黑色区域提示灌注不良**

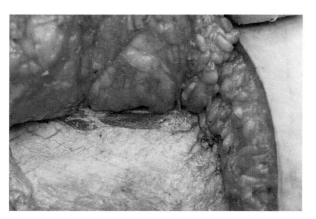

图 19-9 ● 筋膜下暴露移植瓣穿支

与周围的腹直肌前鞘分开。

- 应用橄榄头插管向每个穿支周围的腹直肌注入 2 ～ 3ml 肝素盐水。这里应用肝素盐水可以分解穿支周围的软组织，并有助于看清穿支走向。在肌内解剖时亦可根据需要重复应用此方法（图 19-10）。
- 应用双极电刀向下通过腹直肌解剖穿支，至深腹壁下动脉及静脉系统，此系统走行于腹直肌深面。
- 最靠近头侧的穿支上方有 DIEA 和 DIEV 系统与腹壁上血管间的交通血管，在穿支头侧 1 ～ 2cm 切断结扎这些血管。
- 向骨盆的髂外血管方向在肌肉下解剖，血管周围留少量脂肪组织。
- 解剖 DIEA 及静脉，直至其长度及口径与胸壁

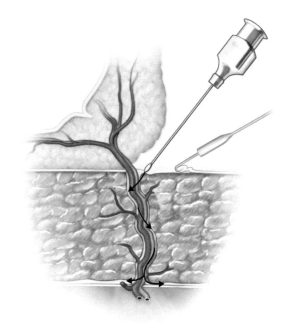

图 19-10 ● 图示水解技术对肌肉内穿支的解剖。穿支周围注射肝素盐水，制作一个穿支及肌肉间的解剖平面。箭头示肝素盐水应用过程，沿穿支注射

受区血管相似时为止（图 19-11）。

- 在转移至胸部前，要先用止血夹结扎动脉远端，再结扎静脉。
- 用肌腱剪于止血夹近侧切断血管。
- 将获取的移植瓣（图 19-12）放置在桌上，从其动脉端用肝素盐水进行灌注，直至从静脉流出的液体清亮含血少为止。

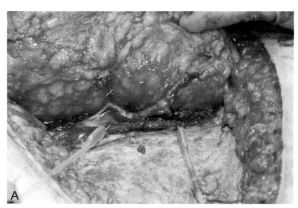

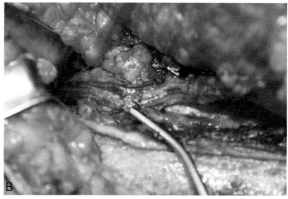

图 19-11 ● A. 在肌肉内及肌肉下解剖穿支和血管蒂；B. 结扎之前的 DIEP 移植瓣蒂

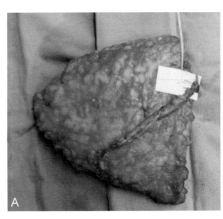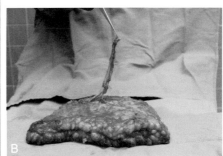

图 19-12 ● A、B. 获取并在后台进行准备工作

受区血管暴露（内乳）

- 受区血管一般选择内乳动脉及静脉，作者也选择此血管。另外,胸背动脉及静脉亦可应用。
- 完成乳房切除术后，按具体需要进行术区冲洗及电刀止血。
- 通过胸大肌扪清第 3 肋的软骨部，电刀劈开软骨浅面的肌纤维（沿肌纤维方向），并用 Weitlaner 拉钩拉开肌纤维以充分暴露。肌肉劈开应从胸骨侧缘向外约 6cm。
- 用电刀分离前方肋软骨膜，并在暴露的肋软骨内侧及外侧缘纵行垂直切断肋软骨膜。
- 用 freer 剥离器或窄骨膜剥离器将软骨膜从下方的软骨周围拉起（图 19-13）。
- 用咬骨钳自外向内切断肋软骨，暴露出后方

的肋软骨膜。至此，可通过后方的肋软骨膜看到内乳动脉及静脉。

- 应用第 2 把 Weitlaner 拉钩与第 1 把拉钩垂直放置，拉钩的一臂拉开肋骨外侧断端，另一臂拉开内侧乳房切除瓣。
- 在外侧用手术刀切开后方的肋软骨膜，将 freer 剥离器置于软骨膜深面，向下拉开软组织及血管。
- 自外向内劈开肋软骨膜，暴露下方的内乳动脉（IMA）及内乳静脉（IMV）。
- 用 freer 剥离器钝性分离后方的肋软骨膜与下方的血管，充分暴露受区血管。
- 解剖 IMA 及 IMV,在血管下方放置吸水垫（图 19-14）。

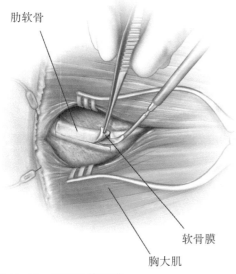

肋软骨

软骨膜

胸大肌

图 19-13 ● 提起肋软骨膜

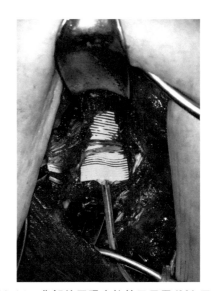

图 19-14 ● 背部放置吸水垫的已暴露 IMA 及 IMV

微血管的吻合

- 获得的 DIEP 瓣移向胸部，并与胸部缝合。
- 应用显微镜放大视野来准备移植瓣血管，修剪不规则的血管断端，并松解血管外膜。
- 同样的方法准备 IMA 和 IMV。
- 依据外科医师的喜好，决定吻合动脉或静脉的顺序。作者愿意先吻合静脉再吻合动脉。
- 先用恰当尺寸的 Acland 夹置于 IMV 近侧端，并于远侧端置止血夹，再用肌腱剪切断 IMV。肝素盐水冲洗血管断端。
- 测定移植瓣静脉及 IMV 的大致口径，其中较小的口径被选作吻合口的口径。
- 先将移植瓣静脉放置在吻合器的一端，再放置 IMV，在无张力的情况下闭合吻合器。松开之前放置在 IMV 的夹子。
- 在切断 IMA 之前，在 IMA 近端放置恰当尺寸的 Acland 夹，远端放置止血夹。将移植瓣动脉放置到 Acland 夹的另一端。
- 用 8-0 或 9-0 尼龙线间断或连续缝合动脉末端，行端 - 端吻合（图 19-15）。

- 完成吻合后，先松开移植瓣侧的夹子，再移除 IMA 侧的夹子。
- 血管复流后，为防止痉挛向动脉外膜浸润罂粟碱。
- 应用温盐水给移植瓣及吻合血管加热，使其再灌注数分钟。
- 移植皮肤应用多普勒超声标记缝合部位。
- 将腹部移植瓣中的脂肪放置在吻合口周围，使位置固定并减少扭曲。

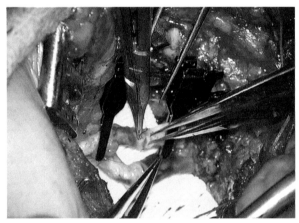

图 19-15 ● **手术显微镜下行微血管吻合术。Acland 夹置于动脉末端，应用 8-0 尼龙线间断缝合，行端 - 端吻合后方的 DIEV 与 IMV**

移植瓣的置入（供区缝合）

- 切除移植瓣周边血供不良的部分。
- 将移植瓣放置在乳房切除术后的缺损处，可吸收线间断缝合将移植瓣固定在内侧的胸壁。
- 标记皮岛图形，电刀切除皮岛周围所有的皮肤（表皮和真皮）（图 19-16）。此处亦可以应用去表皮术。
- 在乳房切除术后缺损的下部放置引流管，自腋前线皮肤引出。
- 插入移植瓣采用可吸收线间断真皮缝合及连续表皮下缝合。
- 摇起手术床；腹部供区放置两根引流管；自 Scarpa 筋膜、真皮、表皮下依次逐层关闭缺损。
- 穿过皮瓣将肚脐转移至腹中线腹部缝合线的上方，此处切除全层皮肤，创建大小合适的缺损，遂将肚脐安放此处并缝合。
- 缝合切口用胶水粘合封闭，贴胶条或油膏。

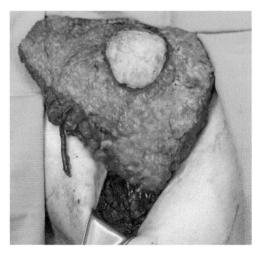

图 19-16 ● **切除皮岛以外所有的皮肤。可见保留的 SIEV 在皮瓣的内侧**

经验与教训

术前评估	■ 术前 CT 血管造影有助于穿支的选择——可提供穿支的位置及尺寸,但不能提供血流(灌注)信息。 ■ 由数条穿支供应的皮瓣最好用激光辅助吲哚氰绿荧光染料评估,或者可以通过阻断这几条穿支以外的所有穿支的方法来评估。
患者体位	■ 患者仰卧位,手术床可以自麻醉师处转动 180°,以便医生操作。
血管的解剖	■ 尽可能保留较长的 SIEV(≥ 5cm),在移植瓣转移至胸部后发生静脉充血时作为备用流出道血管。 ■ 肌内穿支的水解技术使得这部分操作简单,并创造了解剖平面,使穿支及小血管分支更容易被看到。

术后处理

■ 患者从手术室转入麻醉恢复室,或直接转入有移植瓣监测能力的病房。

■ 第一个 24h 每个小时检查移植瓣(颜色、温度、毛细血管再灌注,以及手持多普勒超声),然后在后续的住院期间延长至每 2 小时、每 4 小时检查移植瓣。

■ 其他的移植瓣监测有持续近红外光谱(NIRS)组织血氧测定,术后应用 72h。

■ 常规抗凝预防 DVT。

■ 患者始终保持半坐卧位。

■ 术后第 1 日(POD)逐渐从流质饮食向常规饮食过渡,禁止摄入咖啡。

■ 术后第 1 日可从病床到椅子,第 2 日开始行走。

■ 术后第 2 日拔出尿管,停用静脉液体、静脉药物,以及患者自控性阵痛泵(PCAs),并改口服。

■ 患者一般术后第 3 到第 5 日出院。

■ 当连续 2d 引流液少于 30ml 时,可拔除引流管。

■ 术后 6 周内活动受限,并且勿提重物。

■ 出院后 1 周首次随诊。

■ 图 19-17A、B. 为一名左乳浸润性癌拟行 DIEP 瓣重建术的术前照片。

■ 图 19-17C、D. 为同一患者在即刻双侧 DIEP 瓣重建术及随后的矫正术后的结果。

结果

■ 乳房重建术的目的是创造乳房的隆起,使其有美学愉悦感、对称、外观及感觉均与自然乳房相似。

■ 患者的满意度是评价重建术结果的重要指标。

■ 一般重建术患者在短期内(< 5 年),无论是置入物重建还是自体形式的重建术患者,均满意。

■ 长期(> 8 年)结果显示腹部移植瓣患者依然满意,而置入物重建的患者满意度下降。

■ 研究显示,在单侧重建术的患者行自体组织重建术有着更高的满意度。这可能是因为与对侧正常乳房有很好的对称性有关。

■ 在行双侧重建术的患者,如果双侧使用了相同的技术,所有方法均有较好的满意度。再次强调对称性的重要性。

并发症

移植瓣相关并发症

■ 感染——外科部位感染少见,因为这些部位洁净,而且转向胸部的自体组织比假体具备更强的抗感染能力。

■ 伤口延迟愈合——此并发症一般发生在乳房瓣与 DIEP 瓣皮肤蒂的交界处。同样是因为乳房瓣边缘血供不良引起,在吸烟者及既往放疗患者较易发生。

■ 脂肪坏死——10% ~ 15% 的患者发生不同程度的脂肪坏死,多发生在移植瓣脂肪组织灌注不良的部分。此并发症在术后几周内显现出来,表现为可触及的质硬结节,通常引起不适。这些坏死区域可以直接切除或行抽脂术(超声辅助或吸引辅助)。

■ 部分移植瓣消退——不常见的并发症,与

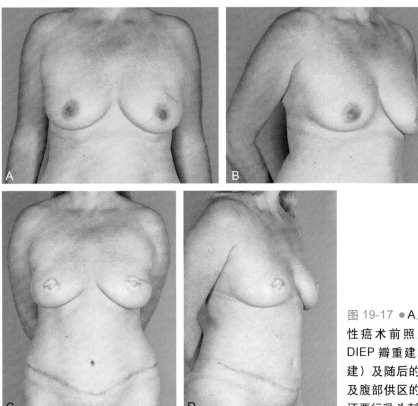

图 19-17 ● A、B. 为一名左乳浸润性癌术前照片；C、D. 即刻双侧 DIEP 瓣重建术（包括双侧乳头重建）及随后的矫正术后的乳房，以及腹部供区的术后照片。患者最后还要行乳头刺青

灌注不良有关。这里指部分移植瓣消退。是由于选择了灌注不良的穿支或一条或多条穿支血栓形成引起。一般需要切除坏死部分。

■ 全移植瓣消退——是最严重并发症，发生在少于 2% 的患者。最终原因是血管蒂血栓形成，由多种因素导致，如技术问题、高凝状态。很多时候，早期探明血栓并重返手术室去除病因可以挽救移植瓣。

供区并发症

■ 疝（突起）——腹壁薄弱的结果。与 TRAM 瓣术相比，此并发症较少，因为 TRAM 瓣术获取了肌肉及筋膜。在使用网片加强后，此并发症减少。

■ 伤口延迟愈合——伤口愈合问题一般发生在病态肥胖、糖尿病及吸烟者。一些患者的脐下腹部供区为末梢血供；此区域发生脂肪坏死，并最终导致伤口延迟愈合。伤口清创及敷料更换可以使伤口二期愈合。

第 **20** 章　乳头 – 乳晕重建术

Anita R.Kulkarni　Amy K.Alderman　Andrea L.Pusic

定义

- 乳头 - 乳晕重建术（NAR）一般是乳房切除术后乳房重建术的最后阶段。乳头重建为三维的突起，乳晕重建为类似于自然的乳头 - 乳晕复合体（NAC）。

病史和体检发现

- NAR 是任何一期乳房重建术后的可选重建阶段。文献报道约 50% 乳腺重建术患者选择 NAR。
- NAR 至少在乳房重建术后 3 个月进行。因为在行 NAR 时，乳房形态及位置已固定。
- NAR 可以依据患者的决定延迟进行，可延至乳房重建术后数月或数年进行。

外科处理

- 有很多种乳头重建技术，包括乳头分享、局部移植瓣、软骨移植瓣、真皮移植瓣及假体。局部移植瓣是最常用术式，本章详述此术式。
- 重建的乳头缺少自然乳头的精细的导管及平滑肌成分；因此，长期保持乳头的突起仍然是 NAR 的巨大挑战。
- 多种自体和假体物质（耳软骨、肋软骨、趾腹、非细胞真皮基质、羟基磷灰石钙、聚四氟乙烯置入物等）被用来尽可能保持乳头的永久硬度。然而，还没有哪种方法有明显的优势。
- 乳晕重建术首选皮肤移植，刺青，或两者并用。
- 本章首选描述三叶瓣乳头重建，乳晕重建应用全厚皮肤移植。手术一般在手术室镇静麻醉或全身麻醉下进行。
- 而后描述的技术是 C-V 瓣乳头重建，可以将乳晕重建和刺青联合实施。此手术可在局部麻醉下进行。

术前准备

- 在单侧 NAR 时，除了考虑解剖标志外，还要考虑对侧乳头的位置、尺寸及外形。在双侧 NAR 时，解剖学标志，以及标志的测量被用于决定 NAC 的位置及设计。
- 解剖学上，NAC 位于乳房突起最前端的位置，在乳房下皱褶水平，在乳房突起的中央。
- 乳头一般突出 5mm，而乳晕直径一般为 35 ~ 45mm。

位置

- 在手术室里，患者仰卧位上肢外展 90° 固定。两侧乳腺暴露，来评估对称性。患者固定在手术床上，允许术中直立评估。
- 在门诊，患者仰卧位上肢置于体侧。

三叶瓣（乳头）和全厚皮肤移植（乳晕）

- 患者仰卧位双上肢外展 90°。上肢固定在托手板上。
- NAC 选择在直立位重建乳房突起最前端的位置。在单侧乳头重建时，NAC 的位置与对侧对称（图 20-1）。
- 乳晕重建选用供区全厚皮肤移植。一般供区为乳房侧缘手术瘢痕、下腹部、腹股沟皱褶。另外，乳晕移植可以选择患者已存在的任何

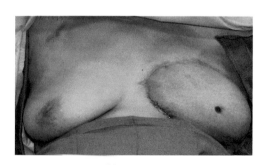

图 20-1 ● 乳头位置选择在正常侧乳头对称的位置

部位的瘢痕。

- 应用 38mm 或 42mm 标尺标记乳晕移植瓣。切线位向乳晕移植瓣画出一椭圆，以便关闭供区。

- 在获取皮瓣前，先用手术刀在乳晕移植瓣上划痕标记。切开椭圆标记，获得全厚皮肤移植瓣（图 20-2）。

- 应用小尖头剪去除乳晕移植瓣上的脂肪，仅留全厚皮肤（图 20-3）。

- 在之前标记部位设计三叶瓣（图 20-4）。

  - 在预设乳头部位画出一个 1 ~ 1.5cm 的圆。

  - 应用 38mm 或 42mm 的标尺标记以乳头为中线的乳晕。

  - 在标记乳晕圆形的上缘画一横线穿越圆形。

  - 圆的上部分网格标记出将去表皮的区域。

  - 圆的下部分将被提起，作为"三叶瓣"创建新的乳头。

- 切口表皮被刻痕。

- 网格标记的半圆去表皮（图 20-5）。

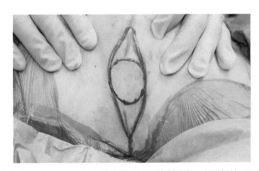

图 20-2 ● **38mm 标尺标记乳晕移植瓣。切线位画出椭圆形以利于关闭切口**

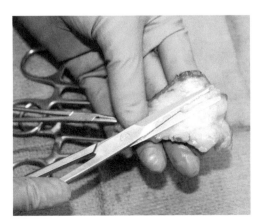

图 20-3 ● **去除乳晕移植瓣的脂肪**

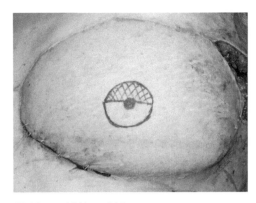

图 20-4 ● **设计三叶瓣**

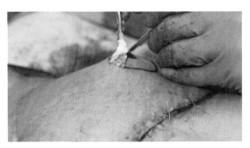

图 20-5 ● **网格标记区域去表皮**

- 在中间真皮水平自边缘提起移植瓣。表皮的最底层留下，为乳晕皮肤移植提供血管床（图 20-6）。

- 在标记的乳头部位，移植瓣与深层真皮相连。为使移植瓣能形成突起，分离移植瓣中央部位时应稍深些，包括一些脂肪（图 20-7）。

- 三叶瓣向中央聚拢，并用 5-0 薇荞缝线皮下缝合（图 20-8）。

- 应用 5-0 薇荞缝线将三叶瓣边缘间断缝合到一起（图 20-9）。

- 缝合乳头（图 20-10）。

- 4-0 铬线半包埋水平褥式将乳晕全厚皮肤瓣与

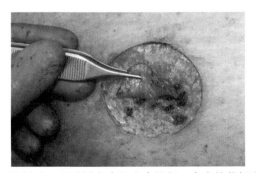

图 20-6 ● **三叶瓣自中间真皮提起，中央的蒂相连**

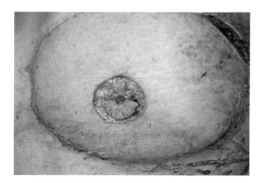

图 20-7 ● 显示三叶瓣被提起

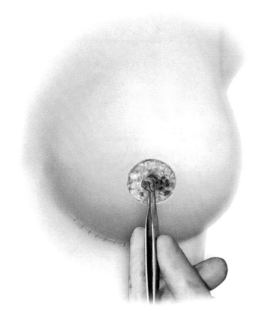

图 20-8 ● 三叶瓣边缘向中央聚拢，再建乳头

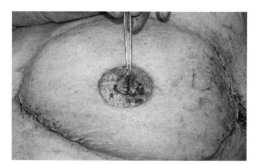

图 20-9 ● 在中线处将边缘缝合

移植床缝合。为避免乳房瘢痕形成，缝合的包埋部分与乳腺皮肤对合（20-11）。

■ 为暴露乳头，在乳晕移植瓣的中央剪一个 1cm 的洞（图 20-12）。

■ 5-0 铬线间断缝合，将移植瓣与乳头缝合。

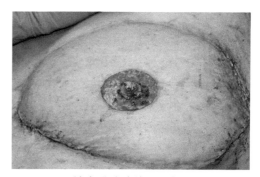

图 20-10 ● 缝合乳头边缘，状如一顶帽子

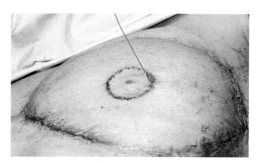

图 20-11 ● 乳晕皮肤瓣与皮肤边缘缝合

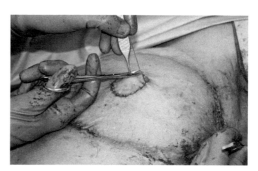

图 20-12 ● 为得到突出的乳头，在乳晕皮肤瓣的中央剪一个洞

■ 4-0 铬线加固缝合，在乳晕移植瓣呈现团状突起的乳头（图 20-13）。

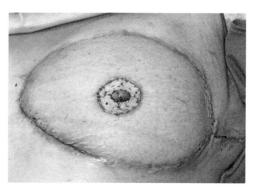

图 20-13 ● 加固缝合，在乳晕移植瓣呈现团状突起的乳头

- 乳腺的皮肤用 Mastisol 敷料、十字交叉粘贴胶条、2cm×2cm 松散的纱布，以及泡沫敷料（图 20-14A ～ D）对伤口进行保护性遮盖。遮盖的目的是保护 NAR，对三叶瓣无压迫。
- 遮盖敷料术后保持 5 ～ 7d，此时患者已转门诊。

C-V 瓣

- 此操作可以局部麻醉下患者清醒的状态下实施。
- 患者直立坐位，NAC 的位置标记在乳房隆起的最前突出处（图 20-15）。
- 画出 C-V 瓣。瓣的长度约 5cm（A 至 F），宽度约 1.5 cm。瓣的宽度（BD 至 CE）决定乳头的突起（图 20-16）。
- 皮下浸润注射含 1 : 100 000 肾上腺素的 1% 利多卡因（图 20-17）。
- 沿边缘切开，不包括乳头基底的 B 至 D 线。剩下此区域相连来保证瓣的血供（图 20-18）。
- 在皮下脂肪中层从两侧分离提起瓣（图 20-19A、B）。
- 从 B 至 C，以及从 D 至 E 关闭切口（图 20-20）。
- 一侧边缘（A 点）移向中央，并用 5-0 薇荞缝线缝合（图 20-21）。
- 对侧边缘（F 点）移向中央，并与另一侧边缘缝合（图 20-22）。
- 缝合帽状乳头顶部，其余切口用 4-0 薇荞缝线深层缝合及浅层连续皮下缝合（图 20-23）。
- 双侧重建完成后的乳头突起（图 20-24）。

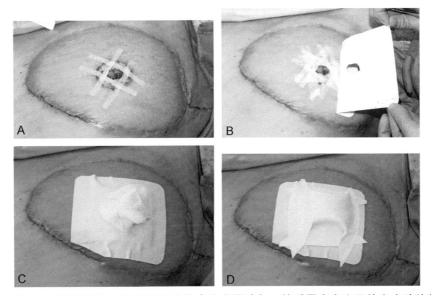

图 20-14 ● 敷料遮盖。A. 周围乳腺的皮肤应用胶条，然后用十字交叉的方式贴胶条压紧移植瓣；B. 留有中央乳头孔的泡沫敷料置于胶条外；C. 将 2cm×2cm 松散的纱布置于乳头表面；D. 另一泡沫敷料成帐篷样地覆盖在纱布表面，对重建的乳头无压迫

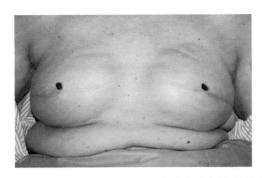

图 20-15 ● 双侧乳头的位置标记在乳房隆起的最前突出处，邻近乳房切除术瘢痕

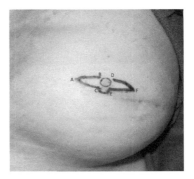

图 20-16 ● 标记 C-V 瓣。从 A 至 F 的长度约 5cm，BD 至 CE 宽度约 1.5cm

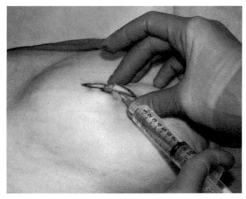

图 20-17 ● 皮下注射含 1 : 100 000 肾上腺素的 1% 利多卡因

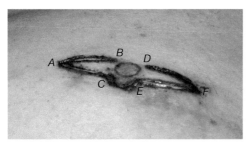

图 20-18 ● 切开除 B 至 D 的 C-V 瓣至脂肪中层

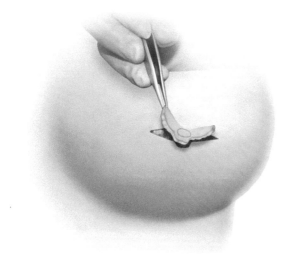

图 20-19 ● A.C-V 瓣自脂肪中层分离提起；B. 示被提起的 C-V 瓣

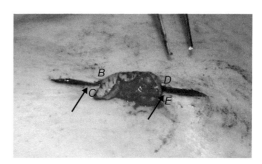

图 20-20 ● 关闭切口（点 B 至 C，以及 D 至 E）

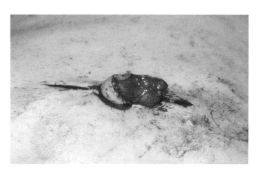

图 20-21 ● 一侧边缘（点 A）移向中央，并与深层缝合

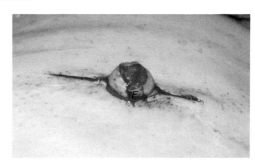

图 20-22 ● 对侧边缘（点 F）移向中央，并与点 A 缝合

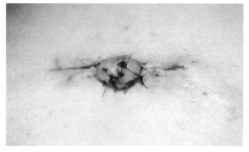

图 20-23 ● 缝合关闭帽状乳头，所有切口均用间断缝合关闭

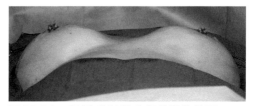

图 20-24 ● 双侧 C-V 瓣突起的最终效果

经验与教训

适应证	■ 乳头 - 乳晕重建术应推迟进行，直至乳房隆起外形固定。
切口位置	■ 皮瓣应该尽量靠近乳房切除术的瘢痕，避免造成额外的瘢痕。
乳头突起	■ 乳头突起在第 1 年将降低 50%，因此重建术应高估突起。
	■ 突起可以后期通过真皮填充物增大，如胶原或透明质酸。
乳晕	■ 乳晕刺青一般作为乳晕重建术时皮肤移植的附加操作或基本操作。
	■ 刺青需要在几个月内不止一次地进行，以达到最终颜色。

术后处理

■ 乳头重建术后，需要用保护性敷料粘贴 1 周。为防止乳头移植瓣受压，术后 6 周应避免戴文胸。

■ 如果没有皮肤移植，术后 1 周去除敷料后可以洗澡。

■ 如果乳晕重建时有皮肤移植，术后 1 周在门诊去除支持敷料，然后每天更换三溴酚铋敷料 1 周。2 周后，患者可以洗澡并在移植瓣应用保湿霜。

预后

■ 各种乳头重建术均随时间的发展而有不同程度的突起消退，高达 50%。大多数消退发生在头 3 个月，一般在 1 年后乳头形态及尺寸固定。随着时间的发展，C-V 瓣比三叶瓣突起消退更多。

■ 真皮填充物，如胶原和透明质酸可以向乳头注射来增加突起。

并发症

■ 乳头突起消退。

■ 部分或全部移植瓣坏死。

■ 部分或全部乳晕移植皮瓣消退。

■ 感染。

第 21 章　乳房缩小整形术

Sebastian Winocour　Valerie Lemaine

定义

- 乳房缩小整形术是指为乳腺肥大患者实施切除多余乳腺皮肤及实质，重置乳头乳晕复合体的手术。其目的是应用美学手段在不损失乳腺感觉及功能的前提下实现乳腺体积的缩小，又称乳房缩小术。

鉴别诊断

- 乳腺肥大需要与以下疾病鉴别：乳腺癌、叶状肿瘤、乳腺良性结节（包括纤维腺瘤、纤维神经瘤、淋巴管瘤及乳腺囊肿）、血肿、分泌性甾体激素的异位肿瘤、妊娠、哺乳及少女性肥大。将乳腺良性肥大与乳腺癌区分开是至关重要的。乳腺癌较少见，多为单侧，通常呈偏心性，触诊呈典型固定质硬的病变。

病史及体格检查

- 在治疗前应采集病史，并明确体征、功能症状及心理症状。同时以下细节的询问也非常重要：详细的既往治疗史及手术史、生育史、家族史、社会经历，以及目前的药物治疗及过敏史。
- 巨乳相关的体征及功能障碍包括疼痛（颈部、背部、肩部）、乳痛、耸肩、破溃的皮疹和（或）感染、活动受限、穿衣困难。患者经常有心理症状，包括感觉缺乏躯体吸引力，以及在私自和社会活动中的拮据感。
- 既往史应排除任何可能影响乳房缩小整形术后患者恢复能力的疾病（如心肺疾病），或影响术后乳头乳晕复合体存活的疾病（如胶原血管病）。既往有无良性或恶性乳腺肿物应该被提及。应获得全面的既往手术史，并找到

过去的乳腺及胸壁切口，因为其可能影响手术皮肤切口或乳头乳晕复合体的蒂根设计。
- 因为生育可以影响女性乳房的大小及形状，所以患者的生育史对于了解及预期乳房缩小整形术后的效果是非常重要的。询问患者未来的怀孕及哺乳计划，并告知患者此类行为的风险。最后，对于近期产子及正在哺乳的患者，应交换意见何时手术。理想的手术时间至少应延迟至产子及哺乳结束后 1 年。
- 全面了解家族史，对于发现乳腺癌高风险患者是非常重要的。对于有乳腺癌家族史的年轻患者，以及年龄＞40 岁的患者，均应行术前钼靶摄片以便发现任何可疑病变。一些外科医生常规对拟行乳房缩小整形术的所有患者行双侧钼靶摄片检查。
- 吸烟可以增加乳头乳晕复合体血供不良的风险，并影响伤口愈合。因此，吸烟者应更改手术时间。目前的治疗规范指出，术前至少停止吸烟后 4 周才可有理想的效果。
- 巨乳可以出现在女性一生中的不同阶段，因此手术时机非常重要。对于青春期的患者，乳房缩小整形术的时机应综合考虑。既要考虑巨乳对于自尊心及体育活动限制的影响，又要考虑青春期乳腺发育及可能的未来生育行为。对于近期体重变化明显的老年肥胖女性患者，手术应慎重地延迟至少 1 年后，即直至体重稳定。因为手术可导致乳腺体积变化与身体不成比例。
- 所有患者均应进行双侧乳腺的查体，包括腋窝及锁骨上淋巴结的检查。记录患者的身高、体重、体重指数和体表面积，并实施恰当的乳房测量，测量包括乳房宽度、胸骨切迹及锁骨至乳头的距离、乳房下皱褶中点至乳头

的距离，以及每个乳晕的外形尺寸。另外，应记录乳房的特征，包括对称性、上极轮廓及丰度、乳房下垂的表现、包括皮纹情况的皮肤特征及乳腺组织密度（图 21-1）。

■ 对手术预期的病情讨论是避免不满和误解的关键。另外，应告知患者乳房缩小整形术的可能并发症，包括乳头感觉的变化、不对称、缺少吸引力的乳房大小及形态、瘢痕、脂肪坏死、乳头乳晕复合体缺失、不能哺乳、出血及感染。

影像及其他诊断方法

■ 美国癌症协会推荐，对于存在乳腺癌一般风险的患者自 40 岁开始行乳腺钼靶摄片筛查。因此乳腺癌高风险的患者及年轻患者，在拟行乳房缩小整形术前应行术前乳腺钼靶摄片检查。很多整形医生常规对于所有的患者术前行腺钼靶摄片筛查。

外科治疗

■ 乳房缩小整形术有多种外科途径，然而所有的途径都应该有以下 4 个方面考虑：①乳房实质的缩小；②制作乳头乳晕复合体蒂根；③为重新对合去除多余的皮肤；④重置乳头乳晕复合体。本章将介绍最常用的 Wise 模式 (倒 T) 技术，即减少中部、侧方、上方乳房实质体积，保留下方蒂根，以保证乳头乳晕复合体的血供。其他技术还包括上方中部乳房缩小整形术、短瘢痕环乳晕下方蒂根缩小整形术 (SPAIR)，以

及抽脂乳房缩小整形术等。

■ Wise 模式技术的优点有可重复性、可普及性，以及对于不同乳腺形态大小的广泛适用性。然而其缺点包括瘢痕长，以及有乳腺下垂的远期发展趋势。

术前准备

■ 手术当日在手术等候区用记号笔做术前标记，标记时取直立位。

■ 胸骨中线、乳房顶点，以及乳房下皱襞应首先标记。然后将乳房下皱襞移至乳房前方并标记乳头的预设位置。测量胸骨上窝（锁骨）至此点的距离，并对称地标记另一侧乳房。从此点向下及向侧方画出 8cm 长的斜行的纵向臂。各线间最低点应相距 8 ～ 10cm，具体依据预计的乳房缩小宽度而定。在乳房下皱襞将纵向臂基底的中间及侧方连接成曲线。微调使乳房对称，减少直立的锥形外观（图 21-2）。

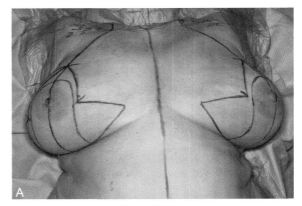

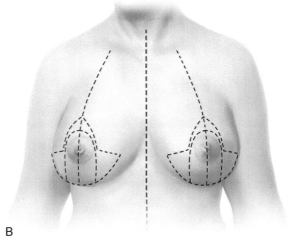

图 21-2 ● A、B. 术前直立位对患者进行标记

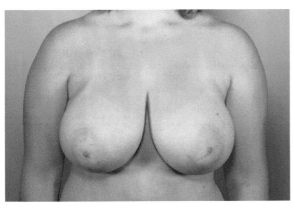

图 21-1 ● **典型的巨乳患者**

■ 虽然支持乳房缩小整形术术前应用抗生素的证据有限，但整形医生的一般性共识是预防性应用抗生素应该在切皮前至少 30min 以上，从一些普外科乳房切除研究的数据可以推断出，抗生素的预防应用减少了术后伤口感染的发生。

体位

■ 乳房缩小整形术应用气管内麻醉。

■ 因为该手术术中需要半直坐位评估乳房的对称性、形态、轮廓，所以患者取仰卧位，臀部固定在手术床上。患者的手臂应安全地缚在手臂调节板上，以便于调节体位。

■ 下肢应用持续压迫装置，并插尿管。

切开前的浸润注射和标记

■ 乳腺的基底及预切口处先用含 1 : 100 000 肾上腺素的 1% 利多卡因浸润注射。然后，双侧乳腺标记 8 ~ 10cm 宽的下极皮蒂。应用曲奇成型刀将乳头固定在中央，在很小或无张力的情况下在乳头乳晕复合体周围的乳房皮肤上做一个 40 ~ 44mm 的环形标记（图 21-3）。每侧乳腺基底部均置止血带以辅助止血（图 21-4），皮肤切口及皮蒂成形完成后取下止血带。

切开

■ 沿乳头乳晕复合体及皮蒂的标记，应用手术刀切开。处理下方蒂的皮肤至乳房下线，不要涉及乳头乳晕复合体。为保留乳头乳晕复合体皮下血管网，应保留垂直臂间的真皮。沿

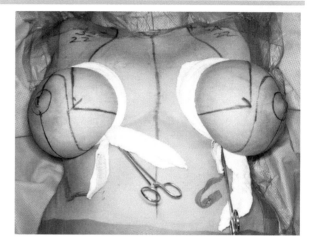

图 21-4 ● **每侧乳腺基底部均置止血带以减少出血，皮肤切口及皮蒂成形完成后取下止血带**

新的乳头乳晕复合体周围的垂直臂切口，直达皮下组织，将下方蒂与周围乳腺实质分开（图 21-5）。

制作皮瓣

■ 将内侧、外侧及上方皮瓣与乳腺实质提起、分离。为使皮瓣再次与乳腺对合时能够得到平顺的乳房轮廓，设计皮瓣在接近胸壁时逐渐增厚。皮瓣应 1 ~ 2cm 厚（图 21-6）。

乳头乳晕复合体蒂的制作及实质的切除

■ 在不损害乳头乳晕复合体血供的前提下制作下方的蒂。依次切除内侧、外侧及上方的多余乳腺实质。上方乳腺组织被切除深达胸壁，向上达锁骨水平。内侧组织被切除深达胸肌筋膜，但未达中线。最后，为保留乳头乳晕复合体的神经支配，外侧胸壁应保留一层乳腺组织（图 21-7）。彻底止血后，冲洗伤口。

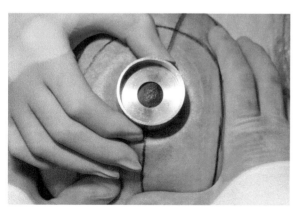

图 21-3 ● **40 ~ 44mm 曲奇成型刀将乳头固定在中央，在很小或无张力的情况下在乳头乳晕复合体周围的乳房皮肤上做标记**

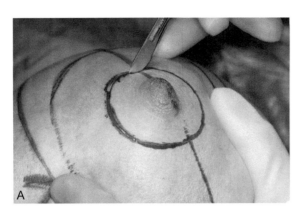

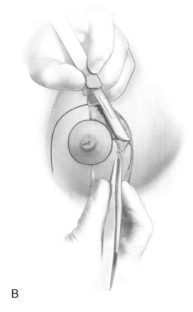

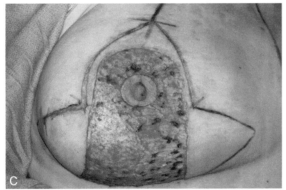

图 21-5 ● A ~ C.沿皮肤标记,应用手术刀切开皮肤,处理下方蒂的皮肤至乳房下线,不要涉及乳头乳晕复合体

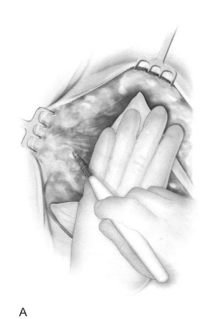

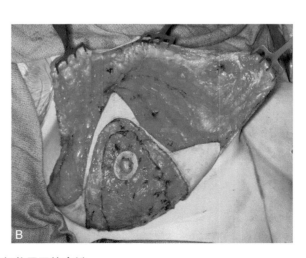

图 21-6 ● A、B. 从内侧、外侧、上方提起蒂周围的皮瓣

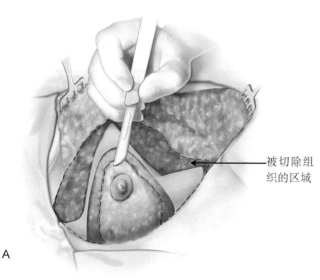

被切除组织的区域

A

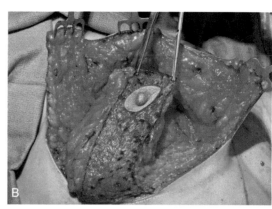

图 21-7 ● 在不损害乳头乳晕复合体血供的前提下制作下方的蒂，即切除内侧、外侧及下方的乳腺实质组织

- 所有乳腺实质被切除后，先称重，随后送病理检查（图 21-8）。
- 在对侧乳房重复进行相同操作，以达到乳腺形状和大小的对称性。

皮肤的切除及提拉

- 临时将皮瓣提拉被覆于乳房表面，用钉皮器临时固定（图 21-9）。患者取坐位，微调皮肤以达到对称及美学效果。最后确定乳房下缘

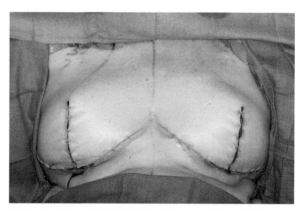

图 21-9 ● 乳腺皮瓣被覆于蒂表面，应用钉皮器固定

的内侧及外侧位置。之后，根据需要切除多余皮肤。
- 确认对称后，患者仍取坐位，应用 38 ~ 42mm 曲奇成型刀确定乳头乳晕复合体的最终位置，并标记（图 21-10）。切除皮肤显露乳头乳晕复合体（图 21-11）。

重置乳头乳晕复合体

- 显露乳头乳晕复合体后，辨识下方的蒂的位置和方向，确保其没有扭曲。应用可吸收单股线采用 Gillies 缝合法缝合倒 T 连接处，此处是张力最大处。分别在 4 个象限应用可吸收单股线将乳头乳晕复合体按照正确的方向予以缝合固定。关闭所有的切口，深层采用

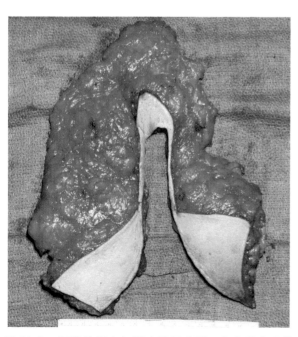

图 21-8 ● 切除的标本包括皮肤及实质，应在送病理前称重

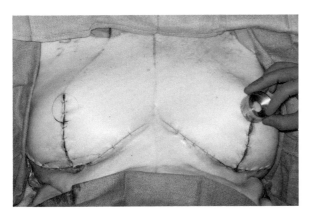

图 21-10 ● 应用 38 ～ 42mm 曲奇成型刀确定、标记乳头乳晕复合体的位置

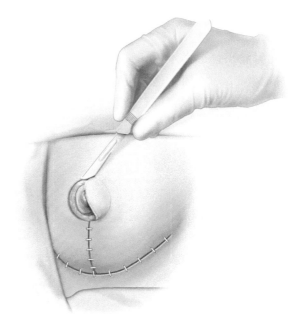

可吸收单股线间断缝合，浅层采用可吸收单股线连续缝合（图 21-12）。所有切口覆盖干燥敷料。

■ 关闭切口前放置引流管。

图 21-11 ● 切开环形标记线显露乳头乳晕复合体，并切除蒂表面的皮肤及软组织。小心操作避免损伤乳头乳晕复合体

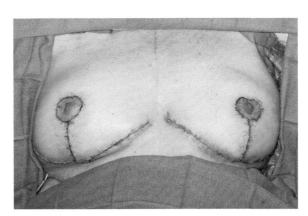

图 21-12 ● 所有皮肤切口关闭后的效果

经验与教训

切开前的浸润注射	■ 可通过腰穿针用麻药及肾上腺素溶液对乳房基底做彻底的浸润注射。
切开	■ 开始仅切开纵向臂的真皮层，以便在皮肤成形过程中牵引。
	■ 相比手术刀，Kaye 剪刀应用在皮肤成形过程中将更有效。
皮瓣制作	■ 恰当的皮瓣厚度是确保皮肤血供及保持乳腺外形的关键。当接近胸壁时，皮瓣应逐渐增厚。
乳头乳晕复合体蒂的制作及实质切除	■ 为防止下极移位及术后乳腺下垂，应避免解剖乳房下皱襞中部及乳头乳晕复合体蒂侧方组织。
皮肤的切除及提拉	■ 当提拉皮瓣到乳腺上时，钉皮器较皮钳更有效。
	■ 当钉皮钉去除后，提拉皮肤后可以用横直交叉平行线阴影标记法确保皮肤准确对合。
重置乳头乳晕复合体	■ 为防止由于位置不好所导致的乳头乳晕复合体缺血，在缝合皮肤前应确认蒂无扭曲。

术后处理

- 乳房缩小整形术术后应该使用乳腺绷带或支撑文胸 2 ~ 4 周。这样可以压迫乳腺、减少血肿及积液，以及降低皮肤切口张力、防止伤口裂开和瘢痕形成（图 21-13）。

预后

- 乳房缩小整形术的效果良好，所有患者均满意。常报道的并发症有：① 有症状的瘢痕（6%）；② 伤口裂开（5%）；③ 感染（1.2%）。对于术前症状有高缓解率，包括颈部疼痛（91%），背部疼痛（96%），耸肩（100%），以及自我形象认知的主观提升（92%）。

并发症

- 瘢痕形成。
- 伤口裂开。
- 感染（蜂窝织炎或脓肿）。
- 乳头乳晕复合体感觉不良。
- 乳房不对称。
- 缺乏吸引力的大小和（或）形态。
- 脂肪坏死。
- 乳头乳晕复合体缺失。
- 哺乳困难或不能哺乳。
- 血肿。

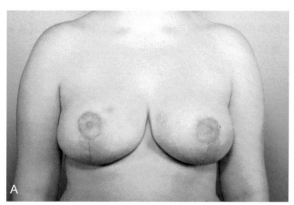
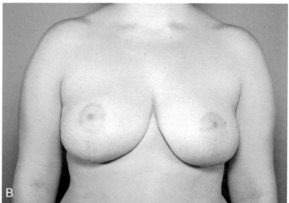

图 21-13 ● 术后分别为（A）1 个月及（B）1 年的结果

第三部分

内分泌外科

第22章 甲状腺腺叶切除术

Amy C.Fox　Paul G.Gauger

定义

- 甲状腺腺叶全切除术是指切除整个甲状腺腺叶和峡部，它可以用于诊断或治疗甲状腺疾病。
- 甲状腺疾病中需要进行甲状腺腺叶切除的最常见的是甲状腺单发结节。随着年龄的增长，普通人群可触及的甲状腺结节的发病率高达4%～7%。
- 甲状腺腺叶切除的最常见适应证如下：
  - 诊断不明确的单发甲状腺结节。
  - 有症状的单发甲状腺结节（如有压迫症状的单侧甲状腺结节或毒性结节性甲状腺肿）。

鉴别诊断

- 良性甲状腺结节。
- 毒性腺瘤。
- 甲状腺癌。
- 甲状腺内的甲状旁腺腺瘤。
- 淋巴结。

病史和体征

- 甲状腺结节发病率高，但大多数都是良性的。内科医生可以通过询问详细的病史筛查哪些患者可能需要手术治疗。既往颈部放疗史、增长迅速的肿块、声嘶、相关淋巴结肿大，或者有肿瘤家族史的患者的结节要怀疑恶性的可能性。吞咽困难、呼吸困难或者颈部有不能耐受的异常肿物感常提示甲状腺有产生压迫症状的大结节。
- 体格检查应详细检查甲状腺结节的特征，如大小、质地及个数等，同时应触诊颈部相关区域有无肿大淋巴结。

影像和其他诊断方法

- **甲状腺功能检查**。促甲状腺激素（TSH）可以评估患者甲状腺的功能。为确保患者的甲状腺功能亢进不是穿刺所致，TSH的检查应该在细针穿刺（FNA）检查之前进行。
- **超声**。颈部超声检查是评估甲状腺结节和颈部淋巴结的高度敏感的检查方法。超声也可以辅助完成甲状腺结节的细针穿刺检查。颈部超声常用的超声探头为7.5～10MHz的高频探头。
- **活检**。细针穿刺病理检查可以区分良性和潜在恶性的甲状腺结节，细针穿刺常需要在超声引导下进行。根据Bethesda系统可以对细胞学结果进行分类。这种分类与肿瘤的恶性可能性有关，可以用来指导甲状腺结节的处理方法（表22-1）。

表22-1　甲状腺细针穿刺分类系统和临床指导

分类	恶性风险	建议处理方法
不能诊断		超声引导下重复FNA
良性	< 1%	随访
性质未定的滤泡性病变（如非典型增生）	5%～10%	重复FNA或者甲状腺腺叶切除
滤泡性肿瘤	20%～30%	甲状腺腺叶切除
怀疑恶性	50%～75%	甲状腺腺叶切除或全切除
恶性	100%	甲状腺全切除

FNA：细针穿刺（From Cibas ES，Ali SZ.The Bethesda system for reporting thyroid cytopathology.Thyroid.2009;19 (11) :1159-1165; Baloch ZW, Cibas ES, Clark DP, et al.The National Cancer Institute thyroid fine needle aspiration state of the science conference: a summation.Cytojournal.2008;5:6.)

- **计算机 X 线断层摄影（CT）**。术前颈部和胸部 CT 检查只有在以下特殊情况时应用：
  - 恶性肿瘤—颈部 CT 检查可以明确肿瘤有无侵犯甲状腺周围组织器官，如颈动脉、颈内静脉或者气管，而这时可能需要改变手术入路。颈部 CT 检查还可以提供详细的颈部淋巴结肿大情况。胸部 CT 检查可以评估有无远处转移。
  - 巨大结节—颈胸部 CT 检查可以明确甲状腺巨大结节所致的气管梗阻程度或者确定其胸骨后范围。有气道梗阻症状的患者术前应该进行 CT 检查，为管理潜在的气道梗阻提供解剖信息。
- **喉镜检查**。对于有声嘶或既往有颈部手术史的患者术前应该进行喉镜检查。喉镜检查可以评估术前患者双侧声带的情况。

外科处理

- 甲状腺腺叶切除可以治愈单侧甲状腺结节和有症状的单发实性毒性甲状腺结节。
- 对于不能明确性质的甲状腺结节（如分类为"性质未定的滤泡性病变""滤泡性肿瘤"和"怀疑恶性"）来说，甲状腺腺叶切除是一种诊断和潜在的治愈方法。
- 尽管甲状腺恶性肿瘤常需要外科处理，但是甲状腺腺叶切除不是标准的治疗方法。对于大多数超过 1cm 的甲状腺恶性肿瘤来说，甲状腺全切除是一种推荐的治疗方法。对于那些很小（< 1cm）并且高分化的甲状腺癌患者选择性的进行甲状腺腺叶切除也是可行的。

- 在甲状腺腺叶切除前，医生和患者都应该有根据术中探查情况而更改手术方式为甲状腺全切的心理准备。如果术前患者不同意进行甲状腺全切，术中外科医生应仅行甲状腺腺叶切除，直到取得患者知情同意后再决定最终治疗方法。

术前准备

- 甲状腺腺叶切除常需在全身麻醉下进行，但是局部区域阻滞加镇静对于部分选择的患者也是合适的。
- 甲状腺腺叶切除术后伤口感染的概率很小，所以术前不必常规应用抗生素。

体位

- 患者上肢固定在身体两侧、仰卧在手术台上（图 22-1）。双肩下放置"卷状物"使得颈部充分伸开，但不要过分伸展以避免术后颈部不适。

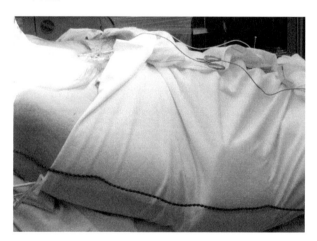

图 22-1 ● **患者体位。**应用治疗单将上肢固定在身体两侧

切口和皮瓣游离

- 即使仅切除甲状腺一叶，也应使用经颈对称性低领切口。理想的切口位于胸骨颈静脉切迹上方 2 指或者环状软骨下 1cm 处（图 22-2）。此切口可以充分显露整个甲状腺组织尤其是甲状腺上极。
- 将切口设计在颈部皮肤皱褶处可以得到更好的美学效果。如果没有合适的皮肤皱褶可选，沿 Langer's 线切口也是一种合理的选择。

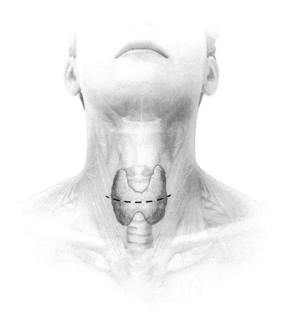

图 22-2 ● 切口位置。体表可触及的胸骨颈静脉切迹和环状软骨可以帮助确定切口位置

显露腺体

■ 沿切口切开皮下组织和颈阔肌，游离颈阔肌皮瓣（图 22-3）。皮瓣向上游离至甲状软骨，向下游离至胸骨颈静脉切迹。助手牵开皮肤

以显露手术解剖平面。如果解剖平面游离正确，颈前静脉应保留在带状肌上。

■ 切开带状肌之间的颈中线一直到甲状腺峡部平面（图 22-4）。

■ 切开甲状腺表面的胸骨舌骨肌和胸骨甲状肌并向两侧牵开。

■ 用手指或止血钳将甲状腺腺叶向中间牵拉，分离甲状腺和颈动脉鞘之间的间隙到椎前筋膜（图 22-5）。在此过程中，应切断并结扎甲状腺中静脉。

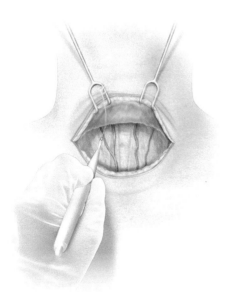

图 22-3 ● 游离颈阔肌皮瓣。适当的牵开切口可以更好显露皮瓣并防止损伤皮肤

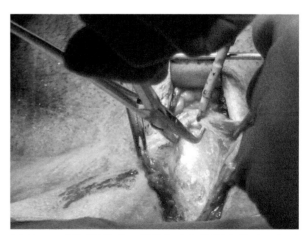

图 22-4 ● 显露甲状腺。带状肌之间的颈中线是无血管区，切开后可以显露甲状腺

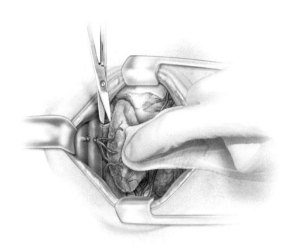

图 22-5 ● **显露甲状腺后方。向中间牵拉甲状腺可以显露甲状腺中静脉。甲状腺后方的疏松结缔组织可以直接用剪刀剪开**

- 断开甲状腺峡部可以增大甲状腺腺体的游离度。分离甲状腺峡部上缘的悬韧带和相关血管，如果有锥状叶，此时应将其分离并切除。
- 分离甲状腺峡部下缘的甲状腺下极血管和连

在气管表面的组织。
- 术中应触诊对侧甲状腺腺叶以确保无异常病变，但为了避免术后粘连，应尽量避免游离对侧甲状腺。

游离上极

- 在环甲肌和甲状腺之间的环甲间隙是无血管区，我们可以直接分离此区域直到椎前筋膜。将甲状腺上极向下侧方牵拉可以更充分的显露此区域（图 22-6）。
- 此分离过程中，应找到并保护喉上神经的外侧支。喉上神经外侧支在进入其所支配的肌肉前，需穿过离甲状腺上极很近的血管，分离时很容易将其损伤。Cernea 等曾描述过喉上神经外侧支与甲状腺上极血管的解剖变异关系（图 22-7）。
- 分离上极血管时应在甲状腺囊内进行以避免损伤喉上神经的外侧支（图 22-6）。
- 在分离此区域时可能找到上位甲状旁腺，应将其从甲状腺上游离下来。

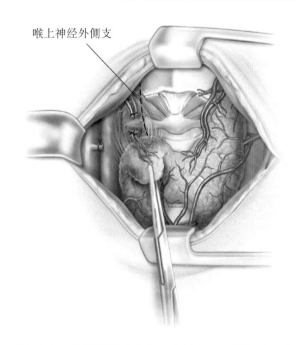

喉上神经外侧支

图 22-6 ● **显露甲状腺上极。直接打开环甲间隙，向下侧方牵拉甲状腺上极可以减少损伤喉上神经外侧支（图中虚线）的风险**

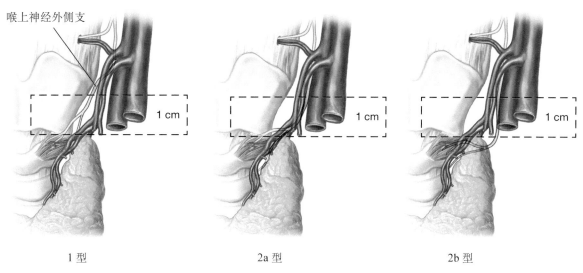

喉上神经外侧支

1 cm 1 cm 1 cm

1 型 2a 型 2b 型

图 22-7 ● 喉上神经外侧支的解剖变异。神经穿过血管的位置距离甲状腺上极超过 1cm 的为 1 型。神经穿过血管的位置距离甲状腺上极 ＜ 1cm（2a 型），或在甲状腺上极下面（2b 型）均为 2 型，此型神经在术中很容易被损伤（From Cernea CR，Ferraz AR，Nishio S，et al.Surgical anatomy of the external branch of the superior laryngeal nerve.*Head Neck*.1992;14:380-383.）

游离侧方

- 游离完甲状腺上极后，可以继续游离甲状腺侧面和下极。向中间牵拉甲状腺腺叶或将其牵拉至切口外面，另一助手向侧方牵拉颈动脉鞘并分离侧方间隙。
- 在甲状腺腺叶切除时，辨认并保护喉返神经是极其重要的。术中应尽早找到喉返神经，此神

经常在穿过甲状腺下动脉下方时被找到。找到此神经后，沿此神经一直游离到神经在环甲肌入喉处。喉返神经在其入喉处很容易被损伤。
- 甲状腺下动脉的游离应该在甲状腺囊内进行（图 22-8）。囊内切除可以降低损伤神经和甲状旁腺血管的风险。
- 分离 Berry 韧带，将甲状腺从气管上完全游离下来。

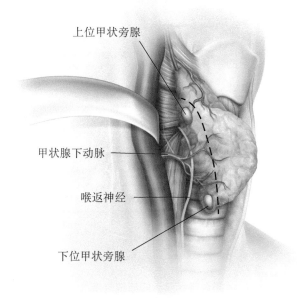

上位甲状旁腺

甲状腺下动脉

喉返神经

下位甲状旁腺

图 22-8 ● 游离甲状腺下动脉。为避免损伤喉返神经和甲状旁腺的血供，应在甲状腺囊内结扎甲状腺下动脉的第三级分支。图中虚线为切除区域

保护甲状旁腺

■ 术中游离甲状腺后侧方组织时应仔细辨识和保护上下位甲状旁腺。甲状腺下动脉的主干

应加以保护,因为它是上下位甲状旁腺的主要血管。

切断甲状腺

■ 要完成甲状腺腺叶切除需将甲状腺腺叶和峡部连接处横断切下来。如果连接处组织少,应用超声刀横断切开此处的同时可获得很好的止血效果。如果此连接处组织多或没有超声刀时,应使用止血钳贯穿钳夹此处组织后用手术刀横断切开此处,将标本切除(图22-9)。在止血钳下方应用可吸收线连续缝合止血。

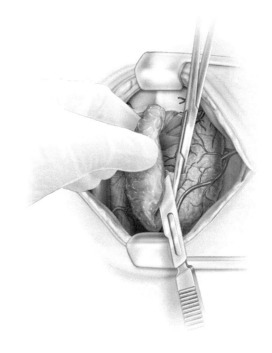

图 22-9 ● 切除甲状腺。切断与甲状腺峡部和对侧腺叶的连接以切除标本

关闭切口

■ 关闭切口前,手术区域应仔细止血。没有控制的小的隐蔽性出血将导致严重的颈部血肿。
■ 再次评估甲状旁腺的活力,另外,切除的甲状腺标本应该仔细寻找有无甲状腺内的甲状旁腺。如果甲状旁腺失去活力或被误切除,都应该切成碎片移植到同侧胸锁乳突肌内。
■ 再次用肉眼或者喉返神经检测仪检查喉返神经确保其完整性。
■ 彻底止血后,应用可吸收线间断缝合带状肌(图22-10)。进针时应仔细以避免损伤颈前静脉。
■ 间断内翻式缝合颈阔肌。
■ 缝合皮肤的方法有很多。如果缝合时切口有张力,除去肩下的"卷状物"可以降低切口

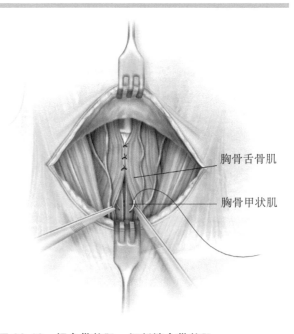

胸骨舌骨肌

胸骨甲状肌

图 22-10 ● 闭合带状肌。间断缝合带状肌

张力。我们的经验是应用 Prolene 扣线连续皮内缝合后外用皮肤胶黏合。当胶干后，去除 Prolene 线，切口外服干燥的创可贴。其他的皮肤缝合方法包括单独连续皮内缝合或者单独皮肤胶黏合都可以。

经验与教训

切口美学	■ 如果有皮肤皱褶尽量用皱褶处切口。
	■ 太高的切口在正常衣着时显得很明显。
	■ 太低的切口会增加瘢痕疙瘩的发生率。
甲状旁腺的保护	■ 如果甲状旁腺被误切，应该把切下来的甲状旁腺放在冷盐水里保存。
	■ 很少一部分诊断不明确的组织应该送术中冷冻检查明确是否为甲状旁腺组织。
	■ 误切的甲状旁腺应切成小的碎片移植到同侧胸锁乳突肌内。
	■ 可以用放置夹子或连续缝合的方法标记移植的位置。
止血	■ 止血时应用"堵鼻鼓气法"来寻找隐形出血点。
	■ 极少放置引流管，并且放置引流管也不能代替彻底的止血。
	■ 在喉返神经附近时尽量避免应用电凝止血。
巨大胸骨后结节	■ 因为大部分胸骨后甲状腺结节位于头臂静脉的上方，所以可以经颈切口进行切除。
	■ 尽早切断甲状腺上极和峡部能使胸骨后的甲状腺的移动度增大，从而更容易切除。
	■ 术前应向患者交代术中有可能胸骨劈开的可能性并术前准备胸骨区域。

术后管理

■ 术后应监护几个小时以观察颈部有无明显的血肿。

■ 可以在颈部放置冰袋以减少疼痛及水肿。只要患者麻醉充分苏醒，就可以进食。

■ 甲状腺腺叶切除术后，经过一段时间的监护，大部分患者都可以安全出院。术后数天后患者就可以恢复正常生活。

■ 如果剩余的甲状腺腺叶是正常的，甲状腺腺叶切除术后大部分患者都不需要甲状腺激素替代治疗。术后 2 个月应该复查甲状腺激素水平以明确剩余的甲状腺腺叶功能是否正常。

术后并发症

■ 血肿。

■ 低钙血症。

■ 声嘶。

■ 声带麻痹。

■ 切口感染。

第 **23** 章 甲状腺全切除术

Saïd C.Azoury   Martha A.Zeiger

定义

- 甲状腺全切除术是指切除两侧甲状腺腺叶和峡部的所有甲状腺组织，保留甲状旁腺、喉返神经和喉上神经的外侧支。

解剖

- 甲状腺重约 20g，由左右两叶和峡部组成。
- 甲状腺位于颈前部的中央、甲状软骨的下方。
- 甲状软骨形成喉结或称为"亚当苹果"。
- 甲状腺腺叶位于颈动脉鞘和胸锁乳突肌中间。
- 甲状腺前外侧面覆盖着胸骨甲状肌和胸骨舌骨肌（图 23-1）。
- "甲状腺鞘"是由气管前筋膜延伸而来的结缔组织，包裹着甲状腺，在其后方增厚形成 Berry 韧带。
- 甲状腺的血供来自甲状腺上下动脉。
- 甲状腺上动脉起自同侧颈外动脉，与甲状腺上静脉伴行。
- 甲状腺中静脉汇入同侧颈内静脉。甲状腺下动脉起自甲状颈干。左侧喉返神经在主动脉弓水平起自迷走神经并绕过动脉韧带向上；右侧喉返神经绕过右锁骨下动脉向上（图 23-2）。

- 右侧喉不返神经发生率 0.5% ~ 1%。
- 喉返神经支配除环甲肌外的所有喉内在肌。
- 喉上神经内侧支是声门上喉部的感觉支，外侧支位于咽收缩肌下面并沿着甲状腺上血管下行支配环甲肌。
- 上位甲状旁腺常位于甲状腺腺叶上极和喉返神经的后方，下位甲状旁腺位置不固定，经常位于甲状腺腺叶下极和喉返神经前方或甲状腺腺叶的下侧方。

甲状腺全切除的适应证

Graves 病
甲状腺癌

- 通常情况下，甲状腺滤泡癌或乳头状癌需行甲状腺全切除，并同时进行中央组淋巴结清扫。甲状腺全切加中央组淋巴结清扫尤其适

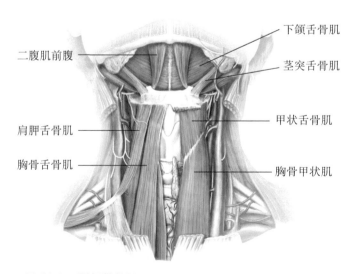

图 23-1 ● **颈部带状肌**

二腹肌前腹

肩胛舌骨肌

胸骨舌骨肌

下颌舌骨肌

茎突舌骨肌

甲状舌骨肌

胸骨甲状肌

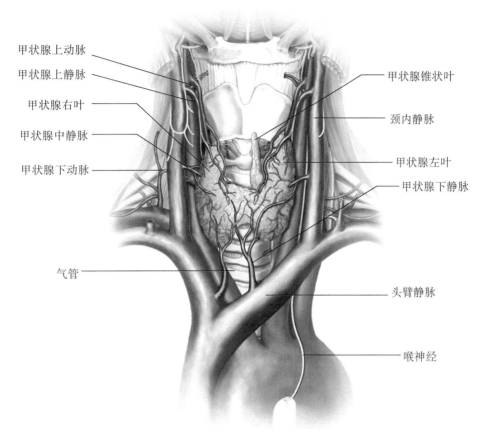

甲状腺上动脉

甲状腺上静脉

甲状腺右叶

甲状腺中静脉

甲状腺下动脉

气管

甲状腺锥状叶

颈内静脉

甲状腺左叶

甲状腺下静脉

头臂静脉

喉神经

图 23-2 ● **甲状腺和血管的解剖**

用于甲状腺髓样癌。

多发结节性甲状腺肿

- 有症状的多发结节性甲状腺肿（MNG）和经细针穿刺活检（FNAB）怀疑恶性或仍不能确定性质的甲状腺多发结节需行甲状腺切除。

病史和体征

病史

- 甲状腺癌的高发年龄为 < 20 岁和 > 60 岁。
- 大部分甲状腺结节是无临床症状的，并且绝大多数患者的甲状腺功能是正常的。
- 甲状腺结节在女性更多见，但是男性甲状腺结节的恶性率更高。
- 必须询问患者既往有无放疗治疗史和甲状腺癌家族史，因为几乎 90% 与放疗有关的甲状腺癌都是乳头状癌。

- 个人或家族史中有其他内分泌异常的疾病（如甲状腺癌、原发性甲状旁腺功能亢进、胰岛细胞瘤、垂体瘤或肾上腺瘤）对了解患者的患病风险是非常有帮助的。
- 甲状腺髓样癌是多发神经内分泌瘤 2 型（MEN2）疾病中的一种。
- 体重增加、疲乏、抑郁、皮肤干燥、脆甲症是甲状腺功能减低的常见症状；体重减轻、乏力、焦虑、心悸、腹泻是甲状腺功能亢进的常见症状。在病史采集时，这些都是必须要详细询问的。
- 病史还应包括有无吞咽困难、呼吸困难、声音改变、咳嗽等症状。

体征

- 着重检查甲状腺结节的大小、质地及有无延伸至胸骨后。

- 结节固定、质硬，以及相关颈部淋巴结肿大常提示恶性可能。
- 重要的眼部体征有凝视、睑下垂、复视和眼球突出（图 23-3），这些体征常提示 Graves 病。
- 肢体应检查有无胫前黏液性水肿（蜡状、无色硬结、水肿），如果有则提示重度甲状腺功能减低。

影像和其他诊断方法

促甲状腺激素（正常值 0.5 ~ 5 μU/ml）

- 应用血清促甲状腺激素（TSH）水平来确定患者甲状腺功能是亢进、减低还是正常。血清中游离甲状腺素（T4）浓度和 TSH 浓度呈反比。

游离甲状腺素（正常值 12 ~ 28pmol/L）

- 游离 T4 是甲状腺功能的敏感、准确的指标。
- 在甲状腺功能亢进的早期，血清中总 T4 浓度正常而游离 T4 浓度升高。
- 高功能腺瘤极少恶变。

血清甲状腺球蛋白

- 甲状腺球蛋白主要用来预测甲状腺癌的复发。

细针穿刺活检（FNAB）

- 超声引导下细针穿刺活检常用 23 ~ 27G 针头，10ml 注射器（图 23-4）。
- FNAB 标本病理结果可分为恶性、良性、性质不确定（不确定的不典型细胞、怀疑滤泡

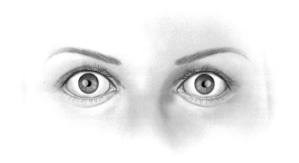

图 23-3 ● Graves's 眼病：突眼凝视

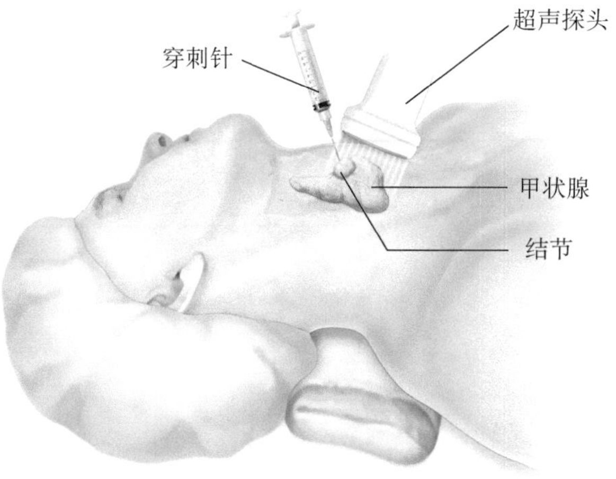

图 23-4 ● 甲状腺结节的细针穿刺活检

（图右侧标注：穿刺针、超声探头、甲状腺、结节）

性或 Hurthle 细胞肿瘤、怀疑恶性）和不能诊断。
- FANB 的敏感性为 95% ~ 98%。

放射性核素碘显像

- 弥漫性碘摄取增高和甲状腺肿大常提示 Graves 病。
- 热结节的恶性可能性非常低。放射性核素碘显像只适用于甲状腺功能亢进患者或为明确甲状腺功能亢进是否由已知甲状腺结节引起时。

抗甲状腺球蛋白和抗甲状腺过氧化物酶抗体

- 抗甲状腺过氧化物酶（anti-TPO）抗体与桥本甲状腺炎有关。如果甲状腺癌患者存在抗甲状腺球蛋白（anti-Tg），那么应用甲状腺球蛋白（Tg）预测复发是不准确的。

高分辨率超声

- 超声可以明确甲状腺结节的数目、大小和其他特点。
- 结节内血管增多、边界不清、"晕环征"，或者边缘无回声、微钙化、回声不均等特点都提示恶性可能性。
- 对于怀疑或确定恶性的甲状腺结节，需用超声评估颈部淋巴结情况。

计算机 X 线断层摄影

■ 计算机 X 线断层摄影（CT）检查适用于胸骨后甲状腺结节、甲状腺癌较大或者可能侵犯周围组织器官。

非手术处理

抗甲状腺药物：丙硫氧嘧啶和甲巯咪唑

■ 常用于治疗 Graves 病的抗甲状腺药物包括丙硫氧嘧啶（PTU）（100 ~ 300mg，tid）和甲巯咪唑（10 ~ 30mg，tid）。

■ 这两种药物都可以抑制碘和过氧化物酶结合成碘化酪氨酸。PTU 也可以阻止外周血中的 T4 转变为三碘甲状腺原氨酸（T3）。

放射性碘治疗

■ 放射性碘治疗是大部分 Graves 病患者的首选治疗方法。

■ 放射性碘治疗可以用于甲状腺癌术后高复发风险的患者。

密切随访

■ 无症状的和良性的甲状腺结节患者应定期进行颈部超声检查,必要时重复细针穿刺（FNA）检查。

■ 患者可能需要进行长期的颈部超声和重复的 FNA 检查。

外科处理

■ 美国在过去的 15 年里，良性甲状腺疾病行甲状腺全切率从 17.6%（1993—1997）增至 39.6%（2003—2007），同期，甲状腺部分切除率从 82.4% 降至 60.4%。

■ 内分泌外科医生一致认可甲状腺全切除是治疗 Graves 病的金标准手术方式。

■ 一项关于 Graves 病的研究报告指出，Graves 病患者选择手术治疗的原因为：药物治疗无效（46.6%）、患者要求（24.1%）、多发性甲状腺结节或者冷结节（20.3%）、放射性碘（RAI）治疗失败（16%）和突眼（12.1%）。

■ 通常来说，甲状腺全切除的手术适应证应该

是怀疑或确定恶性的甲状腺结节、多发甲状腺结节，既往颈部放疗史、Graves 病、大的或胸骨后甲状腺结节、有症状的甲状腺结节（吞咽困难、压迫、呼吸困难）。

■ 多发甲状腺结节行甲状腺全切除的主要目的是预防术后复发和对术前不能明确性质或怀疑恶性的结节明确诊断。

■ 对于 Graves 病患者来说，文献报道甲状腺次全切除术后甲状腺功能亢进复发率高达 22%，而甲状腺全切除可以避免术后复发。

■ 对于高分化的甲状腺癌（WDTC），相对于甲状腺腺叶切除来说，甲状腺全切除具有以下优点：甲状腺乳头状癌常是多灶的，便于术后放射性碘成像检查和清除剩余的癌灶，术后可以应用血清甲状腺球蛋白随访。

■ 对于严重突眼的患者建议手术治疗，因为 RAI 可以加重突眼。

■ 对于儿童和妊娠期的 Graves 病患者也可以手术治疗。

■ 胸骨后甲状腺结节常因有症状或不能行 FNA 检查故需要手术治疗。

术前准备

■ 甲状腺核素显像仅适用于甲状腺功能亢进患者。

■ 当甲状腺结节怀疑恶性或 > 1cm 有恶性超声征象时超声引导下 FNA 是诊断的金标准。FNA 结果可以快速准确的指导外科处理方式。

■ 颈部高频超声可以用于评估颈部淋巴结情况。

■ 不管良恶性病变，术前都应该行喉镜检查，尤其是那些声音改变的患者，以明确肿瘤有无侵犯包括喉返神经在内的甲状腺周围组织。

术中患者体位

■ 仰卧位，双上肢固定于手术台两侧。

■ 用软的卷状物放在患者双肩下以使颈部充分伸开，用"环形"枕固定患者头部。

■ 必要时可以应用半坐位，使头与手术床之间的夹角约 30°（图 23-5）。

■ 喉返神经监测连接线固定在患者肩部，远离

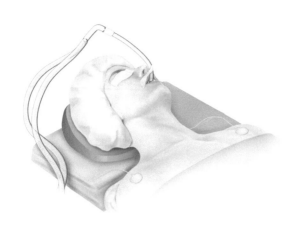

图 23-5 ● 半卧位姿势

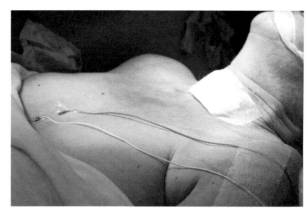

图 23-6 ● 喉返神经监测连接线固定在患者肩部，远离颈部和无菌消毒区

颈部和无菌消毒区（图 23-6）。

手术入路

- 术中应仔细寻找喉返神经、喉上神经、甲状旁腺及其供应血管。通过甲状旁腺表面血管模式和棕褐色特征可以将其与周围组织区别开。
- 术中应用喉返神经监测仪可以帮助确认喉返神经和喉上神经。

- 由于甲状腺是富血供的器官，与双极电刀、结扎或钳夹相比，更多的外科医生喜欢用 LigaSure。与传统的"结扎"相比，用 LigaSure 可明显缩短手术时间，并且并发症发生率更低。
- 不同的缝合方式与超声刀相比，两者的并发症发生率没有差别。
- 标本侧也可以用钳夹的方式止血。

甲状腺全切除术

- 患者双上肢固定、半坐位仰卧于手术台上，这样可以充分暴露从胸骨颈静脉切迹到下颌及两侧胸锁乳突肌之间的颈前区域（图 23-7）。
- 沿着正常皮肤皱褶，在胸骨颈静脉切迹上方

两横指处做弧形领状切口。根据患者的体型和甲状腺腺体的大小选择合适的切口大小（图 23-8）。

- 沿切口切开皮下组织和颈阔肌，游离颈阔肌皮瓣，皮瓣向上游离至甲状软骨，向下游离至胸骨颈静脉切迹，向侧方游离至胸锁乳突

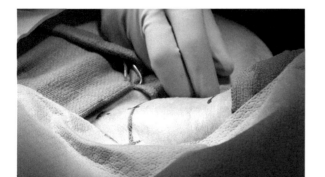

图 23-7 ● 患者铺单后，在甲状软骨和胸骨颈静脉切迹之间用笔按预想切口做标记

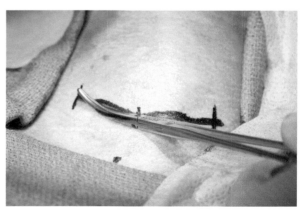

图 23-8 ● 切口标记

肌。皮肤拉钩可以牵拉皮瓣以帮助显露（图 23-9）。

■ 从甲状软骨开始切开带状肌之间的颈白线一直到胸骨颈静脉切迹，并向两侧牵开带状肌（图 23-10）。

■ 向两侧水平分离胸骨舌骨肌和胸骨甲状肌可以更好的显露较大的甲状腺（图 23-11）。

■ 如果此时可以清晰显露锥状叶，可以将其切除以增加甲状腺的活动度（图 23-12）。

■ 在分离过程中，甲状腺中静脉是首先被解剖和处理的血管（图 23-13）。

■ 用 Babcock 钳向中下方牵拉甲状腺，在甲状腺上极解剖甲状腺上血管。分支结扎甲状腺

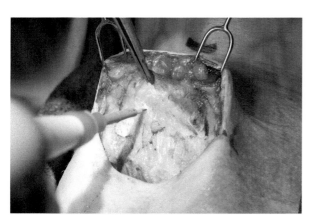

图 23-9 ● 应用皮肤拉钩可以更好显露视野，拉起皮瓣可以更好游离颈阔肌皮瓣

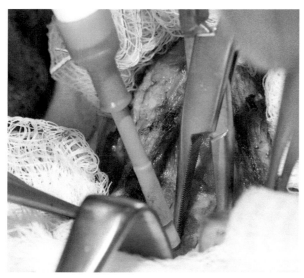

图 23-10 ● 用电刀从甲状软骨到胸骨颈静脉切迹切开带状肌中间的颈白线

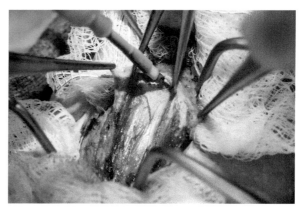

图 23-11 ● **牵拉胸骨甲状肌可以更好显露甲状腺**

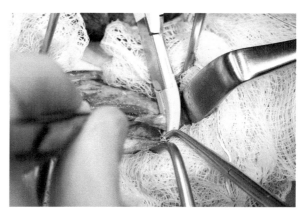

图 23-12 ● **分离甲状腺锥状叶，切断并结扎与其相连的组织**

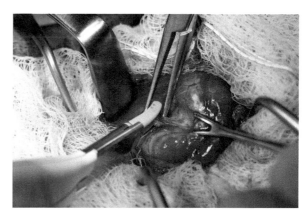

图 23-13 ● **处理甲状腺中静脉**

上血管，我们常用 Ligasure 处理甲状腺上极血管（图 23-14）。

■ 紧邻甲状腺腺体在甲状腺囊内切除可以避免损伤喉上神经的外侧支（图 23-15）。

■ 应用钝性分离、电刀或 Ligasure 分离颈总动

手
术
技
巧

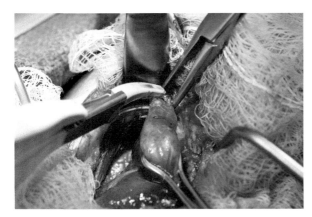

图 23-14 ● 游离并分支处理甲状腺上血管

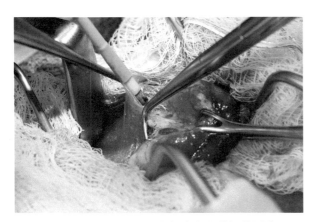

图 23-15 ● 囊内切除可以避免损伤喉上神经外侧支

脉和甲状腺腺叶间的结缔组织，从而增加甲状腺腺叶内侧的游离度（图 23-16）。

- 分离出甲状腺下动脉，因其紧邻喉返神经，在此处分离喉返神经，然后将其全程游离并加以保护（图 23-17）。
- 术中喉返神经检测常用来确认喉返神经的位

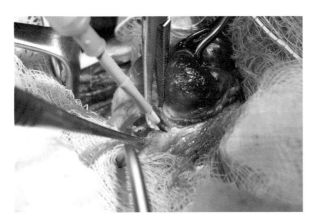

图 23-16 ● 用电刀分离颈总动脉和甲状腺腺叶之间的结缔组织

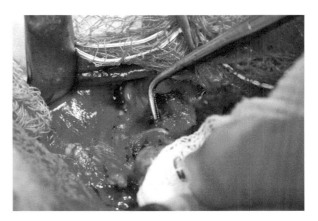

图 23-17 ● 向内侧牵拉甲状腺，全程显露喉返神经。图中直角钳所指为喉返神经

置及其完整性（图 23-18）。

- 游离出喉返神经，紧邻甲状腺腺体结扎甲状腺下动静脉后，甲状腺下极就被游离出来了。紧邻腺体结扎血管可以保护下位甲状旁腺的血供（图 23-19）。

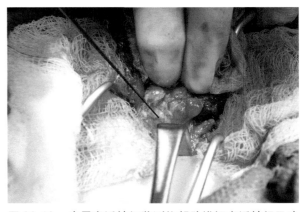

图 23-18 ● 应用喉返神经监测仪帮助辨识喉返神经及确定其完整性

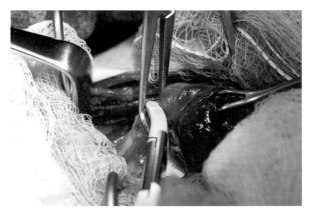

图 23-19 ● 紧邻甲状腺腺体处理甲状腺下极血管

手术技巧

- 这时可以显露气管前面（图 23-20），同时，向内侧牵拉甲状腺上下极可以更清晰的显露喉返神经（图 23-21）。
- 用外科器械、打结或 Ligasur 等方式紧邻甲状腺实质解剖并处理甲状腺下动脉的其他分支（图 23-22）。

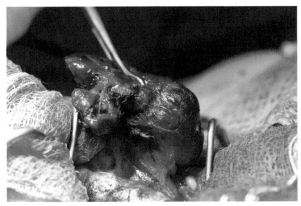

图 23-20 ● 显露气管前面

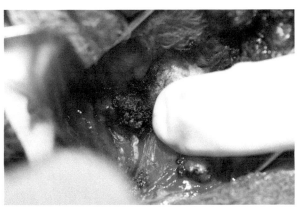

图 23-21 ● 向内侧牵拉甲状腺，向对侧牵拉气管，显露喉返神经

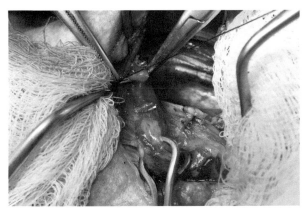

图 23-22 ● 紧邻甲状腺下极结扎甲状腺下血管，注意保护甲状旁腺的血供

- 将剩余的甲状腺腺叶组织和 Berry 韧带从喉返神经表面游离，保留上位甲状旁腺的血供（图 23-23）。
- 将甲状腺腺叶从喉返神经上游离下来后，剩余的 Berry 韧带就可以被分离出来，然后将峡部从气管前面分离下来（图 23-24）。
- 用同样方式切除甲状腺对侧腺叶。当甲状腺完全切除后，再次通过视觉辨认和喉返神经监测仪确认喉返神经的完整性（图 23-25）。
- 显露气管，充分止血，生理盐水冲洗（图 23-26）。
- 连续或锁边缝合胸骨舌骨肌（仅缝筋膜而不缝肌肉），下方留 1 ~ 2cm 不缝，以便出血时血能引流到皮下间隙（图 23-27）。
- 单纯间断缝合颈阔肌（图 23-28）。

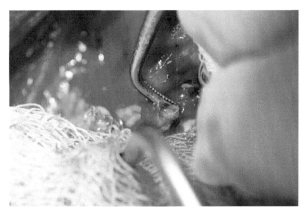

图 23-23 ● 游离甲状旁腺，图中直角钳所指为保留的甲状旁腺血管

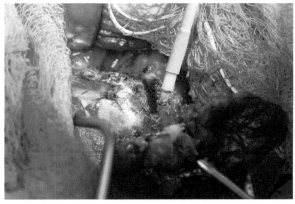

图 23-24 ● 牵拉甲状腺，显露并处理 Berry 韧带，这样甲状腺腺体就从气管上游离下来了

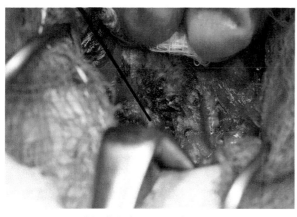

图 23-25 ● 通过视觉和监测仪两种方法确定喉返神经的完整性

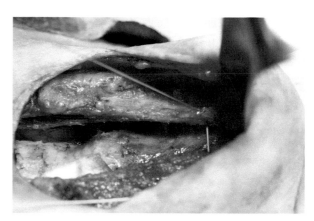

图 23-27 ● 缝合胸骨舌骨肌，下端预留部分不缝合

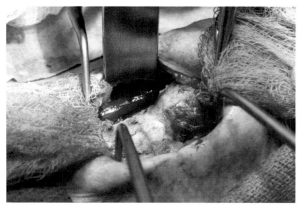

图 23-26 ● 显露气管，生理盐水冲洗，充分止血

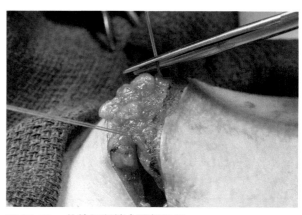

图 23-28 ● 单纯间断缝合颈阔肌层

■ 皮内缝合皮肤，切口两端将皮内缝合线打结，尤其要注意缝合的美观（图 23-29）。

■ 切口表面覆盖无菌敷料，切口两端保留皮内缝合线的线尾（图 23-30）。

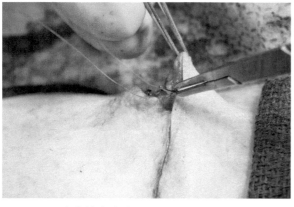

图 23-29 ● 皮内缝合皮肤

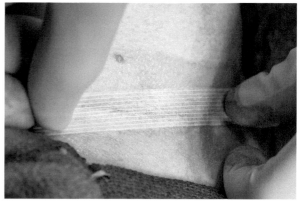

图 23-30 ● 切口外敷无菌敷料

经验与教训

囊内切除	■ 囊内切除是指紧邻甲状腺的包膜切除甲状腺，这是一种很好的选择，不但能保护好甲状旁腺的血供还能辨识和保护喉返神经直到其支配的环甲肌。这种方法可以减少术后低钙血症和神经损伤的概率。
轻柔的牵拉	■ 这种看似简单的外科技术可以减少术中神经损伤和甲状旁腺血管的损伤。
术中喉返神经监测	■ 简单实用的术中辨识喉返神经的方法，这种方法不但能评估喉返神经解剖的完整性也能评估其功能，并且在神经辨认困难时能确认迷走神经的功能。这种方法的缺点是费用昂贵，需要较长的学习曲线，并有假阴性和假阳性结果。
血管结扎	■ 超声刀和 Ligasure 已被证实可以减少手术时间。
缝合带状肌	■ 在中线应用连续锁边缝合带状肌，下方留置 1 ~ 2cm 不缝，术后出血时可以让血液通过此通道流到皮下间隙，这样可以最大程度的降低术后出血对气道的挤压。单纯间断缝合颈阔肌，万一术后出血，可以剪断缝线让血液流出。
颈部引流	■ 基本不用颈部引流。
皮肤缝合	■ 4-0 缝线皮内缝合。切口两端留置缝线尾部，应用无菌敷料覆盖伤口。伤口换药时，先去除原先的敷料，切口两端的缝线尾可以帮助固定切口，然后更换新的敷料。

术后管理

■ 术后第 1 天查血总钙和离子钙，因为有些文献报道术后 1 ~ 2d 有近 1/3 的患者有暂时轻微的低钙血症。

■ 术后补钙量应根据术后血钙水平和患者的麻木、抽搐程度而定。

■ 除非患者已经补充了左甲状腺素或者甲状腺功能亢进，术后第 3 天应开始口服左甲状腺素片 [$1.6\mu g/(kg \cdot d)$]。甲状腺癌术后应用左甲状腺素片进行 TSH 抑制治疗可以降低术后复发率，提高生存率。

■ 术后如果患者出现声嘶或声音改变需要做喉镜检查，以明确有无喉返神经或声带的损伤。

■ 对于那些局部晚期甲状腺癌患者或术中肉眼可见癌残留的患者，术后应辅助应用放射性碘治疗。术后应用甲状腺球蛋白监测癌的存在状态或有无远处转移。

■ 对于那些 > 1.5cm 的高分化甲状腺癌，术后建议行放射性碘治疗，尤其是那些肿瘤未切净、淋巴结转移、甲状腺外侵犯和远处转移

的患者。

■ 术后前两年每年需行超声检查，可以通过游离 T4 或者 TSH 直接或间接监测甲状腺功能。

预后

■ 对于多发甲状腺结节患者来说，双侧甲状腺次全切除较甲状腺全切或近全切术后复发率高，有文献报道双侧次全切后复发率高达 9% ~ 43%，甲状腺癌患者术后若残留甲状腺组织则复发率达 4% ~ 17%。

■ 需要强调的是甲状腺第 2 次手术术后并发症明显高于第 1 次手术。

术后并发症

■ 暂时或永久喉返神经损伤。

■ 双侧喉返神经损伤。

■ 暂时或永久低钙血症。

■ 喉上神经外侧支损伤。

■ 术后出血。

■ 伤口感染。

第 **24** 章 胸骨后甲状腺肿的手术治疗

Andrew G.Shuman   Ashok R.Shaha

定义

- 甲状腺肿大是指由于各种原因（碘缺乏、内分泌疾病或肿瘤）导致的甲状腺继发性异常肿大。通常来说，胸骨后甲状腺肿是指甲状腺大部分位于胸廓入口以下。

病史和体征

- 详细询问病史，包括手术指征的评估、既往合并疾病，以及患者对手术的预期和风险-受益情况，并需详细询问既往甲状腺手术史和术后病理结果。
- 详细的查体，包括上呼吸道的开放性，以及观察喉评估声带的活动性。
- 纤维支气管喉镜在评估声门功能和气道方面是很有价值的。

影像和其他诊断方法

- CT 对评估甲状腺肿在胸腔内的解剖位置，以及与重要颈部和胸部组织器官的关系方面具有很重要的价值。
- 增强 CT 可能会延误放射性碘的检查，但当甲状腺肿的解剖因素影响手术方案或技术的时候应该进行增强 CT 的检查。
- 超声检查可以用，但其对评估甲状腺肿在胸部的范围时作用有限。
- 仔细检查气道是很有必要的。除了详细的询问既往史、查体及影像学检查，排除心肺疾病因素对呼吸的影响也是很重要的。
- 肺活量和流速容量环是评估潜在呼吸生理学的重要指标。但手术的决定是建立在功能和解剖因素上的而不是严格的生理学指标。
- 术前实验室检查应包括甲状腺功能和甲状腺球蛋白。
- 术前应对甲状腺肿块或结节进行细针穿刺活检（尤其在影像引导下）细胞学检查。

外科处理

- 胸骨后甲状腺肿的手术切除需考虑很多因素。
- 手术的指征包括需要进一步明确诊断、根治恶性肿瘤、减轻上呼吸道和食管的压迫、解除静脉回流受阻（上腔静脉综合征）。
- 大多数有手术指征的患者，进行外科处理或观察的研究报道有限。
- 尽管大多数手术都是患者要求进行的，但术前谨慎的制订手术计划和与患者沟通是很有必要的。术前应与患者详细讨论手术适应证、风险、受益、手术方案的选择及手术预期效果。

术前准备

- 术前与麻醉师进行沟通是十分必要的。尽管大多数患者都能轻易的进行气管插管，但术前应考虑到气道受压和移位的可能性，如果可能尽量选择无创插管。
- 气管插管套囊的位置必须在声带下以免声门损伤和气管插管的脱出，因为术中操作可能会使气管插管移位。
- 术前应与胸外科医生沟通，万一术中需要胸外科医生应能及时上台帮助。
- 术前应与麻醉师讨论术中应准备细的气管插管、带神经监测的气管插管、纤维支气管镜辅助气管插管。
- 插管时很少应用纤维支气管镜，但某些辅助工具如 GlideScope 可能是有帮助的。

体位

- 仰卧位，颈部适当伸展。充分准备和铺单以保证术中头部和颈部活动时术区的无菌。

■ 颈部过度伸展会导致喉返神经有张力，从而增加辨认喉返神经的难度。

■ 即使没有制定劈开胸骨的手术方案，但为了预防万一碰到的紧急情况或者经颈部不能游离的甲状腺，术前应常规准备好胸部范围。

解剖

■ Zuckerkandl 结节是甲状腺组织向后外侧的突起，紧邻喉返神经。

■ Berry 韧带是气管前筋膜增厚形成的，将甲状腺固定在气管上，韧带内有小的血管，有可能紧邻喉返神经，游离此韧带时应仔细辨认保护喉返神经。

■ 通常来说，胸骨后甲状腺肿来自甲状腺的一叶。左侧胸骨后甲状腺肿因主动脉弓常向前移位，右侧胸骨后甲状腺肿常位于上腔静脉和椎前肌之间（图 24-1）。

■ 纵隔后甲状腺肿十分少见，但万一碰到，一定想到喉返神经可能向前移位。

■ 在极少数情况下，胸骨后的甲状腺肿与颈部甲状腺组织不连续。

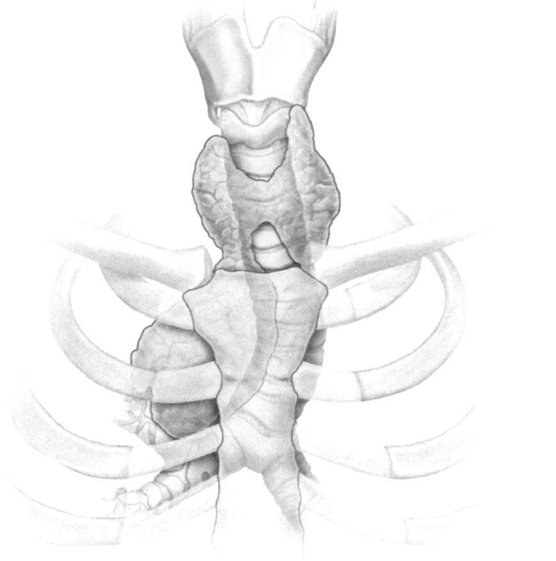

手术入路

■ 颈部血管供血、位于前纵隔、极少双侧胸骨后甲状腺肿，这些特点使得经颈部完整切除胸骨后甲状腺肿成为可能。

■ 需劈开胸骨或开胸切除的胸骨后甲状腺肿不到 10%。

■ 劈开胸骨的指征包括以下方面：
　■ 既往纵隔手术史。
　■ 食管后或纵隔后甲状腺肿。
　■ 甲状腺肿紧邻隆突。
　■ 胸腔内恶性肿瘤甲状腺外侵犯。

图 24-1 ● **胸骨后甲状腺肿的解剖。胸骨后的甲状腺常来自甲状腺的一叶。左侧胸骨后甲状腺肿常由于主动脉弓而向前移位。右侧胸骨后甲状腺肿（图示）常位于上腔静脉和椎前肌之间**

　■ 与大血管关系密切。
　■ 从颈部不能切除的巨大胸骨后甲状腺肿。

■ 胸骨劈开常用"T"形切口。

■ 开胸之前应经颈部分离和结扎血管。然而，当静脉阻塞时，劈开胸骨后再结扎血管，以免胸腔内血管扩张。

■ 胸骨可以劈开一部分也可以全部劈开。

■ 术中应仔细辨认和处理异常的起源于纵隔的供应甲状腺的血管。

■ 术中应直视下辨认和保护胸腔内喉返神经的全程。

■ 虽然侧方开胸可以提供很好的手术视野，但仅适用于很少特殊的病例。

■ 必要时可以考虑胸腔镜手术。

切口和显露

■ 显露是十分重要的，只有显露好才能提供好的视野。因此，应选择经颈部皮肤皱褶的切口，

切口邻近环状软骨水平。

■ 沿颈中线辨认和分离带状肌。为了有更充足的操作空间，至少横断胸骨后甲状腺肿那侧的带状肌（图 24-2）。

手术技巧

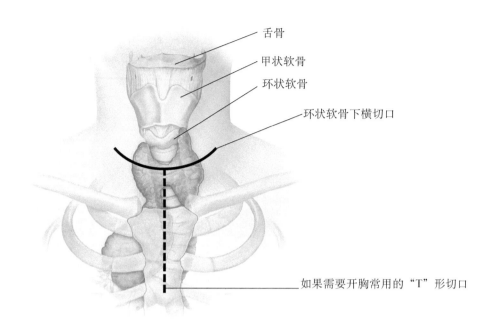

舌骨

甲状软骨

环状软骨

环状软骨下横切口

如果需要开胸常用的"T"形切口

图 24-2 ● 切口和显露。患者仰卧位，颈部适当伸展。选择常用的经颈部皮肤皱褶的横切口，紧邻环状软骨水平。胸部也应被包括在准备的手术区内。当需要胸骨劈开时，常用"T"形切口

游离甲状腺

- 游离甲状腺周围的结缔组织，尽量在甲状腺囊外无血管区解剖。
- 游离并处理甲状腺中静脉。
- 辨认和保护上位甲状旁腺，因为切除胸骨后甲状腺的时候很容易损伤下位甲状旁腺。
- 应将无血供或已切除的甲状旁腺移植到胸锁乳突肌内。移植前应进行冷冻病理检查以明确移植物为甲状旁腺组织。
- 紧邻甲状腺上极仔细游离和处理甲状腺上极的血管，以免损伤喉上神经和上位甲状旁腺。

显露喉返神经

- 显露喉返神经。太大的甲状腺能使喉返神经移位从而增加显露的难度。通常来说，喉返神经在环甲关节入喉处是固定的，可以在此处显露喉返神经。
- 向下全程显露喉返神经。如果胸骨后甲状腺肿位于后纵隔，那么喉返神经很有可能向前移位，此时喉返神经损伤的概率将增大。
- 某些情况下，牵拉甲状腺可以更好的显露喉返神经，如在从环甲关节处逆行解剖喉返神经时向内侧牵拉甲状腺（"雪橇方式"）（图24-3）。
- 喉返神经在入喉前有可能有分支，术中应想到这些解剖变异。越早的分支越有可能是喉返神经的运动支。

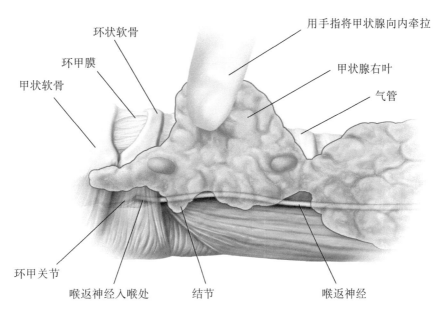

图 24-3 ● **显露喉返神经。**喉返神经在环甲关节入喉处是固定的，可以在此处显露喉返神经。向下全程显露喉返神经。某些情况下，牵拉甲状腺可以更好的显露喉返神经，如在从环甲关节处逆行解剖喉返神经时向内侧牵拉甲状腺（"雪橇方式"）

结扎甲状腺下血管和游离甲状腺

- 仔细游离和处理甲状腺下血管。游离时损伤这些血管可能导致经颈部不能控制的胸腔内出血。

- 在胸锁乳突肌下，从侧面慢慢游离胸骨后甲状腺组织，离断胸锁乳突肌的胸骨头以增大手术空间。仔细处理碰到的附属小血管。

- 根据术者的习惯可以应用止血夹、LigaSure™ 或其他辅助止血器械止血（图 24-4 和图 24-5）。

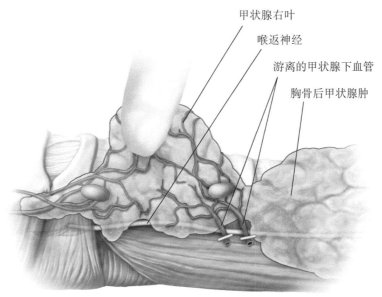

图 24-4 ● **结扎甲状腺下血管。**仔细游离并处理甲状腺下血管。游离时损伤这些血管可能导致经颈部不能控制的胸腔内出血。通过视觉辨认和保护同侧下位甲状旁腺很困难

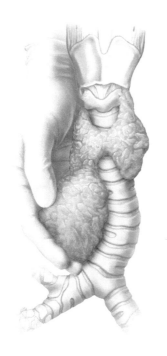

图 24-5 ● **游离胸骨后甲状腺肿。在胸锁乳突肌下，从侧面慢慢游离胸骨后甲状腺组织**

切除对侧甲状腺

- 同样方法切除对侧甲状腺叶。
- 通常先切有胸骨后甲状腺肿的一侧腺叶，目的是在切对侧腺叶前确保此侧喉返神经未受

损伤。如果术中应用神经监测，在切对侧腺叶前应检测喉返神经的完整性。
- 游离环甲关节和 Berry 韧带处的甲状腺时应仔细，因为此处很多小血管，而小血管出血会使得喉返神经的辨认更加困难。

缝合

- 由于切除胸骨后甲状腺肿后有很大的潜在腔隙，所以应留置闭式引流管引流。
- 标准方法缝合伤口，应注意缝合断开的肌肉（胸锁乳突肌和带状肌）。稀疏的间断缝合带状肌之间的颈中线，这样可以使得血液或渗出液流到皮下，减轻血肿对气道的压迫。
- 根据术者习惯缝合伤口（图 24-6）。
- 为了避免突然增加胸腔内压力，平顺的麻醉苏醒和拔出气管插管是很重要的。如果担心气道问题，可以考虑延迟拔管。

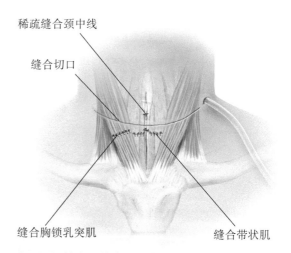

稀疏缝合颈中线

缝合切口

缝合胸锁乳突肌

缝合带状肌

图 24-6 ● **缝合。缝合断开的肌肉（胸锁乳突肌和带状肌）。稀疏的间断缝合带状肌之间的颈中线，这样可以使得血液或渗出液流到皮下。放置闭式引流管**

经验与教训

适应证	■ 尽管大多数胸骨后甲状腺肿需要手术治疗，但术前详细细致的准备和沟通是十分重要的。
手术入路	■ 切除胸骨后甲状腺肿时很少需要劈开胸骨。
体位	■ 患者仰卧位，颈部适当伸展，颈部铺单要利于术中头和颈的移动。
气道	■ 尽管绝大多数患者插管都很容易，但术前应充分想到气管受压和移位的可能性。因为术中气管插管有可能移位，所以必须确定气管插管的套囊位于声带下。
显露	■ 显露对手术的安全是十分重要的。经颈部横切口，必要时离断胸骨后甲状腺肿侧的带状肌以更好显露。
切除平面	■ 由于甲状腺是可以活动的，切除时应仔细确保在甲状腺囊外无血管区进行。
甲状旁腺的处理	■ 切除胸骨后甲状腺肿时下位甲状旁腺血供可能很容易受损伤。因此，必须辨认和保护好上位甲状旁腺。

术后管理

■ 术后监测血钙水平。如果有条件最好术中或术后监测甲状旁腺激素水平。根据不同的个体情况、实验室结果和医生的习惯决定补钙量及进一步的实验室检查。

■ 术后出现呼吸困难或者颈部肿胀应迅速拨打急救电话。

■ 尽管术后患者应数周内不能参加剧烈运动，但应尽早下床活动和锻炼肺功能。

并发症

■ 术区感染——通常来说，如果患者没有潜在的危险因素，严格的无菌术和保证术区的无菌使得术后术区感染发生率很低。根据指南推荐术前应用抗生素。

■ 积液——术后术区内的积液是无法完全避免的，处理也不是必需的。

■ 术中出血——避免血管撕裂，确保甲状腺囊的完整性是很重要的。极少情况下，不能控制的胸腔内出血需要紧急劈开胸骨或紧急复苏。

■ 血肿——1% ~ 3% 的患者术后血肿需要处理。所有进行性增大的血肿都要想到气道压迫的可能，需要密切关注。

■ 神经损伤——喉返神经在颈部和胸部都容易受损。喉返神经的损伤概率在胸骨后甲状腺切除时稍高于标准甲状腺切除。

■ 甲状旁腺功能减退——胸骨后甲状腺肿手术时下位甲状旁腺很难辨认和保护，这就要求我们必须仔细辨认和保护上位甲状旁腺。

■ 血胸或气胸——胸腔并发症的发生率很低。术后应常规拍摄胸部 X 线片。

■ 气管软化——除了经常碰到的气管移位和（或）气管受压，临床上严重的气管软化很罕见。成人的气管弹性很好，即使长期的气管压迫也很少引起问题。

Edwin L.Kaplan　Raymon H.Grogan

定义

- 甲状腺次全切除术是指切除甲状腺腺叶的绝大部分,仅有意保留颈部甲状腺一叶或两叶的一小部分甲状腺组织。
  - 甲状腺全切或甲状腺全切加适当的颈清扫适用于大多数甲状腺癌患者,此部分已在第23章讨论过。
  - 甲状腺腺叶切除适用于单侧良性胶状结节或单侧甲状腺肿,以及一些不能定性的甲状腺病变,也就是说,当细针穿刺结果提示滤泡性肿瘤或不能定性的滤泡性病变(FLUS)时需行甲状腺腺叶切除(第22章)。
  - 甲状腺次全切除术常适用于治疗甲状腺良性疾病,如毒性或非毒性多结节甲状腺肿,尤其适用于双侧甲状腺疾病和 Graves 病,尽管对于某些患者来说甲状腺近全或全切更合适。
  - 甲状腺次全切除的目的是减少甲状腺全切除术后的并发症(永久性甲状旁腺功能减退和喉返神经损伤)和对某些患者保留部分甲状腺功能。尽管甲状腺外科专家行甲状腺全切除时并发症发生率很低,但大多数外科医生认同并有很多研究已证实甲状腺次全切除的并发症发生率更低。
  - 本章节将简要讨论甲状腺良性疾病患者的诊断和术前评估,并阐述 Graves 病行甲状腺次全切除的术前管理和外科技术。

病史和体征

- 为了区分这些良性甲状腺病变,首先要进行详细的病史询问和体格检查。
- 病史:最重要的是既往有无低剂量(或高剂量)的颈部放射性接触史,因为这是甲状腺癌的

高危因素。同样重要的是,患者的代谢状态,以及有无甲状腺肿大和甲状腺结节所致的呼吸受损、气道受压和吞咽困难的症状。
- 甲状腺功能减退的主要症状。
  - 严重的疲乏、体重增加、皮肤干燥、月经不调、便秘、抑郁、脱发、脆甲症、发冷、言语迟钝、虚胖。最严重的是甲状腺功能减退昏迷,尽管很少发生。
- 甲状腺功能亢进的主要症状。
  - 正常或增加饮食时体重减轻、心率快或心律失常、紧张、焦虑、易怒、颤抖、出汗、月经改变、对热敏感、肠蠕动增加、疲乏、肌无力、失眠、头发细脆。最严重的是甲状腺功能亢进危象。
- 呼吸困难和吞咽困难。
  - 甲状腺结节或甲状腺肿大能导致颈部疼痛和压痛,以及呼吸困难。甲状腺增大时,气管受压变窄,最终呼吸受损导致咳嗽、气短和呼吸困难。极少数甲状腺肿可以压迫喉返神经导致声嘶。甲状腺肿或甲状腺结节压迫食管可以导致吞咽困难。
- 体征。
  - 医生应评估甲状腺的大小,以及甲状腺结节的大小、质地、数量和位置;气管有无偏移;颈中央或侧方有无肿大或异常的淋巴结。最终,医生应评估有无甲状腺功能亢进的症状或 Graves 病的典型表现,如突眼、胫前黏液性水肿、有杂音的弥漫性甲状腺肿。

影像和其他诊断方法

- 甲状腺功能检查。
  - 几乎所有甲状腺功能减退患者的促甲状腺激

素（TSH）升高,游离 T4（FT4）和 T3 降低。

- 几乎所有甲状腺功能亢进患者的 TSH 降低，FT4 和 T3 升高。
- 自身免疫抗体检查。
  - 高达 90% 的桥本甲状腺炎和 Graves 病患者存在抗甲状腺过氧化物酶抗体（抗 -TPO 抗体），近 50% 的患者存在抗甲状腺免疫球蛋白（抗 -TG）抗体。抗 -TSH 受体抗体（TSab）在 Graves 病患者中也很常见，促甲状腺激素免疫球蛋白（TSI）是 Graves 病甲状腺功能亢进的原因。
- 影像学和核素扫描。
  - 甲状腺摄 [131]I 和 [99]Tc 的摄取率在毒性结节性甲状腺肿、毒性腺瘤和 Graves 病时增高。
  - 核素扫描可以区分以下疾病：
    - 毒性结节性甲状腺肿：在增大的甲状腺内，"冷结节"区域内有一个或多个"热结节"区。
    - 毒性腺瘤：能清晰地看到与甲状腺结节位置相符的单一热结节区。剩余的甲状腺功能被抑制，所以从扫描上很难看到剩余的甲状腺组织。
    - Graves 病：甲状腺两叶在核素扫描上均呈高摄取。
  - 其他影像诊断方法。
    - 超声检查常用于评估甲状腺结节和异常的淋巴结，对于热结节，它已替代核素检查。
    - CT 和 MRI 检查可以帮助评估有无气道受压、异常淋巴结及是否有胸骨后甲状腺结节及其大小、解剖位置。这些检查常用于那些向下延伸至锁骨下的结节或有重要气管狭窄时。
    - 评估甲状腺结节最重要的方法是细针穿刺（FNA）细胞学检查。这项检查应大力推广，通常此检查常在超声引导下进行，以确定穿刺的结节就是怀疑有问题的结节。

鉴别诊断

- 常见的甲状腺良性疾病。
  - 与甲状腺功能正常或甲状腺功能减退相关的甲状腺疾病。
    - 单个胶状结节或囊肿。
    - 单个微滤泡或大滤泡性腺瘤。
    - 多结节甲状腺肿。
    - 桥本甲状腺炎。
  - 与甲状腺功能亢进相关的甲状腺疾病。
    - 毒性腺瘤。
    - 毒性结节性甲状腺肿。
    - Graves 病。
      - Graves 病是一种自身免疫性疾病，特点是甲状腺肿、甲状腺功能亢进和突眼。颈前黏液性水肿的发生并不常见。此病与桥本甲状腺炎很相似，但后者的甲状腺功能是降低的。
      - Caleb Perry（1755—1822）首次用英文描述此病，但被爱尔兰人 Robert Graves 命名此病。在欧洲大陆，此病也被称为 Basedow 病。
      - 作为一种自身免疫性疾病，Graves 病同时有针对甲状腺过氧化物酶（TPO）、甲状腺球蛋白（TG）和抗 -TSH 受体抗体（TSab，以前称为长效甲状腺刺激因子）的抗体和细胞介导的免疫。在严重的突眼性 Graves 病患者的血清中也存在抗眼肌和抗成纤维细胞抗体。
      - Graves 病的发病率。
        - 女性发病率是男性的 5 ~ 8 倍。
        - 在明尼苏达的 Ohmstead 县，每年发病率为 30/108 000。
        - 从青少年期到 60 岁，每 10 年期的发病率逐渐增加。
        - 6% 的美国人有自身免疫性甲状腺疾病。

外科处理

- 甲状腺切除的适应证如下：

- 治疗甲状腺恶性疾病和良性甲状腺结节。
- 当 FNA 诊断不明确、不能诊断或不确定时通过手术明确诊断。
- 缓解由恶性肿瘤或良性肿物所导致的压迫症状或呼吸困难。
- 切除胸骨后甲状腺肿。
- 切除影响美观的甲状腺肿。
- 治愈由热结节、毒性结节性甲状腺肿和 Graves 病所致的甲状腺功能亢进。

- 术前准备。
  - 大多数甲状腺手术患者的甲状腺功能是正常的，所以对于甲状腺来说不需要进行特殊的术前准备。测定血钙和甲状旁腺激素（PTH）是有益的。术前进行喉镜或间接喉镜检查对所有甲状腺手术的患者都是有益的，但对于那些出现声嘶或声音改变的患者，以及既往有甲状腺、甲状旁腺、颈动脉、侧颈部、前路颈椎间盘或胸部手术史的患者来说必须进行此检查，以明确喉返神经是否已经受损。

- 甲状腺功能减退。
  - 对于甲状腺手术的患者，适度的甲状腺功能减退很少引起我们的重视。然而，严重的甲状腺功能减退是手术的重要危险因素。严重的甲状腺功能减退可以通过临床检查发现的黏液性水肿，以及情感、言语和反应迟钝来诊断。外周血中的 T4 和 T3 对诊断的价值有限。所有甲状腺功能减退的患者血清 TSH 升高（非垂体功能不足所致）。对于严重的甲状腺功能减退的患者来说，麻醉和手术并发症的发生率和死亡率均增加。这些患者更容易发生围术期低血压、心血管问题、胃肠道动力差、麻醉苏醒时间长及一些神经精神疾病。这些患者药物代谢慢，并对各种药物都很敏感。因此，当出现严重的黏液性水肿时，最好将择期手术推迟到甲状腺功能正常后再进行。

- 甲状腺功能亢进。
  - 应用抗甲状腺药物，如甲巯咪唑（他巴唑）或丙硫氧嘧啶（PTU）及 β-肾上腺素受体阻滞药（如普萘洛尔），将毒性结节性甲状腺肿和毒性腺瘤的甲状腺功能控制在正常范围。放射性 ^{131}I 治疗常被用于根治性治疗。
  - 毒性结节性甲状腺肿的常用手术方式是甲状腺次全或全切除。对于单发的毒性腺瘤，结节摘除或甲状腺腺叶切除均为治愈性手术方式，因为热结节绝大多数都是良性的。术前可以通过对结节进行 FNA 检查确诊。甲状腺结节摘除术后由于保留了大部分甲状腺组织，所以术后不用甲状腺激素的替代治疗。

- Graves 病患者的治疗。
  - 在美国，大多数甲状腺功能亢进的患者都有 Graves 病，超过 90% 的 Graves 病患者都用放射性碘治疗。
  - Graves 病的手术指征包括很年轻、结节大、妊娠，以及那些怀疑恶性的甲状腺结节和严重的突眼。
  - 为了手术安全，Graves 病患者术前应用 PTU，或甲巯咪唑和碘溶液，将甲状腺功能控制在正常范围，以避免术后发生甲状腺功能亢进危象。把严重的甲状腺功能亢进的表现称为甲状腺功能亢进危象，包括心率快或心律失常、高热、意识模糊、低血压、昏迷甚至死亡。在过去，甲状腺危象的死亡率很高，但现在，随着 β 受体阻滞药、抗甲状腺药物、^{131}I、氧气、葡萄糖、糖皮质激素和重症监护措施的应用，其死亡率明显下降。对术前准备不充分的患者进行麻醉和手术是发生甲状腺危象的危险因素。并且，对准备不充分的 Graves 甲状腺进行手术是很困难的，因为甲状腺很软并且血供很丰富。经过适当的术前准备，对 Graves 病患者进行甲状腺手术是安全的。

- Graves 病患者的术前准备。
  - 对于轻症的 Graves 病患者，尽管我们不常规推荐，但单独的碘治疗已经用于术前准备。复方碘溶液或饱和碘化钾溶液（SSKI），

2 ～ 3 滴每次，2/d，术前用 8 ～ 10d。为了增加口感，可以将药物放在牛奶或果汁里服用。碘治疗抑制甲状腺激素的释放，仅适用于 Graves 病，而毒性结节性甲状腺肿和毒性腺瘤的患者不能用碘治疗。

■ 大多数 Graves 病患者最初应用抗甲状腺药物如 PTU 或者甲巯咪唑（他巴唑）直到甲状腺功能正常。术前应用 [131]I 治疗 8 ～ 10d。[131]I 可以减少甲状腺的血供并增加腺体的硬度。有时候加甲状腺素以预防甲状腺功能减退和缩小甲状腺的体积。β 肾上腺受体阻滞药如普萘洛尔（心得安）常与抗甲状腺药物一起应用来降低心率和消除颤抖。其他术前准备方案包括单独应用普萘洛尔或与复方碘溶液合用有时候也是可行的，尤其适用于那些对抗甲状腺药物过敏的患者。但是，我们不常规推荐这样应用，因为这样用的安全性低。

手术

■ 全身麻醉后，患者仰卧位，颈部伸展。通常用经皮肤皱褶的低领切口，然后在皮下组织和颈阔肌下面游离皮瓣。通常应用小切口除非甲状腺结节很大。

■ 向上和向下在颈阔肌下面游离皮瓣，在带状肌之间垂直打开颈中线并向两侧牵拉带状肌。经常此时可以看到一个大的锥状叶（图 25-1，左图）。

■ 对于大多数 Graves 病的手术，首先钳夹并切除甲状腺峡部（图 25-1，右图）。也可以用能量装置来切除峡部。

■ 从气管前面切除甲状腺峡部可以改善腺体的移动度。连续缝合峡部断端以止血（图 25-2）。向上游离甲状腺腺叶的内侧直到上极平面，在甲状腺腺叶和环甲肌之间游离，此时应十分小心，以保护喉上神经的外侧支和环甲肌不受损伤。

■ 在甲状腺侧面游离甲状腺腺叶周围的结缔组

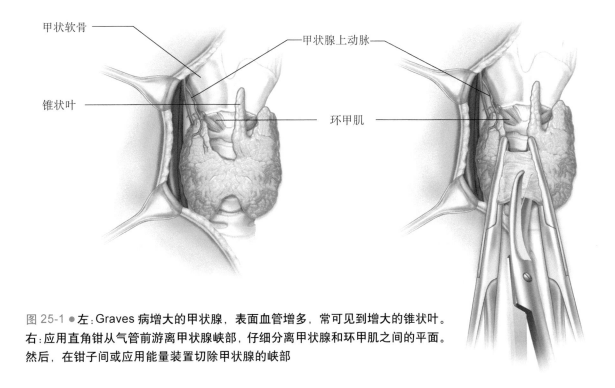

图 25-1 ● 左：Graves 病增大的甲状腺，表面血管增多，常可见到增大的锥状叶。
右：应用直角钳从气管前游离甲状腺峡部，仔细分离甲状腺和环甲肌之间的平面。然后，在钳子间或应用能量装置切除甲状腺的峡部

织和小的血管以增大腺体的移动度。

■ 紧邻甲状腺上极前面的平面分别结扎甲状腺上血管，避免靠近头侧结扎。直角钳保持"从侧面出来"，以免损伤喉上神经的外侧支（图 25-2）。如果仔细游离此区域，常可看到此神经。

■ 再次将甲状腺腺叶向中间牵拉，游离、结扎甲状腺中静脉（图 25-3）。此静脉常在甲状腺下动脉和喉返神经的浅面，但在结扎任何组织前都应该仔细辨认。

■ 甲状腺下动脉起自甲状颈干，沿中间走行，和喉返神经一样，在颈动脉深面进入其支配的区域，术中需仔细辨认（图 25-4）。只要有可能，不要结扎甲状腺下动脉主干因为这样会损伤甲状旁腺的血供。尽量在甲状腺腺叶表面游离并分支结扎甲状腺下动脉。下位甲状旁腺位于甲状腺腺叶的下方，随着其供给血管的位置变化，常位于甲状腺腺叶的后侧方。

■ 将颈动脉向侧方牵拉，仔细辨认喉返神经，通常在下颈部找到此神经，沿由下至上的方向解剖此神经（图 25-5）。牢记右侧喉返神经从侧方向中间、由深至浅斜行。左侧喉返神经常直行向上，在下颈部比右侧喉返神经更

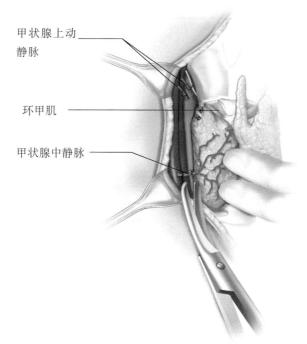

图 25-3 ● 将甲状腺腺叶向中间牵拉并仔细辨认和处理甲状腺中静脉。切断甲状腺中静脉前应确保此静脉与其他组织分开，以免损伤喉返神经

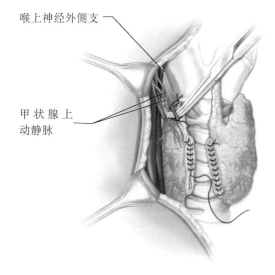

图 25-2 ● 在止血钳后面应用连续水平缝合的方式对钳夹的甲状腺峡部进行止血。在甲状腺上极的前表面分支结扎甲状腺上血管。直角钳的尖应背向远离气管，并仔细辨认喉上神经的外侧支以免将其损伤

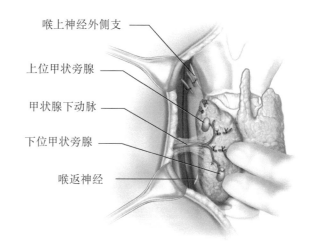

图 25-4 ● 继续钝性分离，发现甲状腺下动脉横行进入甲状腺腺叶，此时可以看到喉返神经。不要结扎甲状腺下动脉的主干，而应在甲状腺腺叶表面分支结扎其分支，将下位甲状旁腺及其血供从甲状腺腺叶游离下来

邻近中间，常位于气管食管沟内或附近。

- 如果仅行甲状腺次全切除，在钳夹甲状腺腺叶之前，术者应确认喉返神经，在处理 Berry 韧带时钳子尖应朝向头侧，这样才能保证喉返神经和甲状旁腺位于后方而不被钳子夹住。充分止血，切除大部分甲状腺腺叶（图 25-5）。剩余的小部分甲状腺组织应用连续缝合的方法止血。如果切除范围离喉返神经足够远以至于热损伤伤不到神经，也可以使用能量装置切除甲状腺。在没有辨认喉返神经之前不要盲目行甲状腺次全切除，因为这是不安全的。

- Graves 病的手术结束时（图 25-6），每侧保留一小部分有血供的甲状腺组织，称为双侧甲状腺次全切除术。在某些情况下，为了达到相同的效果，一侧行甲状腺腺叶切除而另一侧行甲状腺次全切除，称为 Dunhill 术，此术式被澳大利亚的一位外科医生所普及。不管哪种术式，仅留一小部分甲状腺组织尤其对于年轻患者来说是很重要的，以免疾病复发。对于严重突眼的患者来说，甲状腺全切

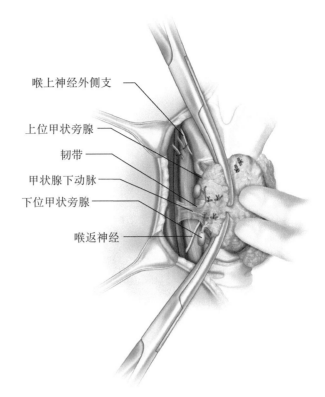

喉上神经外侧支
上位甲状旁腺
韧带
甲状腺下动脉
下位甲状旁腺
喉返神经

图 25-5 ● 直视下辨认喉返神经并解剖至 Berry 韧带。仔细游离此神经并将其从前面的组织上分离出来。只有当喉返神经和甲状旁腺安全地被保护起来才能用钳子钳夹或用其他能量装置

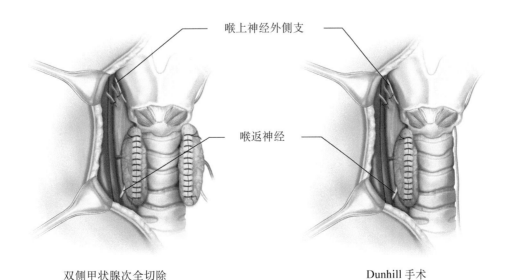

喉上神经外侧支

喉返神经

双侧甲状腺次全切除　　　　　Dunhill 手术

图 25-6 ● Graves 病手术结束时，应辨认和保护每侧的喉返神经及被游离的甲状旁腺。可以两侧都保留小部分甲状腺组织（左图）或者一侧甲状腺全切而对侧甲状腺次全切（右图），也被称为"Dunhill 术"

除或许是最好的手术方式，很多外科医生推荐 Graves 病患者行甲状腺全切代替甲状腺次全切除。然而，我们应牢记 Graves 病是一种良性疾病，我们手术的前提是不损伤神经和甲状旁腺。

■ 很多外科医生认为喉返神经监测仪很有用，但在目前的临床实践中，它并不是必须的。

■ 最后，如前所述，能量装置可以用来替代缝合甲状腺。但是，当用这些器械时应十分小心，尤其是邻近喉返神经时避免使用，以防热能损伤神经。

经验与教训

术前准备	■ 甲状腺手术时，很多外科医生将手术床头抬高，尽管这样可能会减少出血，但如果术中损伤了大的静脉会增加空气栓塞的风险，所以这样做是很危险的。
	■ Graves 病的手术比甲状腺胶状结节病的手术困难，因为 Graves 病的甲状腺血管增多甚至在某些病例血管"粘合在一起"。术前碘治疗已被证实可以减少甲状腺的血供。
	■ 术前最好对所有患者行声带检查。对于那些既往有颈部或胸部手术史或声嘶的患者，术前必须检查双侧声带。
喉返神经	■ 术中常用眼辨认喉返神经，仔细解剖其全程。尽管此过程可能暂时损伤此神经，但极少发生永久性损伤。
	■ 记住右侧可能会出现喉不返神经。常与血管异常同时存在。
	■ 应用喉返神经监测仪是很有用的，尤其是二次甲状腺手术。然而，此技术并没有被证实可以减少神经的损伤，并且有时候会误导术者。
	■ 如果喉返神经监测仪证实颈部一侧的喉返神经已损伤，强烈建议术者停止手术，或者限制对侧甲状腺切除范围以避免双侧喉返神经均损伤。
甲状旁腺	■ 尽力仔细寻找并保护每一个有血供的甲状旁腺。
	■ 不要结扎甲状腺下动脉主干。应在甲状腺下极表面分支结扎以保护甲状旁腺的血供。
	■ 对血供受损或意外切除的甲状旁腺应进行自体移植。
术后管理	■ 术后密切观察患者，因为术后延迟出血会形成血肿。
	■ 如果术后颈部血肿导致呼吸困难，需紧急返回手术室或在床旁打开伤口。
	■ 对于 Graves 病患者，术后不能仅靠 TSH 来评估甲状腺的功能，因为如果手术时患者仍处于甲状腺功能亢进状态，术后 TSH 可能会被抑制数周。术后早期游离 T4 是一个很好的反映甲状腺功能的指标。

术后管理

■ 在恢复室，应密切观察患者有无呼吸困难和颈部肿胀，这有可能提示术后出血或血肿。如果血肿持续增大，应迅速将患者推回手术室处理。有些外科医生建议每个患者都进行喉镜检查以评估声带情况，然而，如果出现呼吸受损的情况时必须进行此检查。

■ 血清钙和 PTH 的检查是有益的。有些医生在恢复室时就监测 PTH，然而，本章作者通常等到第二天早上再进行此检查。Graves 病的患者术后更容易出现低钙血症的表现，可能是"骨饥饿"的原因。

■ 有严重症状的低钙血症患者除了口服补钙和维生素 D 外需静脉补钙。大多数患者通过口服补钙即可。对于大多数患者，除非术后仍有心率快的甲状腺功能亢进的表现，术后应即刻给予甲状腺素替代治疗。尽管 TSH 是反映甲状腺功能最好的指标，但对于 Graves 病患者来说，术后游离 T4 可以更好地反映甲状腺的功能，因为 TSH 有可能会被抑制很长时间。

预后

■ 尽管放射性 [131]I 治疗是 Graves 病最常用的治疗方法，但对于某些患者来说，甲状腺切除是更好的治疗方法（表 25-1）。主要的好处是快速使甲状腺功能恢复到正常状态，这比 [131]I 治疗要快得多。甲状腺手术也适用于很年轻的患者及孕妇。对这些患者，放射性 [131]I 治疗是禁忌。甲状腺手术切除了甲状腺肿和已存在的甲状腺结节。对于严重突眼的患者，很多研究已证实术后突眼改善或稳定，而放射性 [131]I 治疗后有些患者的突眼加重了。

■ 术后甲状腺的功能直接取决于术中颈部甲状腺剩余的多少，剩余甲状腺组织越多，术后甲状腺功能亢进复发的可能性越大。大多数患者和内分泌医生希望甲状腺功能亢进得到

治愈，所以倾向于仅保留一小部分甲状腺组织。对于年轻的患者来说，术后复发的可能性大，建议仅保留很小一部分甲状腺组织。对于严重突眼的患者来说，甲状腺全切是最好的选择。在大多数外科医生的临床实践中，甲状腺次全切或近全切术后并发症的发生率低于甲状腺全切，所以，它们仍是一种可选的手术方式，尤其适用于幼儿。尽管术后患者应数周内不能参加剧烈运动，但应尽早下床活动和锻炼肺功能。

并发症

■ 甲状腺功能亢进危象。
■ 术后出血（呼吸窘迫）。
■ 喉上神经外侧支损伤。
■ 单侧或双侧喉返神经损伤。
■ 暂时性或永久性甲状旁腺功能减退。

表 25-1 Graves 病合并甲状腺功能亢进的治疗方法

方法	手术切除范围	起效时间	并发症	备 注
手术	甲状腺次全切除	即刻	死亡率＜ 1%，永久性甲状腺功能减退 20%～ 30% 或更高 [a] 甲状腺功能亢进复发＜ 15%[a] 声带麻痹接近 1% 甲状旁腺功能减退接近 1%	适用于年轻患者、孕妇、大的甲状腺肿或结节性甲状腺肿
放射性碘 [131]I 5 ～ 10mCi		数周到数月	永久性甲状腺功能减退，至少 50%～ 70%，常延迟出现；对于大的甲状腺肿需多次治疗	儿童和孕妇禁用

[a] 取决于颈部剩余甲状腺组织的大小。切除越多的甲状腺组织，甲状腺功能减退的发生率越高，但甲状腺功能亢进的复发率越低

第 26 章　微创电视辅助甲状腺切除术

Paolo Miccoli　Gabriele Materazzi

定义

- 微创电视辅助甲状腺切除术（minimally invasive video-assisted thyroidectomy, MIVAT）是一种内镜手术，其特点是在颈部使用外部牵引而不是气体扩张来创建操作的空间。
- 在过去 15 年间已经有超过 3500 位患者在我们部门接受了这种甲状腺手术，其手术效果完全可以与开放手术相媲美。
- 并非所有甲状腺疾病的患者均适合微创电视辅助甲状腺切除术（仅有 10% ~ 30% 的患者适于这种手术方式），因此应严格把握其适应证。

病史及体征

- 下文总结了该术式的适应证及主要禁忌证。最主要的限制是甲状腺及结节的大小，这可以根据术前准确的超声检查来获得。在某些地方性甲状腺肿流行的地区，甲状腺大小是决定是否需要改变手术方式的主要因素。
- 术前超声检查可排除甲状腺炎。甲状腺炎可能使解剖更加困难，是微创电视辅助甲状腺切除术的禁忌证。超声检查仅能得到可疑甲状腺炎的诊断，应该同时检测血清自身抗体。
- 甲状腺恶性肿瘤是微创电视辅助甲状腺切除术最有争议的适应证之一。低风险的甲状腺乳头状癌是相对理想的适应证，但必须高度重视患者有无颈部淋巴结转移或甲状腺外浸润的可能，因为这两种情况均为微创电视辅助甲状腺切除术的禁忌证。

- 适应证。
  - 多发结节性甲状腺肿（甲状腺体积 < 25ml，结节直径 < 3cm）。
  - 低风险甲状腺乳头状癌。
  - 弥漫性毒性甲状腺肿。
  - 微小滤泡癌（Hürthle 细胞癌）。
  - RET 基因突变携带者（家族性髓样甲状腺癌）。
- 禁忌证。
  - 绝对禁忌证。
    - 既往颈部手术史。
    - 急性甲状腺炎。
    - 转移癌（Ⅱ ~ Ⅵ区转移）。
    - 局部晚期癌。
    - 散发的髓样癌。
  - 相对禁忌证。
    - 既往颈部放疗病史。
    - 肥胖患者颈部较短。
    - 慢性甲状腺炎。

影像和其他诊断方法

- 所有患者均应该进行下列检查：①颈部超声，以判断甲状腺体积（应 < 25ml），以及结节的直径（应 < 3cm）；②可疑结节的细针穿刺细胞学检查；③血液检查，以排除术前甲状腺毒症及急性甲状腺炎；④建议进行血清降钙素的检查，以排除髓样癌（是微创电视辅助甲状腺切除术的禁忌证之一）；⑤术前进行喉镜检查以排除无症状的声带麻痹。

手术技巧

体位及铺巾

- 患者取仰卧位，颈部过伸会减少有效的操作空间，因此患者颈部不应伸展（图 26-1）。按传统手术方式对颈部进行消毒铺巾。皮肤贴无菌膜保护。

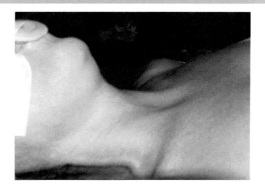

图 26-1 ● **患者在手术床上的体位，颈部不应过伸，皮肤铺无菌手术巾**

手术者站位

- 手术由 4 位外科医生完成：主刀术者位于手术台的右侧，一助位于左侧，二助持牵引器位于患者头侧，三助则手持内镜位于手术台左侧。器械护士位于术者后方，在手术台的右侧（图 26-2）。

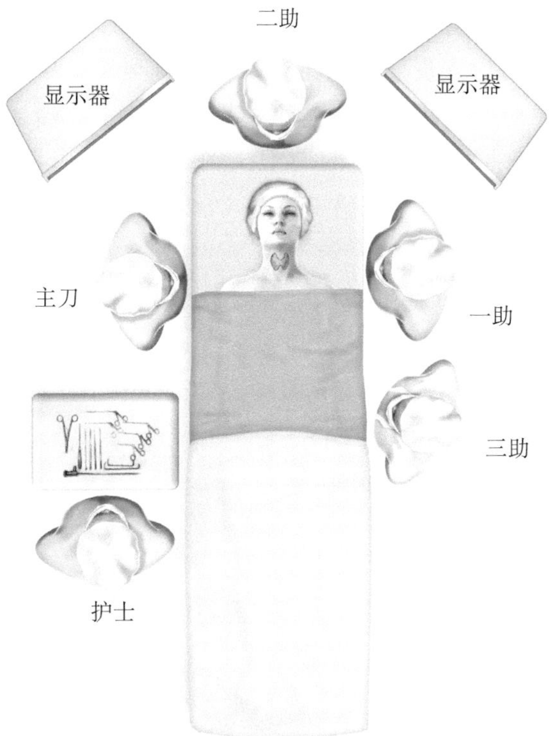

图 26-2 ● **手术团队站位**
- 主刀术者位于手术台的右侧
- 一助位于手术台左侧，和主刀相对
- 二助位于患者头侧
- 三助位于手术台左侧
- 器械护士位于术者后方，在手术台的右侧

手术器械

- 30°斜视角电子内镜，直径 5mm，长度 30cm；带有管芯的吸引 - 分离器，长度 21cm；细长带齿的耳镊，工作长度 12.5cm；传统的甲状腺牵引器；双头小组织牵引器，长 12cm；腔镜下血管钳；剪刀，长度 12.5cm；超声刀及单极电刀（图 26-3）。

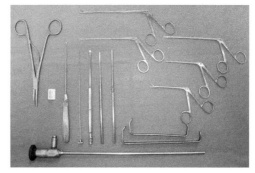

图 26-3 ● **微创电视辅助甲状腺切除术的器械**

手术技巧

手术切口及操作空间的建立

- 在胸骨上切迹上方 2cm 颈部中央行水平切口 1.5cm（图 26-4），仔细切开皮下脂肪和颈阔肌，尽可能避免出血。

- 使用小牵引器暴露颈中线，在无血管区切开 2 ~ 3cm（图 26-5）。

- 使用小的压板轻柔地牵拉，钝性游离甲状腺叶和带状肌之间的间隙。当甲状腺腺叶从带状肌上游离开后，使用更大更深的甲状腺拉钩暴露手术空间（图 26-6）。

- 然后使用 30°斜视角，直径 5mm 或 7mm 的内镜深入皮肤切口进行操作，直至切除甲状腺腺叶。可以在内镜下使用小巧的手术器械（如直径 < 2mm 的剪刀、剥离子、吸引器、镊子等）初步游离甲状腺气管间隙。

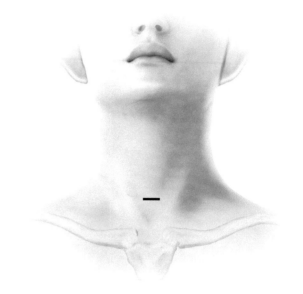

图 26-4 ● 在胸骨上切迹上方约 2cm 位置的颈部中央行 1.5cm 长的皮肤水平切口

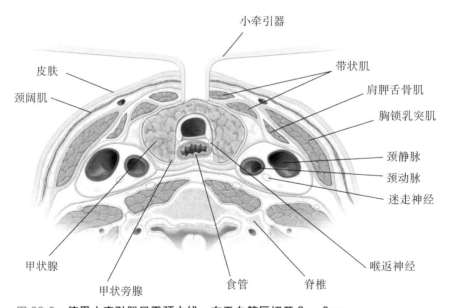

图 26-5 ● 使用小牵引器暴露颈中线，在无血管区切开 2 ~ 3cm

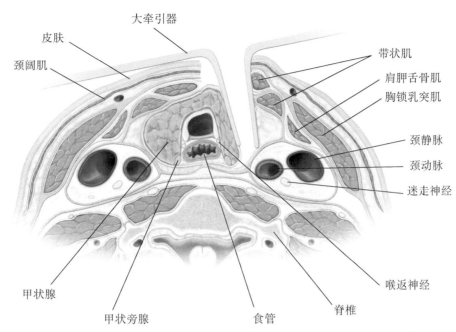

图 26-6 ● 微创电视辅助甲状旁腺切除术中手术空间的建立：当甲状腺腺叶从带状肌上游离开后，使用更大更深的甲状腺拉钩暴露手术空间

主要甲状腺血管的离断

- 第一条结扎的血管是首先出现的甲状腺中静脉，或者沟通颈静脉和甲状腺被膜的小静脉。这可以使游离甲状腺气管间隙更加容易，之后的操作中可以在这个间隙中找到喉返神经。

- 在这个操作中，需要使 30° 斜视角内镜沿着甲状腺叶和气管垂直的方向，从上向下俯视。

- 下一步需要暴露甲状腺上极。需要仔细操作，以获得对血管的最佳视野。在这一步中，需要将 30° 斜视角内镜旋转 180°，使其与甲状腺叶和气管平行并由下向上仰视，以便在操作中获得甲状腺上极的最佳视野，同时清晰地看到甲状腺上动静脉（图 26-7）。

- 离断上极时，使用牵引器或压板将上极向下向中央牵拉。另用一压板将血管推向外侧。大多数情况下，这样操作能够看到喉返神经的外侧支（图 26-8）。在离断甲状腺上动静脉时，可以将超声刀的非做功片放置于后方，以避免热量传递而损伤喉上神经外侧支。术

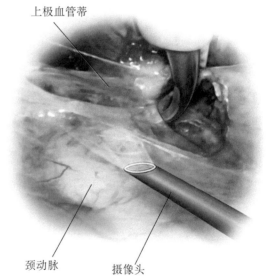

图 26-7 ● 离断甲状腺上极：在这一步中，需要将 30° 斜视角内镜旋转 180°，使其与甲状腺叶和气管平行并由下向上仰视，以便在操作中获得甲状腺上极的最佳视野，同时清晰地看到甲状腺上动静脉

中根据血管的直径和解剖情况，使用超声刀切断上极（图 26-9）。

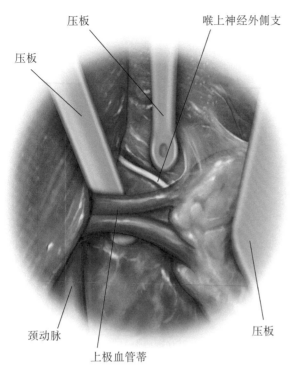

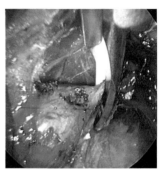

图 26-8 ● 确认喉上神经外侧支：使用牵引器或压板将上极向下向中央牵拉可以暴露上极的血管（右侧）。另用一压板将血管推向外侧。大多数情况下，这样操作能够看到喉返神经的外侧支

图 26-9 ● 用超声刀切断上极血管蒂（左侧）：超声刀的非做功片放置于后方，以避免热量传递而损伤喉肌或喉上神经外侧支

游离显露喉返神经及甲状旁腺

- 向中间牵拉并抬举甲状腺叶，轻柔地打开筋膜。在进行此操作时，内镜跟甲状腺与气管垂直，使 30° 斜视角镜头看向下方（图 26-10）。此时，往往可以在 Zuckerkandl 结节的后方（甲状腺后叶）、甲状腺与气管间隙中看到喉返神经走行。用这种方法，可以游离显露喉返神经及甲状旁腺（图 26-11A、B）。

- 术中无须将喉返神经自纵隔至入喉的全长游离出来，否则会在术中耗费很多时间。术中最好能将喉返神经尽可能地从甲状腺筋膜上游离，但是值得指出的是，当术中将甲状腺叶切除后，在直视下操作可能会更容易。

- 因为摄像系统的放大作用，两个甲状旁腺在内镜下均很容易辨识。在游离甲状腺下动脉时，应注意保护其血供。在手术过程中，如果大血管的出血，或者靠近神经的小血管的出血，可以考虑使用 3mm 的钛夹止血。

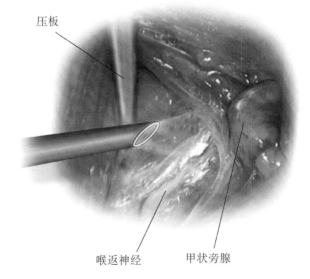

图 26-10 ● 游离喉返神经和甲状旁腺：在进行此步操作时，重新放置内镜，使其跟甲状腺与气管垂直，同时 30° 斜视角镜头看向下方

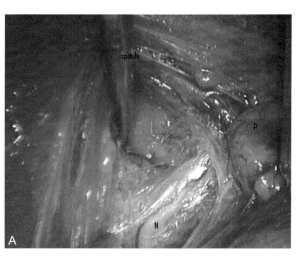

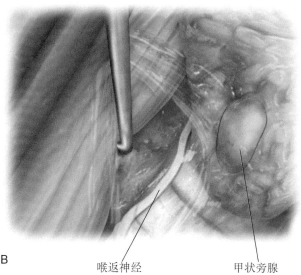

喉返神经　　　　　　　甲状旁腺

图 26-11 ● A. 内镜视角：下游离喉返神经。喉返神经（N）走行于甲状腺气管沟内。同时可以看到甲状旁腺（P）；B. 此步骤示意图

切除甲状腺腺叶

■ 在完全游离甲状腺腺叶后，可以撤去内镜及牵引器。使用传统镊子将甲状腺上极拉出切口。向上轻轻提起腺体直到腺体完全可见（图 26-12）。至此，微创手术成了可视下的开放手术。结扎小血管，离断 Berry 韧带，将甲状腺腺叶从气管上游离。此时，再次确认术中喉神经有无损伤。从气管上游离切除峡部。完全暴露气管后，切除甲状腺腺叶。

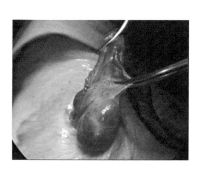

图 26-12 ● **取出甲状腺腺叶**：向上轻轻提起腺体直到腺体完全可见

闭合手术切口

■ 无须放置引流。颈中线仅缝合一针。缝合颈阔肌，皮内缝合皮肤。皮肤胶对合表皮（图 26-13 和图 26-14）。

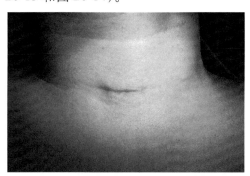

图 26-13 ● **皮肤对合好后，使用皮肤胶闭合**

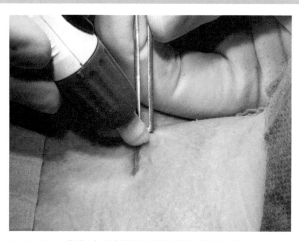

图 26-14 ● 微创电视辅助甲状腺切除术后效果

经验与教训

适应证	■ 术前进行超声检查以判断甲状腺体积（< 25ml）和结节直径（< 3cm）。
	■ 排除甲状腺毒症和急性甲状腺炎。
	■ 排除局部晚期和已转移的甲状腺癌。
切口	■ 取胸骨上切迹上方 2 横指处颈部中央切口，可以在转为颈部开放手术时提供便利。
	■ 将一小片消毒好的薄膜覆盖在电刀上，仅留下尖端用于操作，以避免无意中损伤皮肤或浅层组织。
	■ 尽可能避免颈前静脉出血。
切断上极	■ 牵引器的位置在此步操作中是非常重要的，正确的位置（一个拉钩牵开带状肌，另一个牵开甲状腺腺叶的上部）可以提供最佳的视野。
	■ 内镜要旋转 180°，使 30° 斜视角镜头看向上方。
游离喉返神经	■ 在分离出喉返神经之前尽量避免使用单极或双极电刀。超声刀可以用于几乎所有的血管结构。但是如果血管走行距离喉返神经特别近，建议使用小血管钳止血。
闭合手术切口	■ 用一针单纯缝合颈中线，两侧带状肌之间保留一点空隙，使术后出血可以经此引流，以避免血肿压迫血管。

术后管理

■ 接受微创电视辅助甲状腺切除术的患者在术后 5 ~ 10h 需要在病区内密切观察。须仔细观察患者有无发声困难、气道梗阻、颈部肿胀等情况。由于没有放置引流，因此在术后的一段时间内，需要密切观察有无术后血肿的发生。术后出血的发生率非常低，而且在术后 5h 后出血发生率明显下降。

■ 一旦发生了术后血肿，如果有压迫症状或气道梗阻情况出现，需要进行紧急处理，清除血肿，解除气道梗阻。

■ 患者可以在术后当天的晚上经口进食，并可在第 2 天出院。术后第 1 天和术后第 2 天需要检测血钙浓度，如果出现甲状旁腺功能减退，须进行相应的治疗，具体见表 26-1。

■ 由于有皮肤胶覆盖切口，可以无需常规切口换药及护理。可以通过静脉或口服镇痛药控制术后切口疼痛。

■ 发声异常及主观或客观的言语障碍应立刻请耳鼻咽喉科的专家进行声带检查。如果术后

表 26-1　术后低血钙的处理

甲状腺术后第 1 天低血钙的处理	
急性低血钙症状	静脉注射葡萄糖酸钙
无症状低血钙，血钙浓度 ≤ 7.5mg/dl[a]	钙片（含钙 3g）+ 维生素 D（0.5μg）每日口服
无症状低血钙，血钙浓度 7.5 ~ 7.9mg/dl	钙片（含钙 1.5g）每日口服

[a] 正常范围：8 ~ 10mg/dl

无明显异常，声带检查可以推迟至 3 个月后。

并发症

■ 暂时或永久性的甲状旁腺功能减退。

■ 暂时或永久性的单侧喉返神经麻痹。

■ 暂时或永久性的双侧喉返神经麻痹。

■ 术后血肿（如果为皮下血肿,可以非手术治疗；如果为带状肌下方的血肿则需要再手术）。

　■ 局部积液。

　■ 切口感染。

Gerard M.Doherty

定义

- 大多数甲状腺癌来源于甲状腺滤泡细胞（分化型甲状腺癌包括乳头状甲状腺癌和滤泡状甲状腺癌）。
- 极少数甲状腺癌来源于甲状腺 C 细胞（甲状腺髓样癌）。
- 不管何种类型的甲状腺癌都可能会有颈部淋巴结转移。
- 临床医生应根据具体情况决定是否进行颈部淋巴结清扫，或者对已有颈部淋巴结转移的患者进行治疗，或者对隐匿性转移进行诊断及预防性切除。
- 为了能够准确描述颈部淋巴结转移的情况及清扫的具体范围，而将颈部淋巴结分为不同的区域（图 27-1）。
  - 第Ⅵ区，也被称为颈部中央区，指的是颈动脉鞘内侧，上至舌骨下至胸骨的区域。
  - 第Ⅰ～Ⅴ区被称为颈部外侧区，包括了颈动脉鞘外侧的所有淋巴结分布区。

病史及体征

- 甲状腺癌的淋巴结转移在多数情况下是不可触及的，但往往可以通过影像学检查得到确认。但是淋巴结内非常小的转移灶往往只能靠显微镜下的病理学检查来确诊。

影像和其他诊断方法

- 术前考虑是甲状腺癌的每一位患者都应该进行超声检查。这可以让我们对颈部各个分区的淋巴结状态有全面的了解（图 27-2）。
- 由于甲状腺的存在，第Ⅵ区的淋巴结在超声下是最难以评估的。
- 体积较大的肿瘤或腺病最好能够接受增强 CT 扫描或磁共振扫描。在颈部超声检查中较大体积的病灶会遮盖后方的结构，增强 CT 或磁共振检查能够更好的提供相应的信息（图 27-3）。

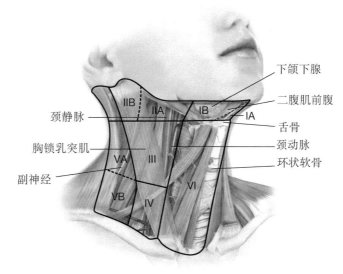

图 27-1 ● 颈部淋巴结分区

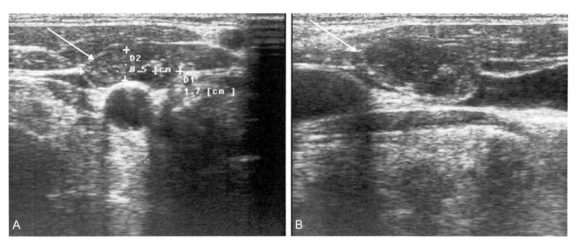

图 27-2 ● 超声证实的甲状腺癌的转移淋巴结。A. 横截面（箭头所示）;B. 纵截面（箭头所示）

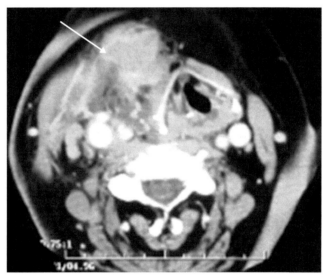

图 27-3 ● CT 扫描提示来源于侧颈部的复发性的结节，向颈部中央区突出（箭头所示）。此例中可以看到在彩超不能清晰显示颈部解剖时，CT 可以提供更多信息

外科管理

- 第 Ⅵ 区的淋巴结清扫往往和甲状腺全切术联合进行。
- 可以通过清除甲状腺周围的软组织来完成第 Ⅵ 区淋巴结的清扫，不需要额外的切口或探查。
- 清扫第 Ⅵ 区的淋巴结涉及甲状旁腺周围血供和软组织的处理。因为手术中可能会损伤甲状旁腺，因此术前应做好行甲状旁腺自体移植术的准备，以避免永久性的甲状旁腺功能低下（图 27-4）。

术前准备

- 再次分析术前颈部超声检查对于完全切除所有可疑的淋巴结是非常重要的。
- 对于再次手术的患者，在麻醉成功、摆好体位后，进行术中超声检查可以帮助定位小的淋巴结。
- 神经刺激及检测系统可以在术中帮助我们确定及测试运动神经的功能。迷走神经的检测应使用专用的神经刺激仪，其应该包含有附于气管导管上的可以探测声带肌收缩的肌电图检测片。术野中可见的肌肉可以使用普通的神经刺激电极来检查其支配神经的功能。

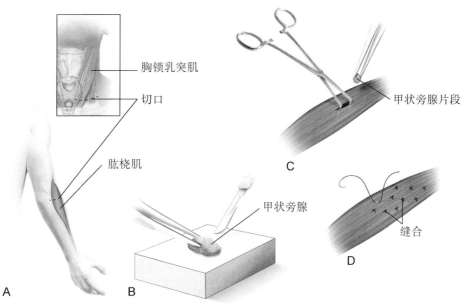

图 27-4 ● 甲状旁腺自体移植术示意图。如果在术中切断了甲状旁腺的血供，最好的处理方式为行甲状旁腺自体移植术。A. 甲状旁腺可以移植入任何肌肉，一般正常的甲状旁腺组织可以移植于颈部肌肉，而异常的甲状旁腺组织则可移植于肱桡肌；B. 腺体必须切为小块（立方体的各个边长为 1 ~ 2mm）；C、D. 小块腺体被植入独立的肌肉囊状结构中，囊袋结构用一针缝合，移植物往往需要 10 ~ 12 周才能发挥作用

体位

- 患者仰卧于手术台上，头部抬高，减轻颈部静脉充盈（图 27-5）。
- 气道管理是非常重要的。术前麻醉科会诊可以避免术中体位对气道的影响，提高手术过程中的气道安全。
- 在患者肩胛骨下方垫一毛巾卷或甲状腺气枕，以帮助颈部的伸展。
- 双手收拢贴于身体两侧。

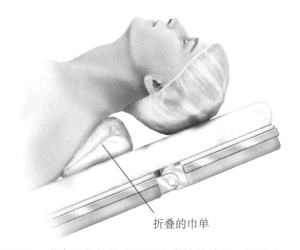

图 27-5 ● 术中颈部体位应强调有支撑的伸展。如果在缺乏支撑的情况下，颈部处于过伸位，术后会导致本可避免的后颈僵硬

切口位置

- 如果患者术中同时进行甲状腺切除术，手术切口可以向颈部后方外侧扩大；如果没有同时进行甲状腺切除术，淋巴结清扫可以经环状软骨下缘的横切口完成，该切口从气管直至斜方肌的前缘。该切口的优点是可以清楚地显露颈部前外侧及颈后三角。

手术技巧

游离皮肤及颈阔肌皮瓣

- 术中须向上、向下、向后方游离肌皮瓣（图 27-6）。皮瓣游离应在颈外静脉层次以上，并在各个淋巴结清扫区域的上方广泛游离。游离时可离断面静脉并翻向上方，以保护面神经的下颌支。耳大神经从胸锁乳突肌的后缘绕出，可根据此位置确定 Erb 氏点，该点附近聚集了很多浅感觉神经，术中应注意保护。

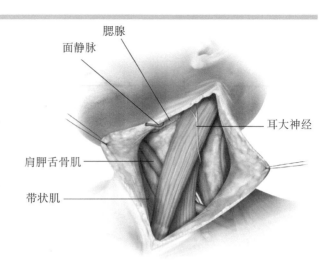

图 27-6 ● 颈阔肌下皮瓣可以避免在之后的手术过程中纠结清扫的切缘

游离胸锁乳突肌

- 在胸锁乳突肌的中部纵行切开其表面的筋膜，注意保护耳大神经。
- 将筋膜从肌肉表面剥离，暴露胸锁乳突肌，沿着筋膜继续剥离，绕过胸锁乳突肌的前缘，继续剥离其深面的筋膜，直至胸锁乳突肌的后缘。
- 注意保护 Erb 氏点的感觉神经（耳大神经、枕小神经、颈横神经、锁骨上神经）。
- 用 Penrose 引流管悬吊胸锁乳突肌以暴露手术视野（图 27-7）。
- 游离肩胛舌骨肌，暴露下方的淋巴结及软组织结构。

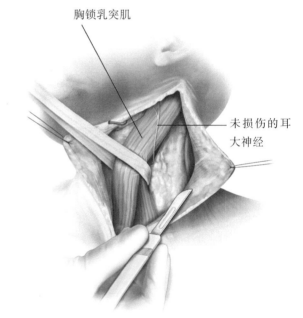

图 27-7 ● 在完全游离胸锁乳突肌之后，就可以将下方软组织表面的筋膜向外侧剥离。这样就可以切除斜方肌之前的软组织。注意辨认副神经避免损伤

切除软组织标本

- 可以从不同的位置开始切除淋巴结及相连的软组织（图 27-8）。通常可以从颈后三角区入手。分离斜方肌前缘的浅筋膜时应紧贴肌肉边缘，

避免意外损伤副神经脊髓支的运动神经。
- 在首先分离与斜方肌相连的淋巴结及软组织时，应采用钝性分离的方式，尤其在副神经脊髓支尚不明确的时候。除非肿瘤直接侵犯了该神经，否则应尽可能保留。

■ 在从外侧向中间分离标本的时候，注意保护深面的组织结构。

■ 锁骨上感觉神经从 Erb 氏点成扇形发出，将第 V 区分为浅、深两个部分。在清扫该区域的淋巴结时，需要正确地识别并小心分离这些神经，以尽可能保留神经的主干。

■ 当清扫胸锁乳突肌深面的组织时，可以从颈内淋巴结群的上方（第 II 区）或下方（第 IV 区）开始清扫，将这些组织和颈后三角的组织一同移除。

■ 除非受到肿瘤直接侵犯或静脉有癌栓形成，否则通常予以保留颈内静脉。如果颈内静脉无法保留，则应将其与其他标本一起送检。单侧颈静脉切除不会对患者造成严重的后果。

■ 完整切除标本，做好标记，送病理检查。

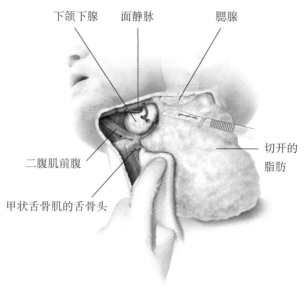

图 27-8 ● **将软组织从颈静脉游离**

检查及缝合

■ 切除标本后，仔细检查有无残留可以切除的软组织（图 27-9）。测试神经以确认其功能，确保彻底止血。仔细检查颈静脉下段区域，确保没有乳糜漏。

■ 可以放置简单的引流装置以引流可能积聚的血清或淋巴液。如果手术过程顺利或疾病负担较轻，可以不放置引流。

■ 切口分两层缝合，颈阔肌层使用可吸收缝线间断缝合；术者可以选择美容效果好的方式缝合皮肤。

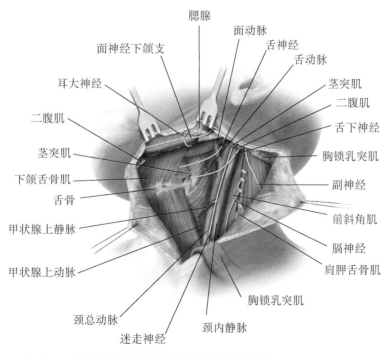

图 27-9 ● **包含淋巴结的软组织切除后的颈部解剖**

经验与教训

适应证	■ 甲状腺癌一般无需进行预防性的颈部外侧区淋巴结清扫。
游离皮瓣	■ 皮瓣分离的层次应准确位于颈阔肌深面及颈外静脉层次之上。
游离胸锁乳突肌	■ 注意不要损伤 Erb 氏点附近的感觉神经。
切除标本	■ 尽可能早地分辨出副神经脊髓支以免造成意外损伤。
确保止血	■ 位于标本下切缘的锁骨深面软组织的小静脉，可能会造成麻烦的出血。
避免乳糜漏	■ 仔细清理颈部两侧（尤其是左侧）颈静脉下段附近涌出的液体。

术后管理

■ 术后观察引流，注意有无淋巴漏。应指导患者如何护理引流管。

■ 当每天引流量＜ 30ml 时应拔除引流管。

预后

■ 如果颈部神经在术中保护得当，患者功能预后良好。

■ 少部分患者术后需要进行康复治疗，以获得肩关节的全范围运动。

手术并发症

■ 神经损伤：副神经的脊髓支；迷走神经或喉返神经损伤（如果术中进行颈部中央区淋巴结清扫）；臂丛神经。

■ 血管损伤：颈内静脉，颈动脉（可造成颈部血肿，进一步发展导致气道压迫）。

■ 胸导管损伤可导致淋巴漏，可能需要进行手术干预将胸导管结扎。

■ 局部复发。

Christopher R.McHenry

定义

- 甲状旁腺功能亢进的开放式颈部探查指的是，在无内镜或电视的辅助下，以暴露一个或多个异常的甲状旁腺为目的，通过单一切口进行的标准手术操作。该术式既包括对多个腺体病变的双侧颈部探查，也包括对术前诊断为单发性甲状旁腺腺瘤的切除（这种情况多集中于一侧颈部，并需要在术中进行甲状旁腺激素检测）。

鉴别诊断

- 80% 高钙血症是由原发性甲状旁腺功能亢进或恶性肿瘤引起的。
- 门诊诊断为高钙血症的患者中 50% ~ 60% 为原发性甲状旁腺功能亢进引起，而住院的高钙血症患者中约有 30%。
- 高钙血症的病因有很多并不常见（表 28-1）。

表 28-1　高钙血症的病因

甲状旁腺功能亢进
原发性与三发性
恶性肿瘤
溶骨性骨转移
肿瘤分泌 PTH 相关肽
肺鳞状细胞癌
肾细胞癌
膀胱癌
血液系统恶性肿瘤
白血病
淋巴瘤
多发性骨髓瘤
肉芽肿性疾病
结核
肉瘤样疾病
真菌感染

续表

药物
钙剂
维生素 A 或维生素 D 中毒
锂剂
噻嗪类利尿药
乳碱综合征
其他因素
甲状腺功能亢进
Paget's 病
长期制动
家族性低钙尿高钙血症

- 在原发性甲状旁腺功能亢进的患者中，85% ~ 90% 为单个腺瘤，5% ~ 10% 为增生，3% ~ 4% 为双腺瘤，< 1% 的患者为恶性。

病史及体征

- 原发性甲状旁腺功能亢进在女性中的发病率为 1 : 500，男性中为 1 : 2000。女性中常见的发病年龄为 50—60 岁。
- 患者往往因为其他疾病进行血液检验时偶然发现高钙血症，而进一步诊断为原发性甲状旁腺功能亢进。患者往往有一些非特异症状，如疲劳、虚弱、便秘及抑郁等。
- 原发性甲状旁腺功能亢进的患者可能会有很多临床表现（表 28-2）。肾结石是其中最为常见的代谢并发症，所有的原发性甲状旁腺功能亢进患者中 15% ~ 20% 的患有肾结石，而所有的肾结石患者中仅有 2% ~ 5% 的患者患有原发性甲状旁腺功能亢进。
- 约有 3% 的患者会出现甲状旁腺功能亢进危象，表现为严重的高钙血症，血清钙浓度 > 14mg/dl（3.5mmol/L），恶心，呕吐，脱水，以及昏迷等中枢神经系统的异常。

表 28-2　原发性甲状旁腺功能亢进的临床表现

肾脏	精神疾病
肾结石	抑郁
肾钙质沉着症	嗜睡
多尿	失忆
肾功能不全	意识混乱
	幻觉
	昏迷
骨骼系统	**神经肌肉系统**
全身性的骨关节疼痛	疲劳
骨量减少	虚弱
骨质疏松	乏力
痛风	
假性痛风	
病理性骨折	
囊状纤维性骨炎	
胃肠道	**心血管**
便秘	高血压恶化
消化性溃疡	心血管钙化
胰腺炎	左心室肥大
恶心	Q-T 间期缩短
呕吐	传导异常
腹痛	心肌梗死

- 原发性甲状旁腺功能亢进的患者发生心血管事件的概率较高，甲状旁腺切除术后死亡率会明显降低。
- 儿童时期的头颈部放射暴露史，碘[131]放射治疗，长期的锂剂治疗可能与原发性甲状旁腺功能亢进的发病有关。
- 获取全面的家族史是非常重要的，大概有 5% 的原发性甲状旁腺功能亢进患者为遗传性疾病。家族性甲状旁腺功能亢进是一种常染色体显性遗传病，其可能表现为单独的原发性甲状旁腺功能亢进，也可以表现为多发性内分泌腺瘤病 I 型、II A 型，以及甲状旁腺功能亢进 - 颌肿瘤综合征的一部分症状（表 28-3）。甲状旁腺功能亢进 - 颌肿瘤综合征的患者往往具有更严重的高钙血症，其中 10% ~ 15% 的患者为甲状旁腺癌。
- 大多数原发性甲状旁腺功能亢进的患者，其体格检查往往都是正常的，不到 5% 的患者可能

表 28-3　家族性甲状旁腺功能亢进

A. 家族性孤立甲状旁腺功能亢进
B. 多发性内分泌腺瘤病 I 型（MEN I）
　原发性甲状旁腺功能亢进
　胃肠胰神经内分泌肿瘤
　垂体腺瘤
　肾上腺皮质或甲状腺肿瘤
　脂肪瘤
　脑膜瘤
　面部血管纤维瘤
　支气管、胃、胸腺的类癌肿瘤
C. 多发性内分泌腺瘤 II A 型（MEN II A）
　甲状腺髓样癌
　嗜铬细胞瘤
　原发性甲状旁腺功能亢进
　扁平苔藓淀粉样变性
　先天性巨结肠
D. 甲状旁腺功能亢进 - 颌肿瘤综合征
　下颌骨及上颌骨的骨化性纤维瘤
　肾囊肿、错构瘤及肾母细胞瘤
　子宫腺肉瘤、腺纤维瘤、平滑肌瘤、子宫腺肌病、子宫内膜增生症

- 会有可触及的甲状旁腺肿瘤，其中甲状旁腺功能亢进危象的患者更可能有可触及的肿物。
- 原发性甲状旁腺功能亢进的患者如果出现可触及的颈部包块，应考虑到甲状旁腺癌或相应的甲状腺结节。
- 极少数患者可能因为角膜磷酸钙沉积导致角膜的带状变性，可以通过裂隙灯检查来确诊。

影像和其他诊断方法

- 原发性甲状旁腺功能亢进可以根据升高的血钙水平，以及血清全片段 PTH 水平来诊断。
- 接近 20% 的原发性甲状旁腺功能亢进患者，其血钙水平在正常范围。大多数血钙正常的原发性甲状旁腺功能亢进患者，是在进行肾结石、骨质疏松或者骨量减少等疾病的评估时得到诊断的。维生素 D 缺乏、过量磷摄入、血钙调定点低、低镁血症或高镁血症，可能是血钙正常的原发性甲状旁腺功能亢进的致病因素。
- 原发性甲状旁腺功能亢进的患者可能会存在

低血磷或接近正常低限的血磷水平、高血氯、高于正常的碱性磷酸酶水平及尿酸水平。患有骨骼疾病的患者碱性磷酸酶水平也会增高。

■ 患者可能会有轻度的代谢性酸中毒，这与 PTH 导致的肾脏对磷和碳酸氢盐的重吸收的阻止作用有关。

■ 在敏感的免疫放射法和化学发光法测定全片段 PTH 发明之前，我们用氯磷比超过 33∶1 来诊断原发性甲状旁腺功能亢进。

■ 由于肾功能不全是原发性甲状旁腺功能亢进的并发症之一，所以应监测血尿素氮、肌酐及肾小球滤过率。

■ 应使用双能 X 线吸收法测定腰椎、髋骨及末端骨的骨密度。

■ 如果怀疑患者为家族性低尿钙高钙血症（FHH），应测定钙肌酐清除比。家族性低尿钙高钙血症是一种罕见的常染色体显性遗传病，表现为无症状的高钙血症、低尿钙症，以及或多或少的 PTH 升高，这是因为患者肾脏钙分泌的调定点较正常人更高。FHH 的患者常有一位或多位一级亲属有高钙血症，钙肌酐清除比低于 0.01，24h 尿钙低于 100mg。这些患者不推荐进行甲状旁腺切除术。

■ 一旦患者被诊断为原发性甲状旁腺功能亢进，应进行相应的影像学检查，以确定异常的甲状旁腺。在术前定位异常的甲状旁腺后，可进行局限性的甲状旁腺切除术，并通过术中 PTH 测定来确定原发性甲状旁腺功能亢进是否治愈。这样可以减小手术切口，缩短手术时间，减少费用。

■ 只有在确诊为甲状旁腺功能亢进并准备进行手术治疗后，才能够安排定位相关的影像学检查，其作用在于确定切口位置及颈部探查的起始点。

■ 由专业医生操作的高分辨率超声检查是首先须进行的检查。甲状旁腺腺瘤在超声下表现为甲状腺后方的卵圆形或蚕豆形的均质的低回声肿物（图 28-1）。甲状旁腺腺瘤也有可能会呈分叶状。超声可以同时发现甲状腺的结

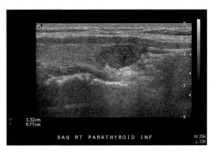

图 28-1 ● 高分辨率超声图像为矢状位，可见一个大小为 1.32cm×0.77cm 的回声均匀低回声结节在甲状腺右叶的下方。术中被证实是右下甲状旁腺腺瘤

节样病变。

■ ^{99m} 锝甲氧基异丁基异腈（^{99m} MIBI）联合单光子发射计算机辅助成像（SPECT）是一种在术前进行的功能和解剖的混合图像检查，其在发现异位甲状旁腺方面有明显优势（图 28-2）。

■ 四维 CT 成像和正电子发射／计算机辅助成像（PET/CT）对于定位异常的甲状旁腺腺体也有一定价值，但往往仅用于持续性或复发的甲状旁腺功能亢进。

■ 当颈部超声及 MIBI 成像检查相互矛盾时，术中 PTH 监测将是最有意义的，但当两者检查结论相一致时，无须常规行术中 PTH 监测。

外科管理

■ 由于手术治疗是唯一可能治愈原发性甲状旁腺功能亢进的治疗手段，因此，所有原发性甲状旁腺功能亢进的患者均应考虑手术。原

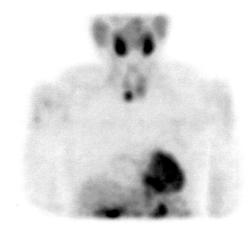

图 28-2 ● ^{99m} 锝甲氧基异丁基异腈显像提示在甲状腺右侧叶下极的下方可见异常的放射性浓聚

发性甲状旁腺功能亢进的典型症状（肾结石、骨质疏松、囊状纤维性骨、神经肌肉功能异常）是手术治疗的主要适应证。

- 美国国立卫生研究院在 2008 年重新修订的共识指南中，指出了无症状原发性甲状旁腺功能亢进的患者的手术适应证（表 28-4）。由于至少 25% 的甲状旁腺功能亢进患者在生存期中将产生一个或多个不可逆转的并发症，所有 < 50 岁的患者都建议行甲状旁腺切除术。严重的高钙血症、肾功能不全、骨密度减低、不能或不愿意随访监测病情变化是对无症状原发性甲状旁腺功能亢进患者进行甲状旁腺切除术的其他手术指征。

- 原发性甲状旁腺功能亢进的开放式颈部探查术可以作为门诊手术，在全身麻醉或镇静条件下的局部麻醉下进行。术中可能会用到超声检查、PTH 监测或者无线电导航等。

- 术中超声可以用来确定手术切口的最佳位置。

- 术中 PTH 监测可以用来确定是否所有的高功能甲状旁腺组织已经被切除，原发性甲状旁腺功能亢进是否已被治愈。

- 术前进行 ^{99m} 锝甲氧基异丁基异腈检查或术中通过 γ 探测器检查可以帮助外科医生定位异常的甲状旁腺组织，并可确认所有嗜甲氧基异丁基异腈的甲状旁腺组织已被切除，而且颈部无残留。但该技术的局限性在于增生的甲状旁腺组织往往并不表现为嗜甲氧基异丁基异腈的特性，而甲状腺结节也可以吸收甲氧基异丁基异腈，从而导致假阳性。

表 28-4 2008 年美国国立卫生研究院修订的共识指南中提出的无症状原发性甲状旁腺功能亢进的手术指征

血清钙浓度超过正常范围上限 > 1mg/dl
肾小球滤过率 < 60ml/min
骨密度明显降低：腰椎、股骨颈、髋部、桡骨远端的 T 值≤ − 2.5
年龄 < 50 岁
患者不能进行定期随访监测病情变化

- 如果术前诊断为单个腺瘤并定位，应进行单侧甲状旁腺切除术并进行术中 PTH 监测，以确定原发性甲状旁腺功能亢进已被治愈。

- 双侧颈部探查的适应证为：术前影像学检查为阴性结果，或术前检查发现双侧甲状旁腺病变，或者患者极有可能患有多腺体疾病，如 MEN Ⅰ、MEN ⅡA，以及锂剂相关甲状旁腺功能亢进。对于同时患有甲状腺疾病的患者同样适用。所有原发性甲状旁腺功能亢进的患者都可以选择双侧颈部探查术。

- 对于同时患有双腺瘤的患者，可以手术同时切除两个增大的腺瘤。

- 对于甲状旁腺增生的患者来说，应首先考虑甲状旁腺次全切术，保留部分血供较好的甲状旁腺组织，其大小和重量应接近一个正常的甲状旁腺腺体。因为 5% ~ 15% 的患者有额外的甲状旁腺，其最常见位于胸腺，所以应通过颈部横切口进行胸腺切除术。也可以进行甲状旁腺全切，同时自体移植甲状旁腺进入非优势手的肱桡肌（第 29 章）。

- 甲状旁腺癌的患者应予以完整切除肿瘤及其侵犯的周围组织，这往往涉及的甲状腺侧叶和颈前带状肌群的切除。

- 甲状旁腺癌的患者可能表现为明显上升的血钙浓度和 PTH，以及可触及的颈部包块。典型的甲状旁腺癌表面成灰白色，存在向周边结构的局限性侵犯（图 28-3）。

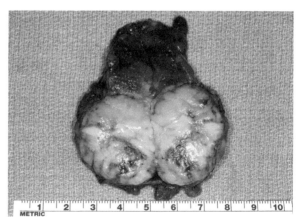

图 28-3 ● 图中可见典型的呈灰白色的甲状旁腺癌，以及受到侵犯的甲状腺侧叶

术前准备

■ 术前应检测血清 25-OH 维生素 D 及碱性磷酸酶浓度。术前血清 25-OH 维生素 D 浓度降低及碱性磷酸酶升高的患者，术后发生有症状的低血钙的危险性更高。

■ 术后皮下注射肝素或低分子肝素可能导致颈部血肿，可以采用顺序加压装置预防深静脉血栓形成，围术期无需常规使用抗生素预防感染。

■ 如果患者没有甲状旁腺功能亢进危象，术前一般无须特殊准备。对于严重的威胁生命的高钙血症，在施行甲状旁腺切除术前应采取盐水水化、排钙利尿药、双膦酸盐，以及拟钙剂等治疗措施。

体位

■ 患者仰卧于手术台上，卷叠好的巾单横置于双肩下方，颈部伸展，头部放置于软泡沫头靠上。双手固定于身体两侧。

■ 患者取头高足低位以减少静脉回流。气管插管走向应背向手术区域，为术者及助手提供最好的操作空间（图 28-4）。

■ 使用氯己定广泛消毒术野，等待 3min 使其完全干燥后，再铺无菌手术巾。

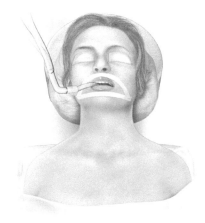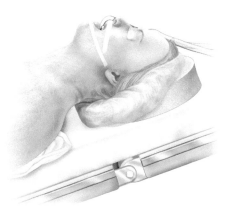

A　　　　　　　　　　　　　B

图 28-4 ● 甲状旁腺手术体位的俯视效果及侧视效果。患者颈部伸展，肩下垫卷叠好的巾单，头部放置于软泡沫头靠上。床头抬高 30°，呈头高足低位，通气管放置于头端

手术切口

■ 在确定手术切口之前，术者应熟悉颈部的体表解剖标志（图 28-5）。为获得最佳的美容效果，应使患者站在术前准备区在颈部进行标记。这有利于保证切口对称地分布于颈部的自然皮肤皱褶中。应做位于环状软骨与胸骨切迹之间的颈部中线的弧形切口。

■ 切口的具体位置取决于术前影像学的定位检查、患者颈部自然褶皱的走行和其他的美容因素。必要时可以采用术中超声检查来确定切口位置。

■ 颈部正中切口可以达到更好的美容效果，并且更容易进行双侧颈部探查。

■ 运用 0 号丝线轻轻压在皮肤上进行切口标记，注意保持对称并使切口呈弧形。

■ 以胸骨切迹中点为标志，在皮肤上标记切口中点的位置。

■ 甲状旁腺切除术需要一个 2 ～ 4cm 的颈正中切口。对于部分颈部粗短或有病态肥胖的患者，为达到更好的探查效果，可以采用更长的切口。

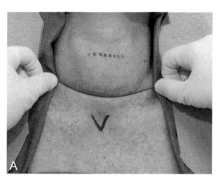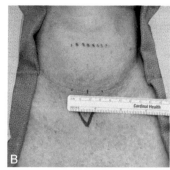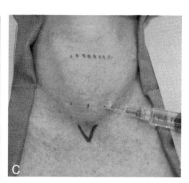

图 28-5 ● A.标出胸骨上切迹及环状软骨的体表位置以帮助确定最合适的切口。使用 0 号丝线做切口标志线；B. 在中线附近标识一个 3cm 的切口线；C. 在划开切口前，使用 0.5% 的布比卡因做局部麻醉

■ 如果患者未进行切开皮肤前的预先镇痛，可以使用 0.5% 的布比卡因进行切口的局部麻醉，能够使患者在术后更加舒适。

■ 15 号刀片切开皮肤，电刀分离皮下及颈阔肌。

建立操作空间

■ 皮肤钩深入颈阔肌下层面牵开皮瓣，使用小的 Richardson 拉钩抬起皮肤（图 28-6）。

■ 找到颈前静脉，分离的层面应在颈前静脉的前方（图 28-6）。

■ 上方皮瓣向环状软骨方向牵拉，下方皮瓣则向胸骨切迹方向牵拉。

■ 向侧方探查可以看到胸锁乳突肌的胸骨头。

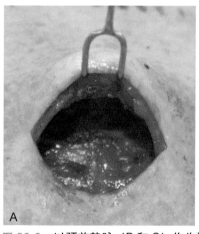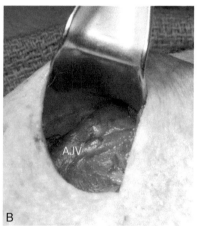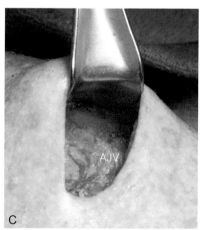

图 28-6 ● 以颈前静脉（B 和 C）作为标志，在颈阔肌下游离浅表皮瓣（A）

暴露甲状腺

■ 沿颈白线分开胸骨舌骨肌，向上至甲状软骨、向下至胸骨上切迹（图 28-7）。颈中线是甲状腺封套筋膜组成的一个无血管区。

■ 分开胸骨舌骨肌，暴露甲状腺。

■ 结合使用钝性及锐性分离胸骨舌骨肌和甲状腺之间的疏松结缔组织，将胸骨舌骨肌从甲状腺表面牵开（图 28-8）。

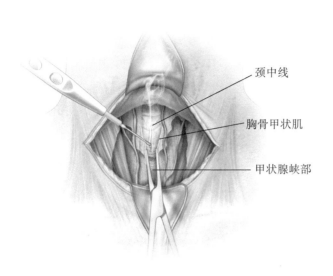

图 28-7 ● 沿颈中线分开胸骨甲状肌，暴露下方的甲状腺

颈中线

胸骨甲状肌

甲状腺峡部

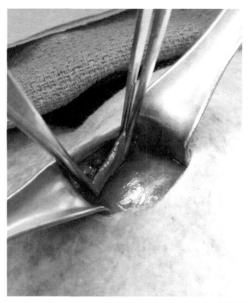

图 28-8 ● 用镊子轻轻牵拉胸骨甲状肌，将其从下方的甲状腺表面游离

游离甲状腺叶并显露异常的甲状旁腺腺体

- 向两侧牵开胸骨甲状肌和胸骨舌骨肌。
- 向前向中间抬起甲状腺腺叶。使用组织钳牵拉甲状腺侧叶，尽可能在小的工作空间内提供更好的术野。
- 找到甲状腺中静脉，为了更好的显露视野，可以将其离断。
- 术中尽可能减少出血，术野出血较多会对分辨异常的甲状旁腺组织造成更大的困难。
- 首先应根据术前影像学定位寻找异常的甲状旁腺，在甲状旁腺的正常解剖位置进行探查。
- 相较正常的甲状旁腺组织，异常的甲状旁腺更大、更坚硬、颜色更深（图 28-9）。
- 成人体内正常的甲状旁腺应为棕黄色，卵圆形、半圆形或蚕豆形。其最大直径约为 5mm，平均重量在 35 ～ 50mg（图 28-10）。一般如果甲状旁腺外表正常，则无须进行活检。
- 正常上甲状旁腺的解剖位置在喉返神经的后上方。在甲状腺下动脉与喉返神经交汇点的头侧约 1cm 处，喉返神经下咽缩肌的后方入喉（图 28-11）。

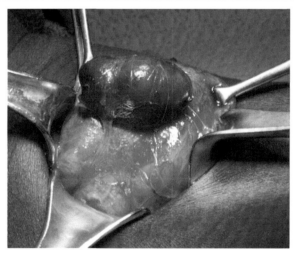

图 28-9 ● 向前内侧翻转甲状腺侧叶，可见一个异常的甲状旁腺，质地较硬颜色较深

- 下甲状旁腺的常见解剖位置位于甲状腺侧叶下极的后外侧，甲状腺下动脉与喉返神经交汇点的尾侧 1cm 处。通常位于喉返神经的前方（图 28-11）。
- 约 16% 的原发性甲状旁腺功能亢进的患者有异位甲状旁腺。由于胚胎期迁移距离更远，下甲状旁腺更易出现异位。
- 当甲状旁腺不在正常的解剖位置时，需要探查有无异位的腺体。

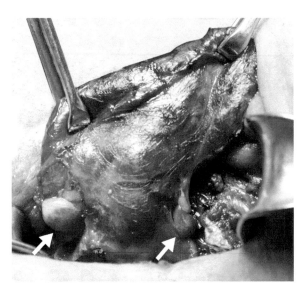

图 28-10 ● **可以在正常的解剖位置发现两个正常的甲状旁腺（箭头所示）。两者均为典型的卵圆形、黄色。上甲状旁腺被脂肪组织所包围**

- 异位下甲状旁腺最常见的位置为胸腺，其他常见的异位位置为：甲状胸腺韧带，上纵隔前方，甲状腺内，颈动脉鞘，以及未能下降而留在下颌下区等（第 29 章及第 32 章）。
- 异位上甲状旁腺最常见的位置在气管食管沟，其他的异位位置包括：食管后方，咽后方，后纵隔，甲状腺内。
- 当甲状旁腺腺瘤位于胸腺内时，可以通过暴露胸骨甲状肌下方的胸腺颈舌叶，完成经颈部胸腺切除术。胸腺位于甲状腺下静脉的前方，毗邻甲状腺侧叶的下极。术中向胸廓探查时应注意暴露及保护喉返神经。游离胸腺前方的结缔组织。胸腺静脉向下汇入无名静脉，术中可以使用双极电凝协助离断。术中使用直角钳轻轻的牵拉胸腺的颈舌叶，逐渐将胸骨后方的胸腺组织拉入手术区域。
- 甲状腺内的甲状旁腺腺瘤（图 28-12），在原发性甲状旁腺功能亢进的患者中约占 1%，通常可采用剜除术而无须切除甲状腺腺叶。
- 当上甲状旁腺不在正常的解剖位置时，须探查异位腺体，此时离断甲状腺上血管可能提供更好的视野。
- 对于需要进行双侧甲状旁腺探查的多腺体疾病，双侧甲状旁腺的位置往往是对称的。

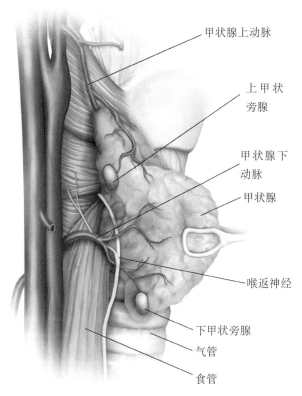

甲状腺上动脉

上甲状旁腺

甲状腺下动脉

甲状腺

喉返神经

下甲状旁腺

气管

食管

图 28-11 ● **将右侧甲状腺向前内侧翻转，可以看到上、下甲状旁腺**

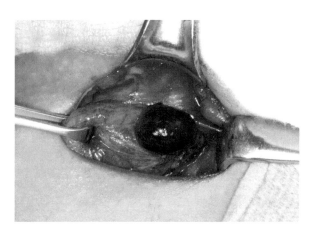

图 28-12 ● **甲状腺内甲状旁腺腺瘤剜除**

切除异常的甲状旁腺

- 首先游离增大的甲状旁腺的周围，使用细弯血管钳钝性分离四周的结缔组织，最后仅留下中间的血管蒂（图 28-13）。

- 用细弯止血钳轻柔地钝性从周围疏松组织中分离增大的甲状旁腺，直到仅留下血管蒂。

- 注意不要损伤异常甲状旁腺的被膜，因为一旦损伤会导致异常甲状旁腺细胞定植于软组织中或形成甲状旁腺瘤，这是甲状旁腺功能亢进复发的原因之一。

- 术者应时刻注意避免损伤喉返神经，但术中无须常规暴露，也并非一定要进行神经检测，具体措施应由术者视术中具体情况决定。

- 术中应紧贴异常的甲状旁腺进行游离，以避免损伤喉返神经。

- 探查及切除增大的上甲状旁腺时，暴露喉返神经往往是有必要的。上甲状旁腺一般位于喉返神经的后方，在切除腺体时，常需要游离神经。

- 完成甲状旁腺腺瘤的游离，在结扎甲状旁腺的血管蒂之前，从颈内静脉、外周静脉或动脉抽取 3ml 血液进行术中 PTH 的检测（图 28-14）。然后结扎血管蒂，切除增大的甲状旁腺，称

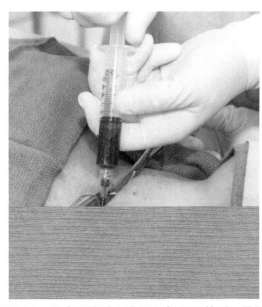

图 28-14 ● 颈内静脉采血进行术中 PTH 检测。用组织钳牵引甲状腺侧叶。带状肌用拉钩拉向颈侧，显露颈总动脉。颈内静脉位于颈总动脉的前外侧

量标本重量并送石蜡切片检查。切除异常甲状旁腺 5 ～ 10min 后再抽取另外 3ml 血液进行术中 PTH 检测。

- 如果 PTH 值较切除前或术前下降超过 50%，可以预计术后患者可能治愈，术中可无须进行进一步探查。由于全片段 PTH 的半衰期具有多变性，通常为 3 ～ 5min，在决定是否进行进一步探查前，有必要检测全片段 PTH 的水平。如果全片段 PTH 没有能降低超过 50%，表明存在持续高功能的甲状旁腺组织。

- 如果术中进行 PTH 监测，则对甲状旁腺腺瘤进行术中冷冻检查是不必要的。冷冻切片检查的价值在于区分增生甲状旁腺组织、正常甲状旁腺组织及甲状腺组织。在对术前细针穿刺活检结果不明确的甲状腺结节进行甲状腺叶切除，或者对术前未穿刺而术中偶然发现的甲状腺结节进行切除后，进行冷冻切片检查也是有意义的。

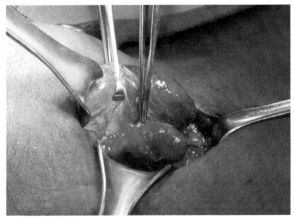

图 28-13 ● 一个较大的上甲状旁腺腺瘤几乎完全被游离出来，仅剩下中间的血管蒂与颈部相连

闭合手术切口

■ 等待术中 PTH 检测结果一般需要 20min 左右，在这段时间内可以闭合手术切口。检查术野有无活动性出血。颈内静脉穿刺点可以轻柔的按压止血。

■ 在颈中线处使用可吸收缝线连续缝合胸骨舌骨肌，在手术切口的下段留下 3cm 左右的开口。这样一旦出现术后出血可以将血液引流到皮下间隙，避免术后出血聚集在一个封闭空间内，延迟气管压迫的发生。气管压迫往往由于喉部回流静脉的损伤出血或喉部水肿（图 28-15）。

■ 用可吸收缝线对合皮下组织，皮肤用可吸收缝线皮下缝合后，使用组织胶闭合（图 28-16）。

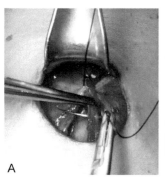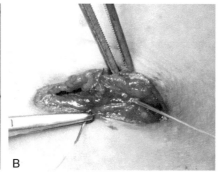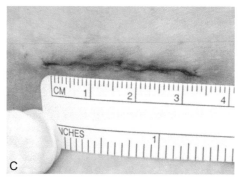

图 28-15 ● A. 在中线处用可吸收缝线对合胸骨舌骨肌；B. 皮下组织用可吸收线间断缝合；C. 皮肤采用可吸收线皮内缝合

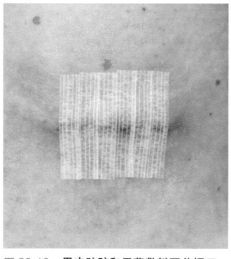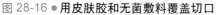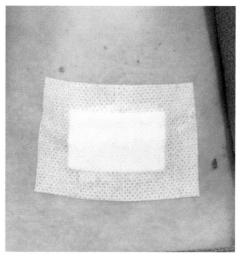

图 28-16 ● 用皮肤胶和无菌敷料覆盖切口

经验与教训

切口	■ 为获得最佳的美容效果，应使患者站在术前准备区在颈部标记手术切口。这有利于保证切口对称的分布于颈部的自然皮肤皱褶中。
牵开皮瓣	■ 在分离皮瓣时可以颈前静脉做解剖标记，一般来说颈前静脉前方的层次为无血管区。
游离甲状腺叶	■ 使用组织钳向前向中央牵开甲状腺叶，这样可以使我们用更小的切口获得更好的暴露。
切除甲状旁腺	■ 增大的甲状旁腺周围包裹着疏松结缔组织，中间连有血管蒂。先紧贴腺体进行钝性分离，避免损伤喉返神经，最后结扎血管蒂。注意不要损伤异常甲状旁腺被膜，这是因为损伤后会导致异常甲状旁腺细胞定植于软组织中或形成甲状旁腺瘤，造成甲状旁腺功能亢进复发。
异位甲状旁腺	■ 术前定位检查认为是下甲状旁腺的腺体实际上可能是上甲状旁腺，这是由于其从正常解剖位置向后下方异位造成的。额外的甲状旁腺或异位下甲状旁腺最常见的位置是胸腺，可以施行通过经颈部胸腺切除术。异位的上甲状旁腺最常见的位置是气管食管沟。甲状腺内的甲状旁腺腺瘤，通常可采用剜除术而无须切除甲状腺腺叶。
多腺体疾病	■ 甲状旁腺的位置通常是对称的。

术后管理

■ 患者在术后恢复室经过常规处理后，可出院回家。患者需保持敷料 48h，保持组织胶直至术后 2 周第一次复诊。

■ 应告知患者术后可能出现颈部血肿、低钙血症等情况。告知患者一旦出现异常的颈部肿胀或呼吸困难的情况，应直接至急诊就诊。应告知患者出现低血钙症状时可以电话咨询，并且开始口服钙剂 500 ~ 1000mg，3/d。

■ 患者术后第一次复诊及术后第 6 个月时，应检查血钙水平，确定甲状旁腺功能亢进已被治愈。患者应每年复查血钙水平以确定有无复发。

预后

■ 经过有经验医师主刀的甲状旁腺切除术，原发性甲状旁腺功能亢进的治愈率可达到 95% ~ 99%。

■ 原发性甲状旁腺功能亢进的患者经过甲状旁腺切除术后，其生活质量可获得明显改观，如精力，肌肉力量，精细运动能力，神经认知能力均会得到改善。

■ 原发性甲状旁腺功能亢进的患者经过甲状旁腺切除术后骨密度会提高。

■ 经过甲状旁腺切除术后，与纤维囊性骨炎相关的骨异常，以及肾小管浓缩功能下降等问题会完全缓解。90% 的患者不再出现反复发作的肾结石。

■ 虽然疾病相关的高血压术后不能完全消失，但甲状旁腺切除术可以停止不可逆转的肾功能不全，以及高血压症状进一步进展。

■ 甲状旁腺切除术可以解决原发性甲状旁腺功能亢进导致的心血管死亡率升高。

■ 复发性甲状旁腺功能亢进发生率为 1% ~ 3%，指的是治愈性的甲状旁腺切除术 6 个月以后出现的高血钙，同时伴有 PTH 升高，部分患者 PTH 也可能会处于正常范围。

■ 25% 的患者在接受治愈性的甲状旁腺切除术后会出现血钙正常而 PTH 升高的继发性甲状旁腺功能亢进。其发病机制尚不清楚。维生素 D 水平下降、肾功能受损及骨骼的再矿化是可能的病因。考虑到这种情况往往不需要进行相应处理，因此与复发性甲状旁腺功能亢进进行鉴别是非常重要的。

手术并发症

■ 甲状旁腺切除的潜在并发症包括可能导致气管压迫的颈部血肿、低钙血症、永久性的甲状旁腺功能减退、喉返神经损伤、一过性的甲状腺功能亢进及顽固性甲状旁腺功能亢进。

■ 喉返神经损伤，严重的术后出血，以及颈部血肿是非常少见的术后并发症,发生率< 1%,由于游离组织范围更小(主要都是钝性分离)、无需结扎离断大血管,因此严重并发症较甲状腺切除术的患者发生率更低。

- 单个的腺体切除后,症状性低钙血症发生率并不常见。术前碱性磷酸酶高的患者由于甲状旁腺切除后的骨饥饿,更容易出现症状性的低钙血症。接受甲状旁腺次全切或全切的患者更可能出现甲状旁腺切除术后低血钙及永久性的甲状旁腺功能减退。

- 永久性的甲状旁腺功能减退可能会发生在接受甲状旁腺次全切而保留部分甲状旁腺的坏死,以及甲状旁腺全切但移植失败的患者身上。

- 顽固性甲状旁腺功能亢进可能因为异位腺瘤、额外的甲状旁腺的存在,或多发腺体疾病且术中 PTH 检测呈假阳性(下降> 50%),也可能由于术中缺乏经验而漏掉了正常解剖位置的旁腺腺瘤。

- 甲状旁腺切除术后 1/3 的患者可能出现一过性甲状腺功能亢进,一般认为这是术中过度搬动挤压甲状腺所致,该过程为自限性。如果患者症状明显,可使用 β 受体阻滞药。

- 复发性甲状旁腺功能亢进的发生率为 1% ~ 3%,这类患者应考虑多发性内分泌腺瘤病 I 型、ⅡA 型的可能。

Brian D. Saunders

定义

- 甲状旁腺切除术是切除全部或几乎全部功能亢进的甲状旁腺组织的一种功能性手术。原发性甲状旁腺功能亢进是施行甲状旁腺切除术最常见的一种病理类型。虽然有85%～90%的原发性甲状旁腺功能亢进患者仅有单个甲状旁腺腺体功能的过度活跃，但也有部分患者因为自身因素或遗传因素而导致多个甲状旁腺腺体的病变。而继发性和三发性的甲状旁腺功能亢进则往往需要切除多个甲状旁腺腺体。甲状旁腺次全切术需要切除几乎全部的甲状旁腺腺体，仅仅留下其中一个腺体的部分组织，对于大多数患者来说，这需要切除4个腺体中的3个半；剩余的半个旁腺组织则留在原位且应保留其原来的血供。此外，甲状旁腺全切（所有的4个腺体）并同期行自体甲状旁腺异位移植术可以作为甲状旁腺次全切除术的一个替代方案。

鉴别诊断

- 如果要切除多个甲状旁腺腺体，应当在术前和术中进行充分的评估。许多引起甲状旁腺功能亢进的疾病其实质都会涉及多个甲状旁腺腺体。对这些疾病来说，在术前计划好行甲状旁腺次全切还是甲状旁腺全切加自体移植术是非常必要的。这些疾病包括与原发性甲状旁腺功能亢进相关的多发性内分泌腺瘤病Ⅰ型和Ⅱa型，以及肾衰竭所引起的继发性甲状旁腺功能亢进。另外，其他一些病理生理条件也可能会导致多个甲状旁腺功能的过度活跃，在这种情况下，通过在术中识别多个增生的甲状旁腺或术中对甲状旁腺激素进行实时的检测，就可以帮助外科医生成功地实施甲状旁腺次全切除术或甲状旁腺全切加自体移植术。如多发性腺体增生病引起的散发的原发性甲状旁腺功能亢进，锂剂相关的原发性甲状旁腺功能亢进，三发性甲状旁腺功能亢进，以及CDC-73相关的甲状旁腺功能亢进。其中CDC-73相关甲状旁腺功能亢进是由于CDC-73基因（或被称作HRPT2或旁丝蛋白基因）胚系突变所引起的一种家族性甲状旁腺功能亢进。

病史及体征

- 甲状旁腺功能亢进是一个生物化学上的诊断。患者可能因为实验室检查偶然发现的血钙浓度升高，或者因为疾病所导致的症状及体征而就诊。反复发作的肾结石(特别是含钙结石)或骨质疏松性（骨质脆弱或非创伤）骨折的患者，应该考虑是否存在高钙血症或甲状旁腺功能亢进。此外，甲状旁腺功能亢进的患者还可能出现一些非特征性的症状，如疲劳、肌肉骨骼疼痛、认知功能下降、情绪多变、腹痛、无法解释的反复发作性胰腺炎等。

- 询问家族病史可以确定有无遗传因素导致的甲状旁腺功能亢进。例如家庭成员有无垂体瘤病史，有无甲状旁腺功能亢进病史，有无甲状腺髓样癌病史，有无嗜铬细胞瘤病史，有无肠胰神经内分泌瘤病史（特别是胃泌素瘤），以及有无下颌骨骨化性纤维瘤病史等。

- 有可疑遗传因素的甲状旁腺功能亢进患者应接受相关的基因检测及咨询，其结果可能会影响手术方案、疾病的随访观察及其相关家属的健康保健。

- 肾脏相关的继发性甲状旁腺功能亢进在慢性肾功能不全的人群中是一种常见且可以预见

的疾病。甲状旁腺功能亢进的程度在肾病治疗的同时逐步加重，尤其在接受腹膜透析或血液透析等相关肾脏替代治疗的患者中更加明显。美国全国指南对慢性肾病每个阶段的PTH目标水平提出了相应的标准。

■ 甲状旁腺功能亢进患者体格检查发现的阳性体征比较少见，尽管如此，我们也应对可疑的甲状旁腺功能亢进患者的颈部进行充分的检查，如果颈部有明显的可触及的肿块，应该进一步进行相应的影像学检查。甲状旁腺腺瘤往往是不易触及的；伴有严重甲状旁腺功能亢进的可触及肿物则应充分考虑甲状旁腺腺癌的可能性。尽管如此，在甲状旁腺功能亢进患者中，大部分可触及的颈部中央肿块都是偶尔伴发的甲状腺结节。

■ 如果患者需进行甲状旁腺全切加自体移植术，那么需要仔细检查患者前臂的基本情况。由于术中往往将甲状旁腺功能亢进定植于患者的非优势手，那么确认患者究竟是左利手还是右利手将是非常有意义的。另外，对于已经肾衰竭或预期可能肾竭的患者来说，应该注意患者有无人工动静脉造口，必须格外注意，在手术中避免损伤人工动静脉瘘，同时应该为将来可能的动静脉造口术预留足够的空间。

影像和其他诊断方法

■ 甲状旁腺功能亢进（包括原发、继发与三发）是一个生物化学的诊断。外科医生在进行任何计划之前，首先需要满足患者患有甲状旁腺功能亢进这一条件。只有在确诊甲状旁腺功能亢进及明确手术的必要性后，外科医生才能考虑进一步的影像学检查。

■ 对于可引起多个甲状旁腺腺体功能亢进的疾病，应在术前做好行甲状旁腺次全切，或者是甲状旁腺全切加自体移植术的相关计划；由于术中需要对颈部两侧做探查以确认全部4个甲状旁腺，所以术前甲状旁腺的相关影像学检查并不是必需的。

■ 高分辨超声检查可以有效地定位增大的甲状旁

腺，无论检查者是专业的超声医生还是外科医生。甲状旁腺腺瘤表现为与甲状腺分离的卵圆形低回声结节。上极甲状旁腺位于气管食管沟内，并且会随着超声探头的压迫而移动（图29-1A、B）。毗邻甲状腺的甲状旁腺腺瘤往往可以很容易看到，但因为骨组织的透声性较差，一些异位甲状旁腺腺瘤（尤其位于锁骨头后方的腺瘤）则很难被发现。超声检查也可以发现甲状腺的相关病变，在甲状旁腺手术的同时，这些病变可以被同期处理。

■ 核医学中甲状旁腺扫描主要使用 ^{99m} 锝甲氧基异丁基异腈（99mTc sestamibi）作为示踪剂，在85%的患者中，核扫描可以准确地定位过度活跃的甲状旁腺。当与单光子发射计算机断层成像（SPECT）和常规CT扫描相结合时，手术医生就可以获得具有极高定位价值的一种功能和解剖的混合图像（图29-2A、B）。值得注意的一点是，某些小的与甲状腺关系密切的甲状旁腺腺瘤在核素显像中不易被发现。

■ 颈部CT扫描或磁共振有时也会被用于显示甲状

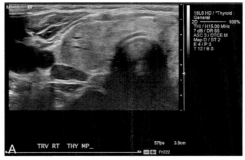
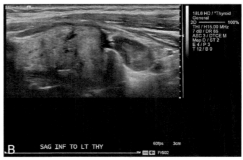

图 29-1 ● **高分辨率颈部彩超可以清楚的显示甲状旁腺腺瘤。A. 右侧甲状腺侧叶和位于气管食管沟内的低回声上甲状旁腺腺瘤；B. 超声矢状位切面显示左侧甲状腺侧叶和低回声的下甲状旁腺**

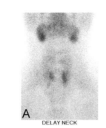

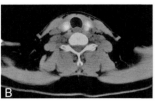

图 29-2 ● 核医学甲状旁腺扫描。A.2h 延迟相冠状位显示双侧甲状旁腺腺瘤；B.SPECT/CT 融合显像示双侧甲状腺侧叶后方的 sestamibi 高亲和性甲状旁腺病灶

旁腺。新的 CT 扫描成像协议正在变得越来越普遍，如 4D CT 扫描。这一检查有利于判断静脉造影剂不同时像分布、甲状旁腺肿瘤血供和高功能甲状旁腺病变造影剂延迟廓清程度。

■ 选择性静脉采血测定 PTH 是一种侵入性的甲状旁腺定位技术，这种检查必须要由经验丰富的放射介入医生来完成，一般仅适用于再次手术的患者。

■ 对再次手术的患者进行术前影像学检查是非常有必要的，其目的在于尽可能减少对遍布瘢痕粘连的术野的探查，从而减少医源性的损伤。如果能够在甲状旁腺再次手术前得到两种相互印证的影像学检查将是一种比较理想的情况。

外科治疗

术前准备

■ 在甲状旁腺手术之前，所有生化检查的指标都应该被重新梳理一遍，以明确该患者的确存在手术可以纠正的甲状旁腺功能亢进。

■ 如果术中计划进行自体甲状旁腺移植，应与患者共同确认术中将甲状旁腺移植到具体哪一侧上肢。

■ 甲状旁腺手术属于一类切口，围术期通常无需肠外使用抗生素，但特殊情况（如患者存在心脏瓣膜疾病或之前曾置入过人工置入物）应除外。

■ 术中必须应用局部或全身麻醉。

体位

■ 患者仰卧于手术台上，双上肢放于体侧或腹部。用一块以巾钳固定的手术单将患者上肢固定好，取下手术台的手架（图 29-3）。

■ 如果计划在患者前臂进行甲状旁腺的移植，欲术的手臂应该从患者身体外展，当甲状旁腺从患者颈部切除后，再对前臂进行消毒铺巾。

■ 用毛巾卷或其他垫子将患者肩膀垫高可以使颈部伸展。

■ 手术床取头高足低位，头稍后仰，也可呈半坐卧位或沙滩椅卧位。

■ 有的外科医生会将手术台旋转 90°，使患者头部远离麻醉机，以给手术团队提供更多空间。

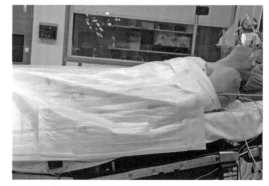

图 29-3 ● 患者仰卧于手术床上，垫肩，仰头，双上肢固定

切口位置

■ 顺皮纹在环状软骨下方 1cm 或胸骨上切迹以上 2 横指处行颈部横切口，切口应位于颈部正中，长 3 ～ 5cm（图 29-4）。有的术者术中会用麻醉药混合肾上腺素进行浸润麻醉。从术后的美观角度上看，将切口隐藏于颈部的自然褶皱中比切口的长短更加重要（图 29-5）。

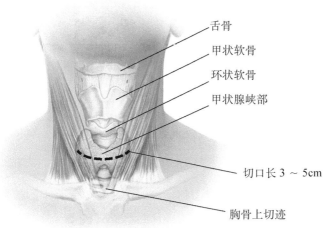

图 29-4 ● 甲状旁腺手术的浅层解剖

舌骨
甲状软骨
环状软骨
甲状腺峡部
切口长 3 ~ 5cm
胸骨上切迹

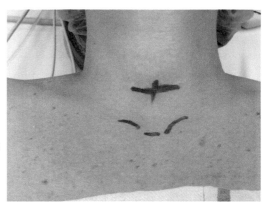

图 29-5 ● 甲状旁腺切除术预计的手术切口画线，图中标识了作为参照物的锁骨头和胸骨上切迹

皮瓣游离

- 用电刀分离皮下组织，切开颈阔肌；电刀结合钝性分离向上方、下方及两侧游离颈阔肌下方的间隙（图 29-6）。

- 应仔细分离，尽量避免损伤颈前静脉；一旦颈前静脉破裂，应该予以结扎而不是电凝止血。

- 切口上方的皮瓣应游离至甲状软骨，下方应至胸骨上切迹（图 29-6）。

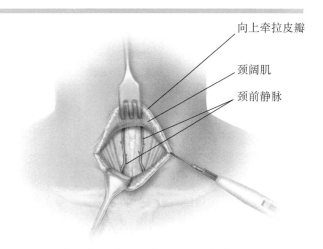

向上牵拉皮瓣
颈阔肌
颈前静脉

图 29-6 ● 向上向下牵开肌皮瓣，显露相关组织

进入颈部深层结构

- 使用电刀切开胸骨甲状肌和胸骨舌骨肌之间无血管的颈中线。颈中线可以由手指触诊下方食管的中线而确定。分离并牵开颈前肌群以暴露下方的甲状腺峡部（图 29-7）。

- 通过分离胸骨舌骨肌和胸骨甲状肌之间的结缔组织可以将颈前带状肌群分为两层。继续分离可以达到颈前肌群的外侧和颈动脉鞘。此操作也可以显露颈内静脉，在术中进行 PTH 监测时可经此取血（图 29-8）。

- 从麻醉师安置的外周静脉穿刺（常位于下肢）

进行术中 PTH 的监测是备选方案。如果患者因麻醉监护进行了动脉置管，那么也可以采动脉血进行 PTH 的监测。

- 使用钝性分离结合电刀分离胸骨甲状肌和甲状腺侧叶之间的间隙。手术从一侧开始，并在另一侧进行同样的操作，以确定全部 4 个甲状旁腺。该间隙一侧为甲状腺侧叶，外侧为颈动脉，向后一直达到椎前筋膜。横亘其中的甲状腺中静脉可以结扎，可以使用金属夹或其他可靠的手术器材离断（图 29-9）。应该避免过于急切地寻找甲状旁腺组织，有时剩余的甲状旁腺可能比已发现的一个位置深

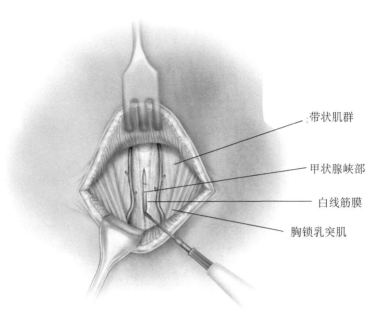

图 29-7 ● 在颈白线处分开颈前带状肌群（胸骨舌骨肌和胸骨甲状肌），暴露下方的甲状腺峡部

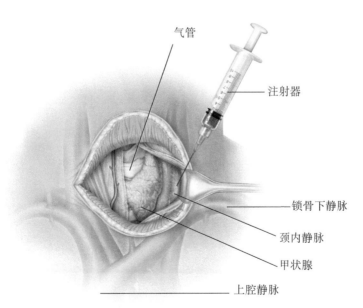

图 29-8 ● 颈内静脉采血，测 PTH 水平

得多，也可能会在甲状腺或颈动脉鞘内。

■ 分离该间隙时可发现喉返神经紧贴着气管食

管沟行走（图 29-10）。

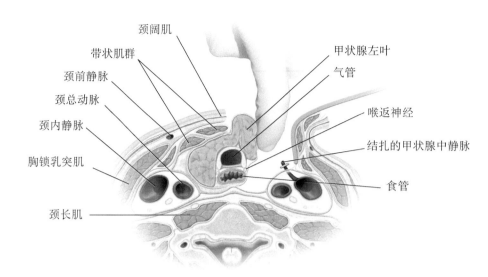

图 29-9 ● 在施行甲状旁腺切除术时，先游离甲状腺上方的带状肌群，然后在颈动脉鞘内侧一直向深层游离可以向后直达椎前筋膜。期间仅有甲状腺中静脉横亘其中，可以予以结扎。可以用手指将甲状腺侧叶在内的所有软组织拨到一边，以暴露该间隙

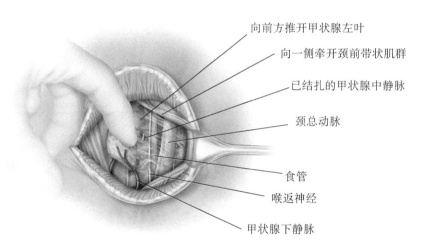

图 29-10 ● 喉返神经在气管食管沟中上行，通常在甲状腺下极水平最容易辨认

识别上甲状旁腺

■ 上甲状旁腺位于甲状腺侧叶上极的后方。为了暴露这个空间，可以用手指或 Kittner 剥离子将甲状腺侧叶向前内侧翻转。喉返神经走行于 Zuckerkandl 结节的下方及 Berry 韧带的后外侧，上甲状旁腺就在其后方（图 29-11）。通常上甲状旁腺的位置较下甲状旁腺位置更加恒定。甲状旁腺在颈部两侧的位置是对称的，如果无法在一侧确定上甲状旁腺的位置，

在另一侧进行探查是明智的选择。

■ 由于生长空间有限，上甲状旁腺腺瘤往往会向下方生长，并最终向下移位到气管食管沟中，成为一个假的异位甲状旁腺腺瘤。但是其血液供应仍然与正常位置时相同，靠近甲状腺上极。在把这些下降到气管食管沟中的甲状旁腺腺瘤上提时必须要小心，因为喉返神经往往搭在其上方。

■ 异位的上甲状旁腺可能会出现在以下位置：气管食管沟的较低位置，食管后方，气管后方，

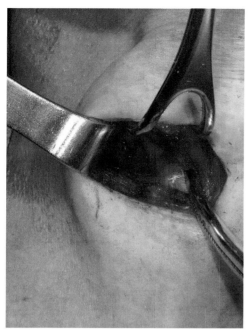

图 29-11 ● **甲状腺右叶（被 Kittner 剥离子推向前方）后方的上甲状旁腺腺瘤，右侧的带状肌群向外侧牵开**

的组织，将颈动脉与其外侧的颈静脉分开。迷走神经走行于颈动脉鞘的后部。沿着从头至足的方向探查颈动脉鞘 5 ～ 6cm 来寻找与甲状旁腺相符的棕色质软结节（图 29-12）。必须注意，不要把颈动脉鞘后方的结节误认为甲状旁腺腺瘤，因为这些可能是交感神经的神经节。

■ 一旦确定甲状旁腺肿瘤，应该将其解剖至单一血管蒂供血的状态。值得注意的是，此时应避免切开甲状旁腺，甲状旁腺肿瘤细胞可能会播散和种植在颈部的中央间隙（也被称为甲状旁腺肉芽肿 parathyromatosis）。

■ 肉眼下不能确定的甲状旁腺组织，应及时取活检送冷冻切片检查。可以用剪刀剪下一小段肿瘤组织。力度要尽可能轻柔，以防止腺体细胞的播散。

■ 在确认上甲状旁腺后，应暂时保留，直至找到下甲状旁腺。

■ 颈部两侧的上甲状旁腺均可用这种方式来寻找。

颈动脉鞘内，以及甲状腺内。

■ 探查颈动脉鞘应首先将胸骨甲状肌拉向侧方，以暴露颈动脉。轻柔地钝性分离颈动脉前方

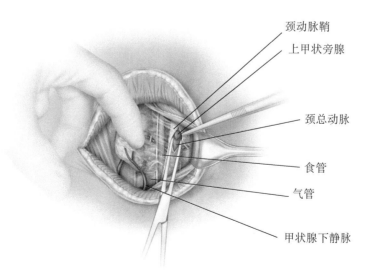

颈动脉鞘

上甲状旁腺

颈总动脉

食管

气管

甲状腺下静脉

图 29-12 ● **为寻找一个异位的上甲状旁腺，暴露颈动脉鞘，打开颈动脉前方的软组织，沿着这个间隙从咽后区向下可以进入上纵隔的后部**

识别下甲状旁腺

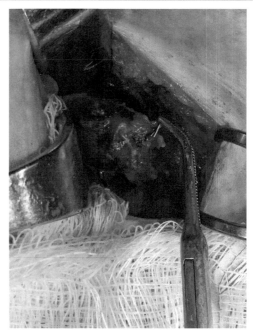

- 下甲状旁腺位置较上甲状旁腺更加多变，这可能与其在胚胎发育过程中迁移的距离更远有关。下甲状旁腺腺体的典型位置位于甲状腺侧叶的下极后方。下甲状旁腺腺体通常与气管位于同一平面，均在喉返神经的前方（图29-13）。

- 随着下甲状旁腺的增大，它可能会因重力而下降进入甲状腺侧叶下方的脂肪组织，甚至可以移动到上纵隔前部。轻柔的解剖这个区域，可以在无出血的情况下确认甲状旁腺腺瘤。

- 下甲状旁腺可能存在于连接甲状腺下极和胸骨颈角的结缔组织韧带（也叫甲状胸腺韧带）中。

- 下甲状旁腺常见的异位包括：甲状胸腺韧带，胸腺位于颈部的部分，胸廓内的胸腺，在颈部未下降，甲状腺内。如果有未能找到的甲状旁腺，应仔细探查以上位置。双侧下甲状旁腺的位置往往是对称的。如果在其中一侧无法找到下甲状旁腺，应该尝试在对侧寻找下甲状旁腺以作为参考。

- 经颈部胸腺切除术，可能确定未找到或异位的下甲状旁腺。首先解剖位于气管侧方、锁骨头后方、上纵隔前方的脂肪组织。寻找淡黄色的退化胸腺。轻柔的向头部牵拉胸腺，

图 29-13 ● **从甲状腺左叶下极处轻轻牵拉下甲状旁腺腺瘤**

可以将其从纵隔中取出。打开包被胸腺的包膜，以完全切除胸腺。应注意离断或缝扎胸腺的供血动静脉（图 29-14）。

- 一旦确定甲状旁腺肿瘤，应该将其解剖至单一血管蒂供血的状态。不能确定的甲状旁腺组织，应用剪刀剪下少量组织送冷冻活检。

- 以同样的方法寻找对侧的甲状旁腺肿瘤。

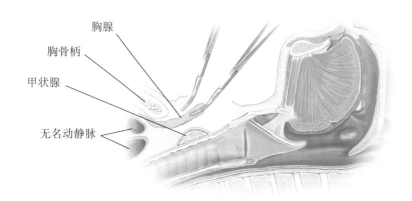

胸腺

胸骨柄

甲状腺

无名动静脉

图 29-14 ● **为明确有没有位于胸骨后方的异位下甲状旁腺，可以在术中行经颈部胸腺切除术。从纵隔向上轻柔的拉出胸腺组织直至其到达颈部切口处**

冷冻切片检查

- 建议利用冷冻切片确定 4 个甲状旁腺。
- 冷冻切片多被用来明确是否为甲状旁腺，而非确定甲状旁腺的组织细胞学结构；利用冷冻切片检查来区分甲状旁腺腺瘤和甲状旁腺增生是不可靠的（图 29-15A、B）。

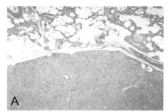
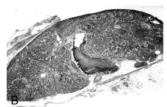

图 29-15 ● **低倍镜下的（A）甲状旁腺腺瘤和（B）甲状旁腺增生。混合着甲状旁腺主细胞和脂肪细胞的正常组织受压形成了甲状旁腺腺瘤特征性的压迫边缘**

甲状旁腺次全切

- 如果决定行甲状旁腺次全切术，术中应切除 4 个甲状旁腺中的 3 个半腺体。术中首先切除一个甲状旁腺的一半，同时在切除第 2 到第 4 个甲状旁腺时注意关注第一个腺体的活性，以避免无意中的甲状旁腺全切术。
- 通常来说，术中应选 4 个甲状旁腺中外观最正常的那部分保留下来，这部分甲状旁腺应该保留其自然血供。
- 如果条件允许，最好保留下甲状旁腺中的一部分。这是因为下甲状旁腺的位置更靠前，尤其是其在喉返神经的前方，以便于未来可能进行再次手术。
- 保留的甲状旁腺达到 30 ～ 50mg 就能够满足需要。
- 使用锐利的金属夹钳夹甲状旁腺，使其分为两部分，保留近端，同时将远端的甲状旁腺移除（图 29-16）。
- 也可以使用 Prolene 线对保留的甲状旁腺进行标记，以助于在未来可能的再次手术中寻找甲状旁腺。注意在缝针时应避免损伤为甲状旁腺供血的终末小动脉。
- 在切除第二至第四个甲状旁腺时，可根据术者的习惯使用血管夹或结扎的方法离断供血的血管蒂。

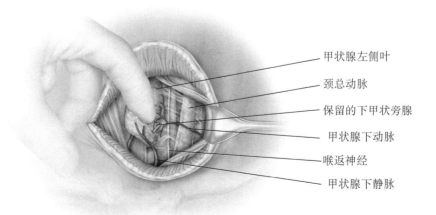

甲状腺左侧叶
颈总动脉
保留的下甲状旁腺
甲状腺下动脉
喉返神经
甲状腺下静脉

图 29-16 ● **保留左下甲状旁腺的自然血供，使用金属夹离断腺体，同时也为未来可能的再次手术做标记，注意金属夹不能阻断保留部分的血供**

甲状旁腺全切术

■ 甲状旁腺全切指的是完全切除颈部所有的甲状旁腺，对大多数患者来说需要切除 4 个甲状旁腺。

■ 首先充分游离甲状旁腺，再使用血管夹或结扎的方法离断供血的血管蒂，从而切除甲状旁腺。

■ 术者应有足够的把握确定移植物为甲状旁腺，同时其在手术过程中需要保持充分湿润。必须保证移植的甲状旁腺是无菌的（图 29-17）。

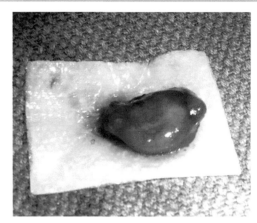

图 29-17 ●来自体内的右上甲状旁腺腺瘤

术中甲状旁腺激素监测

■ 如果需要进行术中甲状旁腺监测，那么切除后的甲状旁腺激素可以在甲状旁腺切除后的 5min、10min 或 15min 时取血检测，具体时间由术者自行把握。一般来说，如果从颈内静脉取血，则可以距切除的时间稍长（15min），

如果在外周静脉或桡动脉穿刺取血，则应距切除时间稍短些（5min）。

■ 如果切除后 PTH 较术前水平降低超过 50%，且达到正常范围（< 40pg/ml），那么往往预示着患者的甲状旁腺功能亢进症状及长期高血钙的情况会得到解决。

止血

■ 在甲状旁腺切除术中，细致的止血是成功辨认甲状旁腺最为重要的一点。

■ 甲状旁腺切除术后的颈部出血是极其少见的，但却是一种可能发生灾难性后果的并发症。

■ 在缝合切口前，行 Valsalva 动作可以减少静脉回流，从而有助于发现手术区域小的出血点。

■ 可以在气管食管沟及甲状腺侧叶的下方放置止血材料。

■ 无须常规放置负压引流装置。

闭合切口

■ 两层带状肌可在中线处分两层闭合或作为一层闭合。使用可吸收缝线缝合 3 ~ 4 针就足以对合颈前带状肌。

■ 使用可吸收缝线，间断内翻缝合颈阔肌。

■ 使用 3-0Prolene 线进行皮内缝合，注意对合皮缘。

■ 使用皮肤胶黏合切口，等胶水干燥后，就可以拆除 Prolene 线，甚至无须其他敷料。

同期自体甲状旁腺移植术

- 如果术中进行甲状旁腺全切术，应进行甲状旁腺的自体移植，防止出现永久性的甲状旁腺功能低下。
- 移植的组织量为 30 ~ 50mg。
- 计划进行甲状旁腺移植的上肢，应从躯体外展，放置于手架上（图 29-18）。
- 移植应选择前臂背侧的肱桡肌内（一般为非优势手）。再次强调，对于长期进行肾脏替代治疗的患者，应该保护现在或将来的透析通道。
- 前臂背侧常规消毒铺巾。
- 取 3 ~ 4cm 的纵向切口，切开皮下组织到达肱桡肌上方的筋膜（图 29-19A、B）。
- 将打算进行移植的甲状旁腺组织切成 1mm³ 的小片段，总数约 15 个（图 29-20）。
- 使用手术器材的尖端在肱桡肌内部分离出一个小的囊袋样结构，置入单个小的甲状旁腺

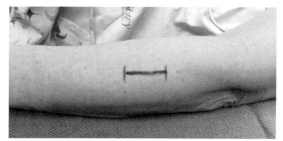

图 29-18 ● 消毒铺巾之前应在异位移植处做好标记，移植一般选非优势手的肱桡肌

片段。囊袋的开口使用可吸收缝线或金属夹无张力封闭。
- 重复以上过程，直至所有小片段均被移植入不同的囊袋中（图 29-21）。
- 移植的甲状旁腺早期主要依靠富含血供的肌肉的营养支持，因此，在分离囊袋时，尽量避免出血。
- 逐层闭合切口，可吸收缝线间断缝合皮下，皮肤胶对合切口（图 29-22）。

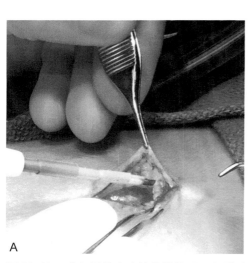

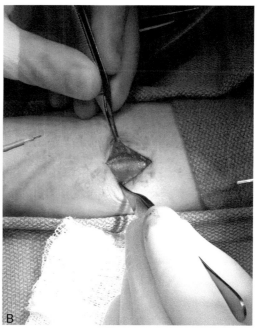

图 29-19 ● 准备甲状旁腺的移植位置。A. 游离皮下组织到达肱桡肌层次；B. 暴露肱桡肌

手术技巧

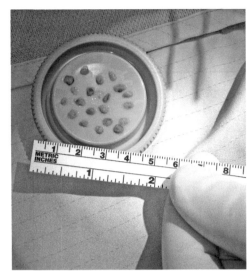

图 29-20 ● 准备移植的切碎的甲状旁腺功能亢进，许多 1mm³ 的小片段将放置入单独的肌肉囊袋中

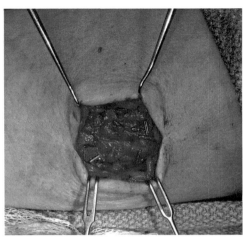

图 29-21 ● 甲状旁腺自体移植已经完成，用金属夹无张力闭合肌肉囊袋

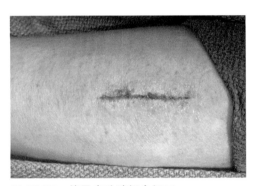

图 29-22 ● 使用皮肤胶闭合切口

经验与教训

适应证	■ 甲状旁腺功能亢进是一个生化诊断；该诊断是下一步进行颈部影像学检查及手术计划的基础。
识别甲状旁腺	■ 在分离颈部中央间隙时应该充分游离颈动脉鞘内侧，直至椎前筋膜。
切除甲状旁腺腺瘤	■ 甲状旁腺为单一血供，在结扎或离断甲状旁腺周围组织之前应充分游离该血管，以避免损伤周围的重要结构，如喉返神经。
止血	■ 如果术野中无出血，将十分有利于区别甲状旁腺和周围组织。
	■ 在进行甲状旁腺移植时，种植处的血肿会威胁移植物的存活。
自体移植的位置	■ 自体移植可以取前臂背侧，也可以取胸骨前区。
术后低血钙	■ 应事先预判并积极处理与甲状旁腺次全切和甲状旁腺全切加自体移植术相关的低血钙。

术后管理

- 接受甲状旁腺次全切及甲状旁腺全切加自体移植术的患者，术后须住院至少 1d 来检测术后血钙和 PTH 的水平。
- 患者接受甲状旁腺自体移植的前臂需要进行醒目的标记，避免在该上肢进行测量血压、静脉输液及静脉穿刺等操作。
- 对乙酰氨基酚或布洛芬足以应对术后疼痛，但偶尔也需要短期应用阿片类药物。
- 必要时需要请内分泌科会诊。
- 一旦出现低血钙，应立即开始口服补钙，必要时须同时服用维生素 D（骨化三醇），并可视情况逐步加量。
- 行甲状旁腺全切加自体移植术的患者，在移植的甲状旁腺发挥功能之前，会有一个甲状旁腺功能减退的阶段。
- 静脉补钙仅用于严重低血钙及有低血钙症状的患者。
- 低血钙的症状包括口周和手指的麻木或刺痛感、肌肉疼痛或抽搐、手脚抽搐、面神经过度兴奋（Chvostek 征）、呼吸机麻痹，以及肌强直。

预后

- 如果以血钙水平作为长期预后的标准，甲状旁腺次全切和甲状旁腺全切加自体移植术的远期预后是相似的。两者都有极小的甲状旁腺功能亢进复发概率（这可能跟甲状旁腺疾病的自然病程有关）。复发可能发生在手术的 10 ~ 20 年之后。
- 同期甲状旁腺自体移植术的手术成功率约为 95%，多数移植的旁腺组织会在 8 周内发挥作用。

手术并发症

- 颈部压迫性血肿。
- 喉神经损伤（喉上神经外侧支或喉返神经）。
- 交感干（星状神经节的损伤）。
- 术后长期（永久性）的甲状旁腺功能减退。
- 未能根治性切除所有亢进的甲状旁腺组织，导致持续性的甲状旁腺功能亢进。
- 气管损伤。
- 食管损伤。
- 淋巴或乳糜漏。
- 切口感染。
- 不美观的颈部或手臂瘢痕。

第**30**章 微创甲状旁腺切除术

Peter Angelos   Raymon H.Grogan

定义

- 虽然"微创甲状旁腺切除术"(minimally invasive parathyroidectomy，MIP)的定义没有统一，多数外科医生接受这个术语指的是从小切口经过位置集中的和单侧的探查取出甲状旁腺的手术方式。一些外科医生强调，MIP 也应该是指没有全身麻醉的在门诊完成的手术。然而，我们认为麻醉方式和确定患者是否在手术当天出院是取决于患者(而不是手术本身)，我们不限制 MIP 仅为无需全身麻醉的门诊手术。我们认为 MIP 是原发性甲状旁腺功能亢进症(hyperparathyroidism，HPT)在术前病变甲状旁腺已被很好定位时的治疗选择。

- MIP 是有效的推荐用于散发原发性 HPT 的治疗方式，但不适用于家族性 HPT(如多发性内分泌肿瘤类型 1 或 2)，继发性 HPT，或三发性 HPT 的患者。在所有提到的后者当中，对很有可能累及多个腺体的疾病就必须探查全部 4 个腺体。

- 虽然 MIP 无论在初次手术还是在再次手术时都是有效的操作，但我们将集中对于初次手术的情况进行说明。由于颈部瘢痕和潜在的进行 4 个腺体探查的困难使得再次甲状旁腺切除术的决策十分复杂。出于这个原因，术前定位对再次手术患者变得更加重要，超出了本章的范围。

诊断及手术指征

- HPT 的诊断是指发现血钙升高合并全片段甲状旁腺激素(intact parathyroid hormone，iPTH)升高。有可能出现血钙正常的 HPT，

这种情况下血钙水平是在正常范围的上限，但 iPTH 是升高的。另外，有时患者有升高的血钙水平而甲状旁腺激素水平是在正常范围高值附近。重要的是在诊断 HPT 时，应该得到血钙和 iPTH 结果，因此两者的相对值可以得到比较。在具有正常甲状旁腺功能的患者，高血钙会导致低 PTH 水平。

- 为了确诊 HPT 的诊断并排除家族性良性低尿钙高血钙症(familial benign hypocalciuric hypercalcemia，FBHH)，应该获得 24h 尿钙。在 FBHH 中，估计尿钙是非常低的。正常或升高的 24h 尿钙水平能够有效地排除 FBHH。升高的 24h 尿钙增加了肾结石的风险。

- 在过去的近 10 年中，美国国家健康研究机构(National Institutes of Health，NIH)的几次共识会议对 HPT 的手术指征进行了很好的描述。大多数外科医生和内分泌专家目前认为出现症状或有明显血钙升高的 HPT 患者应接受手术治疗。肾结石病史和骨质疏松症的存在是被广泛接受的手术指征。其他常见的和 HPT 有关的症状包括低能量，骨痛、近端下肢肌力降低，注意力下降，短期记忆力下降。虽然所有这些症状可能是其他疾病引起，但它们在 HPT 患者中非常普遍，可能会对手术的决定有帮助。

- 年轻的 HPT 患者(< 50 岁)具有相对的甲状旁腺切除术指征，因为这类患者会有更多的时间来发展为骨质疏松症和 HPT 相关的其他疾病。另外，对于生育年龄的妇女 HPT 也会增加自然流产的风险。

- 目前还没有批准用于原发性 HPT 治疗的药物。出于这个原因，对于患者和医生的选择是在甲状旁腺切除术和持续观察之间。

影像学和其他诊断学

- 一旦做出进行手术治疗的决定，就要开始定位病变甲状旁腺的位置。我们推荐常规应用 ^{99m} 锝（technetium-99m，TC-99m）异丁基异腈扫描和甲状腺超声检查评估。

- 异丁基异腈扫描具有较高的灵敏性和特异性，不仅可以有效定位颈部甲状旁腺腺瘤，而且可以定位异位位置的病变，例如颈部未降腺体或胸腺内部病变。不幸的是，在多腺体病变的情况下，异丁基异腈扫描并不容易识别异常腺体的位置。甲状腺和甲状旁腺细胞都可以摄取异丁基异腈。相对异常甲状旁腺细胞，它被更迅速地从甲状腺细胞清除。出于这个原因，早期和延迟扫描的比较经常发现病变甲状旁腺存在持久增加的扫描活性焦点。使用结合异丁基异腈的计算机断层扫描或三维单光子发射计算机断层摄影重建技术，通常能够确定摄取的焦点是否在颈部前方（或在近甲状腺叶水平）或在后方。因为上位甲状旁腺位于喉返神经后方，扫描中偏后方的甲状旁腺最有可能是上位腺体，而偏前方的腺体更可能是下位腺体。

- 超声检查是鉴别异常甲状旁腺有效的无创性的手段，可由放射科医生操作或由外科医生在诊所或手术室来进行操作。超声检查可有效识别甲状腺附近的增大的甲状旁腺。异常甲状旁腺通常显示为甲状腺后方或下方的低回声病变。位于食管后方和那些在纵隔的甲状旁腺不太可能在超声下发现。

- 超声能非常有效地识别甲状腺结节，这些结节有可能出现异丁基异腈扫描摄取增加的情况。我们认为对于 > 1cm，或存在可疑特征的甲状腺结节应在计划进行甲状旁腺切除术之前进行甲状腺细针穿刺细胞学检查进行评估。这种方法减少了不可触及甲状腺恶性肿瘤的漏诊机会，从而降低了再次颈部手术的可能性。

- 在原发性 HPT 的情况下，当患者出现阴性的术前定位结果时，我们建议在手术时进行 4 个腺体的探查（第 28 章）。一些外科医生在探查患者之前进行颈部和胸部的四维 CT 扫描。但是我们认为在这种做法得到常规应用之前需要更多的证据来进行证实。

外科治疗

- MIP 可以在局部麻醉、镇静或全身麻醉下进行，这取决于外科医生和患者的选择。我们发现因为下位甲状旁腺腺瘤在颈部位于更前方，这些腺体更容易在不使用全身麻醉的情况下进行切除。不用全身麻醉切除大的后上位甲状旁腺腺瘤往往更具挑战性，因为需要向内侧旋转甲状腺叶来获得通向食管后方的操作空间。尽管有可能在患者清醒时完成这些操作，外科医生应该认识到这样操作的困难性，并为这样的手术方式选择适当的患者。

- 最好在患者端坐位清醒时确定最佳的皮肤皱褶以达到手术切口的美容效果。由于在手术室延伸颈部可以改变皮肤皱褶的位置，所以在进入手术室之前进行标记效果更好。

- 在患者麻醉插管或适当镇静之后，采用颈浅神经阻滞可以促进没有全身麻醉患者的局部麻醉效果，对使用全身麻醉的患者也可以改善术后镇痛。

- 浅表颈丛神经阻滞是一种安全、有效的技术，可以提供颈 2、颈 3 和颈 4 皮节的皮肤麻醉。我们进行双点（横向和下位）、双边浅表的阻滞，以使正中 Kocher 切口达到足够的局部麻醉效果，如果操作正确，麻醉效果将持续手术后几个小时。这也应该能够减少术中全身麻醉的药物使用量，尤其是对于浅表低位甲状旁腺切除。对单侧颈部我们使用不含肾上腺素的 10ml 0.25% 布比卡因进行阻滞麻醉。

- 全身麻醉诱导后，患者的颈部垫上豆袋或肩垫进行延长。确认胸锁乳突肌后缘的中点，用 22 号针头在该解剖标志穿刺入皮下（不超过 1cm）（图 30-1）。拉回注射器的柱塞以检查确保针头未插入静脉。首先，将 5ml 的麻

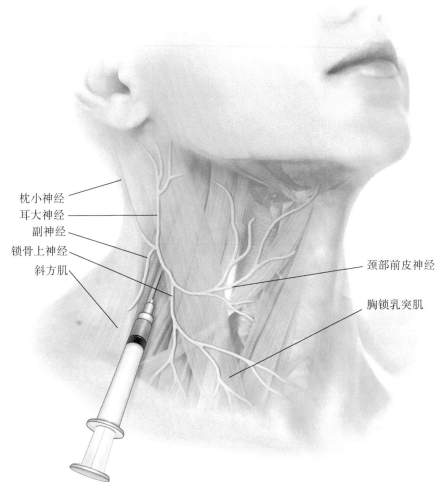

枕小神经

耳大神经

副神经

锁骨上神经

斜方肌

颈部前皮神经

胸锁乳突肌

图 30-1 ● 22 号针穿刺入胸锁乳突肌后缘的中点皮下不超过 1cm。在确保针头不处于静脉内后，将 5ml 麻醉剂朝向颈部的中线注入（横向注射）。将针在皮下向胸骨切迹重新定位，然后将余下的 5ml 麻醉药沿肌肉的后缘注入（向下注射）

醉剂向颈部（横向注射）中线方向肌肉的后方注入。然后在皮内将针重新定位指向胸骨切迹，将余下的 5ml 麻醉药沿肌肉的后缘注入（向下注射）。然后以同样的方式注射颈部的另一侧。

■ 如果操作正确，此技术风险很小，风险主要来自于麻醉药注入过深的情况。如果注射过深达到颈部，麻醉到臂丛神经的分支，患者可有同侧上肢的暂时瘫痪。过深注入也可以麻醉膈神经，导致暂时性膈肌麻痹。出于这个原因，如果是在没有全身麻醉时完成注射，患者是清醒的，重点是不要在颈部两侧同时进行阻滞。最后，如果注射浸润效果非常好，颈丛的耳大分支将被阻滞，患者将有覆盖腮腺和耳垂皮肤的麻木感。这是一种常见的副作用，在术后早期应告知患者。

- 甲状旁腺切除术最佳体位是患者的颈部在很好支持下的轻度延长。在准备开始之前我们常规进行颈部的术中超声，以确保选择皮肤切口的最佳位置（图 30-2）。此外，术中超声常有助于外科医生在随后的手术探查中确认腺瘤的位置。

- 皮肤标记等完成后，至关重要的是，如果患者还没有接受全身麻醉，必须注意铺置洞巾以确保术野完全与洞巾下面的空间隔离。接受镇静和局部麻醉的患者通常在手术过程中也由麻醉师补充氧气。一般是通过鼻导管给氧，结果是造成在洞巾下面相对高的氧浓度。如果氧气与甲状旁腺手术期间使用电刀所产生的火花相接触，起火的危险性增大。出于这个原因，铺巾时使用护皮膜粘贴洞巾对于手术视野与洞巾下面的空间隔离是非常重要的（图 30-3）。

- 在颈部中央沿皮肤褶皱切开一个小的切口（2～3cm）。虽然一些外科医生喜欢偏向甲状旁腺腺瘤一侧的切口，但我们更喜欢使用一个位于中央的切口，以便探查颈部两侧，这样的切口常常被使用。如果有必要延长切口，通常仅需要增加很小的切口长度。

- 用电刀小范围游离颈阔肌下皮瓣，可以使皮肤切口按照病变腺体的位置向上或向下移动。然后在中线分离带状肌，使得患侧甲状腺叶可以向中线旋转（图 30-4）。如果根据术前影像学检查发现病变位于下位甲状旁腺，那么重点解剖甲状腺下极附近的区域或在下位甲状旁腺最常出现的甲状腺胸腺区域进行寻找。如果病变位于上位甲状旁腺，那么应该重点解剖甲状腺后方组织。将整个甲状腺腺叶向内侧游离，以利于充分探查食管后方空间。

- 识别出病变甲状旁腺后仔细辨认、结扎、分离血管蒂（图 30-5）。止血充分后关闭切口。

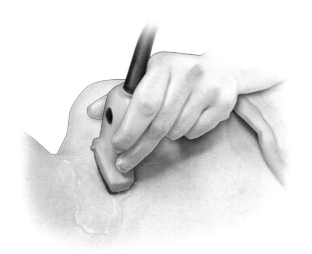

图 30-2 ● **手术开始前进行颈部超声检查。超声波对确定颈部小切口的最佳位置特别有用。需要注意的是，在颈部标记的是皮肤皱纹，而不是切口的实际长度**

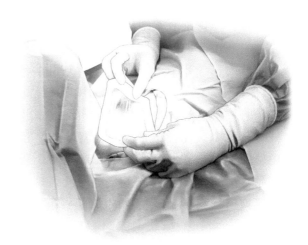

图 30-3 ● **铺置闭合性护皮膜。如果患者没有气管插管给氧的话，这是非常重要的。护皮膜隔离了术野与洞巾下面的空间，减少火灾的危险**

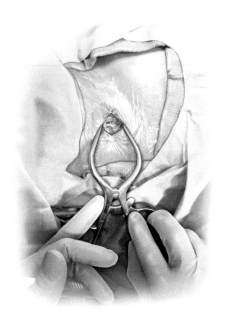

图 30-4 ● **在颈阔肌皮瓣下行皮肤小切口，切开带状肌中线，显露甲状腺下方组织**

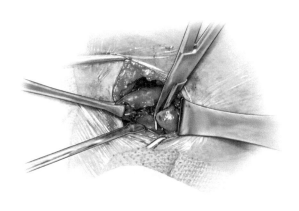

图 30-5 ● **在甲状腺附近识别甲状旁腺腺瘤，从周围组织中分离甲状旁腺腺瘤，注意不要进入甲状腺被膜囊内。识别、结扎、分离血管蒂**

术中甲状旁腺激素监测与术中决策

- 我们认为术中 PTH 监测是任何 MIP 的重要组成部分。PTH 具有很短的半衰期，如果去除异常甲状旁腺而其他腺体功能正常，那么绝大部分的患者 PTH 水平将在 5 ~ 10min 下降超过 50%。在大多数情况下，术前会留置第二条外周静脉通路，通过该静脉通路抽出血液样品，以确保抽出足够的血液，避免静脉内输液的稀释。我们常规抽 4 个样本。第一个是在切开皮肤之前（"切皮前"），第二个是在发现甲状旁腺腺瘤之后离断血供之前（"切除前"），在切除甲状旁腺腺瘤后的 5min 和 10min 抽取切除后水平样本。

- 尽管许多文献报道了术中 PTH 下降的最佳标准，但我们认为在切除病变 5min 或 10min 后，PTH 从第一基线水平下降 50%，只要该值在正常范围内，就是很强的预测手术成功的标准。如果切皮前 PTH 水平非常高，切除前水平甚至更高，则需要抽取切除病灶超过 10min 后的血样，以达到足够的 PTH 下降水平。我们相信在有阳性的术前定位检查和切除腺瘤后 PTH 急剧下降的情况下，存在第二个病变甲状旁腺的可能性非常低，没有同时探查 4 个甲状旁腺的指征。

关闭切口

- 只要皮肤切口位于皮肤皱纹，或至少与皮肤皱纹平行，产生美容效果的瘢痕的可能性是非常高的。我们常规用可吸收缝线缝合颈阔肌和皮下，以降低皮肤边缘的张力。用 5-0 单丝线皮内缝合关闭切口，没有任何打结。如果用可吸收缝合线，可以应用免缝条，缝合水平与皮肤平齐。如果用不可吸收缝合线，则在切口上涂抹皮肤胶，然后抽出皮下缝合线。大部分患者可以获得非常好的美容效果。

术后处理

■ 如果没有其他的问题,大部分患者都会在成功的 MIP 后顺利出院。因为采取了局部有针对性的探查,所以仅解剖了一侧颈部组织。一般给予患者数天口服钙剂治疗,以防止出现短暂的低血钙症状,同时剩余甲状旁腺从抑制状态逐渐恢复功能。口服钙剂逐渐减少。术后一天患者可以洗澡,唯一受限的活动是在转颈没有疼痛和停止使用镇痛药之前不能开车。

结果

■ 几个大型研究证实,MIP 的效果非常好,患者恢复迅速,术后数周到数月后骨痛减轻,体力改善。许多大型研究比较了 MIP 和探查 4 个腺体的不同,显示 HPT 复发的长期风险并没有区别。

并发症

■ MIP 的主要风险是有很小的可能损伤喉返神经导致声嘶。在甲状旁腺切除的大多数大型研究中永久性声嘶的风险为 1% ~ 2%。相对于 4 个腺体探查的术式,MIP 并没有提高喉返神经损伤的风险。与此相反,4 个腺体探查的患者发生永久甲状旁腺功能低下的风险约是 1%,而在 MIP 中可以不发生。

■ 其他潜在 MIP 的并发症包括出血和感染,在甲状旁腺切除术中这两种风险非常低,MIP 并不能增加两者的风险。

第**31**章 侧方入路的腔镜下甲状旁腺切除术

Jean-François Henry

定义

- 微创甲状旁腺切除术（minimally invasive parathyroidectomy，MIP）可以定义为经小的偏离中线的切口非常直接地到达甲状旁腺，以达到精准解剖。MIP 可以分为两类：经颈部小切口的直视下开放式 MIP 和各种不同的部分辅助或全部腔镜下 MIP 手术。当今，外科医生可以选择三种不同的腔镜下甲状旁腺切除术：①腔镜辅助下的甲状旁腺切除术，部分腔镜辅助下的小型开放式手术；②颈外入路的腔镜技术，此类技术具有颈部无瘢痕的优点，但并不是微创手术，因为其比传统开放式手术需要更大范围的解剖游离；③颈部入路的单纯腔镜技术，此类技术完全利用腔镜完成，包括持续充气建立腔隙。两种单纯腔镜下手术可以概括为：中线入路的腔镜下甲状旁腺切除术和侧方入路的腔镜下甲状旁腺切除术（endoscopic parathyroidectomy by lateral approach EPLA）。EPLA 是在颈动脉鞘侧方和带状肌中线之间的平面进行手术，这种"后门入路"技术不需要将甲状腺腺叶从带状肌处完全游离，其可以从甲状腺腺叶后方直接入路，整个手术过程并不需要从前方和中线处牵拉甲状腺腺叶。

鉴别诊断

- 当今，原发性甲状旁腺功能亢进（primary hyperparathyroidism，PHPT）可以由离子钙和总钙升高患者合并出现血清全片段甲状旁腺激素水平（intact parathormone，iPTH）升高来得到基本确诊，因此有必要排除其他引起高血钙和 iPTH 升高的情况。肾功能不全和维生素 D 缺乏可以引起 iPTH 升高，在血钙升高的原因里，应该关注良性家族性低尿钙高血钙综合征（benign familial hypocalciuric hypercalcemia，BFHH），其可以表现为高血钙合并正常或略高 iPTH，而同时存在低尿钙。

病史和体征

- 必须仔细选择患者，不是所有甲状旁腺功能亢进（hyperparathyroidism，HPT）患者适合 EPLA，因为 EPLA 不能进行两侧的探查。怀疑患有多发性腺体疾病（multiglandular disease，MGD）的患者，包括继发性甲状旁腺功能亢进或家族性原发性甲状旁腺功能亢进，这些患者不适合这种手术。怀疑甲状旁腺癌的患者是绝对禁忌。曾有颈部放射史、合并巨大甲状腺肿、在甲状腺附近做过手术的患者是相对禁忌。颈部对侧曾有手术史的患者可以进行 EPLA（表 31-1）。

表 31-1　EPLA 的绝对和相对禁忌证

绝对禁忌证
可疑甲状旁腺癌
巨大甲状腺肿
继发或三发 HPT
家族性 HPT
可疑 MGD
不能定位者
相对禁忌证
曾有手术史
曾有颈部放射史
肿瘤 > 3cm
位置靠前的下位腺瘤

HPT. 甲状旁腺功能亢进；MGD. 多发性内分泌腺病

■ 考虑行 EPLA 时，腺瘤必须是单发，术前影像学定位明确。是否术前定位技术能非常准确地排除 MGD 还不确定，因此，在其他微创技术的支持下，遗漏 MGD 的风险使得术中快速甲状旁腺激素监测（quick intraoperative parathormone assay，QPTH）非常关键。定位技术越不确定，QPTH 的必要性越大。

■ 当患者达到上述标准时，不到 50% 的患者适合此类手术（图 31-1）。

■ EPLA 技术上比标准颈部探查手术更具挑战，必须限制在三级医疗中心进行。进行操作的外科医生必须具有丰富的传统甲状旁腺手术经验，推荐在一名具有颈部腔镜手术经验的外科医生监护下进行。

影像学和其他诊断方法

■ 仅采用无创检查。如果检查无阳性发现，不能进行 EPLA，首选传统开放式手术。理想的术前诊断应建立在两种不同检查方法的结合上，一种提供良好的解剖学信息，另一种提供功能信息。

■ 高频超声（ultrasonography，US）和 99m 锝（technetium-99m，TC-99m）异丁基异腈扫描结合使用是最常见的方式。US 仅能评估颈部区域的解剖学信息，包括有关甲状腺的有用信息。患者应该仰卧位，颈部过伸，如果患者颈部短，可以在肩下放置枕头。用高频线样传感器（7.5 ～ 10 兆赫）达到 3 ～ 4cm 的

最佳穿透深度。在横切面和纵切面进行两侧的和对比性的扫描。在横切面，重点检查颈长肌后方、甲状腺前方、气管中部和颈动脉侧方。然后进行头侧和尾侧扫描。另外一种扫描方式是让患者头转向一侧，进行吞咽，得到最佳的食管侧方影像。将探头深深地向胸骨后方向倾斜可以检查上前纵隔。检查者应该注明精确的位置，周围的结构，特别是与甲状腺的关系，与皮肤的距离。最后，进行彩色血流多普勒或能量多普勒检查，以发现该区域血流情况和动脉分支情况。

■ 异丁基异腈扫描有两种方法：单核素双时像法和减影法。双时像法需要观察早期像（注射后 15min）和延迟像（在注射后第 1、2 和 3 小时，根据甲状腺内核素的清除率不同）。在多发甲状腺结节的情况下，有时需要更长时间的延迟像。应用减影法时，99m 锝异丁基异腈和另外一种对甲状腺特异的放射性核素同时使用。99m 锝高锝酸盐和 123 碘（123I）是最广泛地用于甲状腺闪烁扫描法的放射性核素。应用 123I 的主要优势是可以在双能量窗同时获得甲状腺和甲状旁腺显像。缺点是 123I 的费用太大。甲状旁腺闪烁扫描法包括颈部和纵隔的影像。单光子发射计算机断层摄影（single-photon emission computed tomography，SPECT）有助于更精准的腺瘤定位，因为其可以提供同时的颈部和上纵隔三维（three-dimensional，3-D）成像信息。

■ 除了超声和 99m 锝异丁基异腈扫描技术，可以选择四维计算机断层扫描（four-dimensional computed tomography，4D-CT）或计算机轴向断层扫描和 99m 锝甲氧基异丁基异腈（methoxyisobutyl isonitrile，MIBI）融合技术。

■ EPLA 依赖于术前影像学定位。当甲状旁腺腺瘤贴近喉返神经时，强烈推荐使用 EPLA，因为在微创甲状旁腺切除术时有损伤神经的风险。因此，当甲状旁腺腺瘤在颈部的位置较深时，可以选择使用 EPLA。

■ 根据与喉返神经的关系，甲状旁腺腺瘤有 3

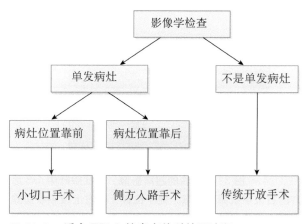

图 31-1 ● **适合 EPLA 的患者外科处理流程**

种位置（图 31-2）。位置 1 是在甲状腺腺叶上 2/3 的后方（图 31-3 和图 31-4），这些腺瘤属于上位腺体。位置 2 是在甲状腺腺叶下极或低于下极水平的后方（图 31-5 和图 31-6），这些腺瘤可能是上位腺体向后下方移动或下位腺体向后方下降的结果。这些腺体也可能移动到上纵隔或后纵隔。位置 3 在甲状腺腺叶下极或低于下极水平的表浅平面（图 31-7 和图 31-8），这些腺瘤是下位腺体，可以在甲状腺下极附近找到，也可在甲状腺胸腺韧带附近或在胸腺上极处找到。

- 位置 1 和 2 的腺瘤位置较深，在喉返神经附近，手术过程中存在神经损伤风险，术中应仔细辨认，EPLA 的侧方视野可以容易地辨别神经，进行安全解剖。另外一方面，位置 3 的腺瘤与神经有一段距离，位置较深，神经辨别不是必要的，可以选择不需腔镜的前入路小切口术式。

- 总的来说，医生需要术前就知道是否存在损伤喉返神经的风险，这使得术前影像学检查

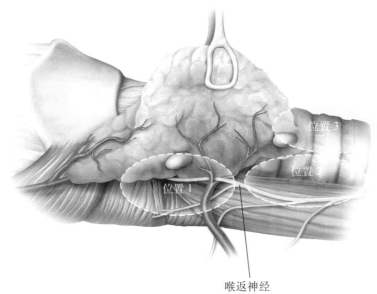

图 31-2 ● 根据与喉返神经的关系，甲状旁腺腺瘤有 3 种位置。位置 1，甲状腺腺叶上 2/3 的后方。位置 2，甲状腺腺叶下极或低于下极水平的后方。位置 3，甲状腺腺叶下极或低于下极水平的表浅平面

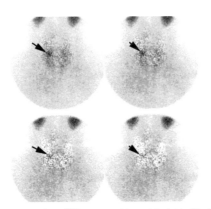

图 31-3 ● 甲状旁腺 ^{99m} 锝异丁基异腈闪烁扫描法；减影法。减影法影像提示在右侧甲状腺腺叶中 1/3 处的右位甲状旁腺腺瘤（箭头）

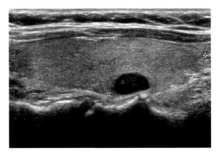

图 31-4 ● 图 31-3 患者的超声影像。甲状腺叶中 1/3 后方的右位甲状旁腺腺瘤；处于位置 1 的右上位甲状旁腺腺瘤，具备 EPLA 指征

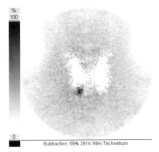

图 31-5 ● 甲状旁腺 [99m] 锝异丁基异腈闪烁扫描法；减影法。减影法影像提示右侧甲状腺叶下 1/3 处的右位甲状旁腺腺瘤

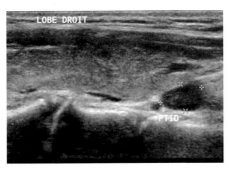

图 31-6 ● 患者的超声影像与图 31-5 为同一位患者。甲状腺叶下 1/3 后方的右位甲状旁腺腺瘤：处于位置 2 的右侧偏下位甲状旁腺腺瘤，具备 EPLA 指征

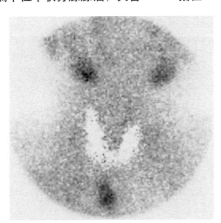

图 31-7 ● 甲状旁腺 [99m] 锝异丁基异腈闪烁扫描法；减影法。减影法影像提示低于甲状腺下极水平的右位甲状旁腺腺瘤

十分必要。根据甲状旁腺腺瘤位置的深浅与否，外科医生可以在 EPLA 和前入路小切口术式中进行选择。

■ 使用腔镜的主要意义不是通过小切口完成甲状旁腺切除术，而是通过小切口完成一台安全的甲状旁腺清除术。

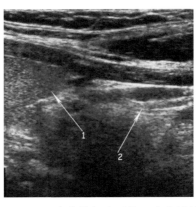

图 31-8 ● 图 31-7 患者的超声影像。腺瘤(2)位置表浅，低于甲状腺下极水平（1），沿着甲状腺胸腺韧带走行：处于位置 3 的右下位甲状旁腺腺瘤。没有必要进行腔镜手术，具有小切口手术指征

外科治疗

术前准备

■ 患者术前常规进行声带检查。

■ 全身麻醉下气管内插管，局部麻醉或区域麻醉下患者很难耐受腔镜套管针的操作。另外，吞咽和自主呼吸也阻碍了如此小的手术区域内的操作。

■ 手术器械需要一个可以连接 0 度光纤腔镜的 10mm 套管针，两个可以连接一系列定制器械（美敦力公司 Xomed 和 MicroFrance 品牌）的 3mm 套管针，这些器械包括钝头解剖钳、抓钳、剪刀、电钩和吸引器套管。这些器械长度为 25cm（图 31-9）。

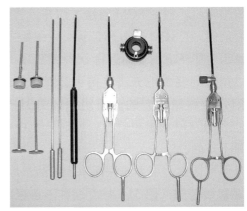

图 31-9 ● 3mm 套管针器械（美敦力公司 Xomed 和 MicroFrance 品牌，圣欧班市，法国）

- 对于直径＜ 2cm 的甲状旁腺腺瘤，可以使用 5mm 套管针和 5mm 的 0 度镜。

- 术前、切皮时、切除甲状旁腺前、切除后 5min 和 15min 时分别进行 QPTH。当 QPTH 值比切除前最高值下降超过 50% 并达到正常范围（10 ～ 65pg/ml）时认为甲状旁腺切除术是成功的。

- 手术团队包括术者、一助和刷手护士。术者和一助站在患侧，刷手护士站在对侧。监视器放在刷手护士旁边术者对面（图 31-10）。

体位

- 患者仰卧位，头部放置在中位，不需过伸位以避免绷紧胸锁乳突肌（sternocleidomastoid muscle，SCM）和带状肌。由于持续存在低压充气，这些肌肉的松弛有利于阻止手术野的范围狭小。消毒铺巾和标准的甲状旁腺手术一样。

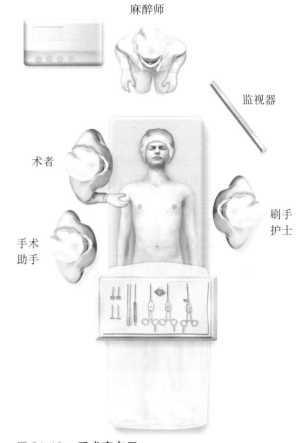

图 31-10 ● **手术室布局**

后门入路技术

- 首先在 SCM 前缘甲状腺峡部水平做一个 12 ～ 15mm 的横切口（放置镜头套管针切口）（图 31-11），在此插入 10mm 套管针建立腔隙。如果出现手术中转，这个切口可以向中线延长以达到对称的领式切口。

- 分离颈阔肌，找到 SCM 前缘，切开颈筋膜的封套筋膜，在 SCM 侧方和带状肌中线处之间、肩胛舌骨肌下方的平面进行分离（图 31-12）。

- 可以用剪刀轻柔地分离连接甲状腺叶中部后方到颈动脉鞘侧方的筋膜组织（图 31-13）。可能会遇到甲状腺中静脉，此时结扎中静脉也是不难的。

- 通过手术切口上下方向深深塞入小的湿纱布，建立初始腔隙（图 31-14）。这种不可视的方法可以扩大腔隙，非常快速、有效和不出血地显露术野。

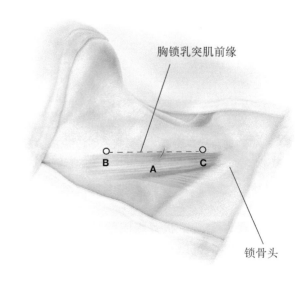

图 31-11 ● **套管针位置。** 所有三个套管针都放置在 SCM 前缘一线，主套管针（A）放置在甲状腺峡部水平，套管针 B 和 C 应该相距 3 ～ 4cm，用来放置 2mm 器械

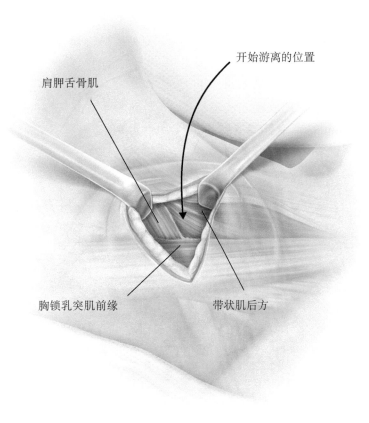

开始游离的位置

肩胛舌骨肌

胸锁乳突肌前缘

带状肌后方

图 31-12 ● SCM 侧方和带状肌中线处之间、肩胛舌骨肌下方的解剖入路

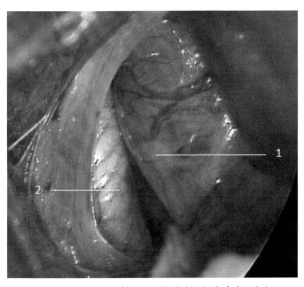

图 31-13 ● 后门入路技术利用甲状腺叶中部后方（1）到颈动脉鞘侧方（2）之间的平面

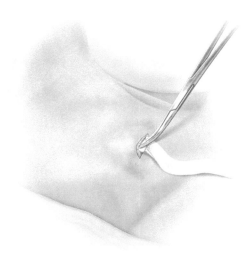

图 31-14 ● 建立腔镜探查腔隙。通过手术切口深深塞入小的湿纱布，建立的初始腔隙

置入两个 3mm 套管针

■ 两个 3mm 套管针的位置是分别沿着 SCM 前缘，在主光源套管针切口上方 5 ~ 6cm，下方 3 ~ 4cm 处。安全的套管针放置方法是从主孔到皮肤插入 2.5mm 的牵引针建立隧道，引导的方向必须沿着 SCM 前缘进行。操作时术者必须一直小心后方的颈内静脉，头侧的颈外静脉，尾侧的颈前静脉。3mm 套管针放置在牵引针头端，牵引针从内向外刺破皮肤后从而建立到术野的隧道（图 31-15）。随后将每个位置合适的 3mm 套管针用不可吸收单股丝线松弛地缝合固定在皮肤上，防止不自主地移动。

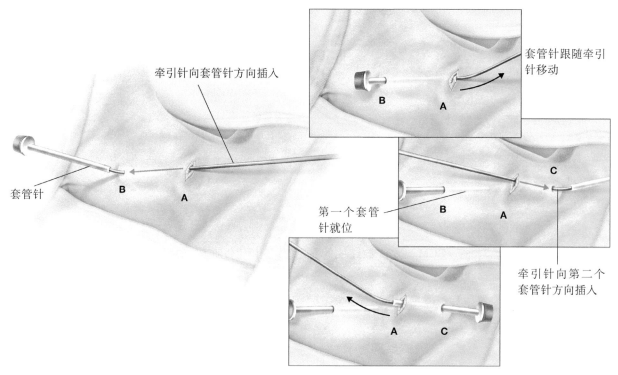

牵引针向套管针方向插入

套管针

套管针跟随牵引针移动

第一个套管针就位

牵引针向第二个套管针方向插入

图 31-15 ● 放置 3mm 套管针。两个套管针都是经由切口（A）由内到外，利用一个牵引针穿透皮肤建立通路。牵引针的通路必须在 SCM 的前缘。3mm 套管针放置在牵引针头端以建立到术野的隧道

置入 10mm 镜头套管针

■ 沿着主孔进行荷包缝合，包括 SCM 前缘侧方和胸骨甲状肌后缘内侧的皮肤。这时可以取出纱布卷，插入 10mm 套管针，用荷包缝合线固定。

■ 接下来荷包线通过一个特殊设计装置的孔洞缠绕固定在套管针上（图 31-16）。这种设计可以保证气体的密闭性，手术操作区域的扩大，阻止套管针从切口滑落。

■ 现在这 3 个套管针放置到位了，助手扶腔镜，术者在其他两个套管针进行操作（图 31-17）。

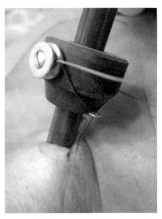

图 31-16 ● 主套管针的放置。围绕主切口进行荷包缝合，荷包线系在环绕主套管针上的一个特殊设计的装置上

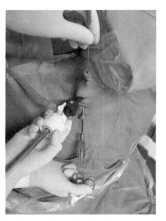

图 31-17 ● 3 个套管针放置的位置。气体注入(8mmHg)，助手扶着镜子，术者通过其他两个 3mm 套管针进行操作，腔镜探查可以开始了

腔镜下甲状旁腺探查

■ 低压（8mmHg）二氧化碳（carbon dioxide，CO_2）充气下建立气腔进行颈部手术。二氧化碳气体不仅可以保持手术腔隙的存在，而且可以填塞压迫小的出血。首选，辨别颈动脉，然后打开颈动脉侧方和甲状腺叶中间侧后方的间隙，用两把钝头金属剪进行分离。结扎和钳夹并不需要。钝性分离和气体注入的联合应用使得组织分离非常容易，减少了锐性分离的必要。这些有助于关键结构和解剖标志的辨认，使得解剖非常安全。首先要辨认甲状腺下动脉和喉返神经，甲状腺下动脉是一个非常有用的定位喉返神经的解剖标志。最简单的辨别神经的位置是在甲状腺下极水平，动脉干的尾侧。在左侧，神经沿着气管食管沟上行，在右侧，神经的路线更斜一些。

腔镜的放大作用使得沿着神经的滋养血管更加清楚，有助于辨别神经的位置。

■ 可以经常看见远远低于神经入喉处的分支（图 31-18），而且也可以非常容易地看见延伸到邻近气管和食管处的小的喉外分支。

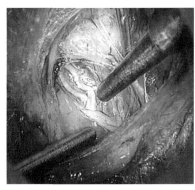

图 31-18 ● 腔镜探查颈部右侧：辨认右侧喉返神经。在这个病例，神经分支远低于神经入喉处

甲状旁腺腺瘤的辨认

■ 根据术前影像学检查，术者可能会怀疑到腺瘤在位置 1 或位置 2。

■ 在位置 1 的腺体都是上位甲状旁腺腺瘤，需要解剖上 2/3 甲状腺叶后方组织才能寻找到它们（图 31-19）。小的上位腺瘤通常在正常

的位置，贴近甲状腺下动脉，浮在疏松的组织中，大的上位腺瘤往往向后向下移位。因此，如果在甲状腺包膜附近没有找到它们，应该在食管附近或后方进行寻找。

■ 在位置 2 的腺体可能也是上位甲状旁腺腺瘤，移位可以使它们下降地非常低，到甲状腺下动脉以下，在下降过程中越过动脉后方。后

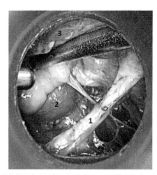

图 31-19 ● 腔镜探查颈部右侧：①甲状腺下动脉；②上位甲状旁腺腺瘤；③甲状腺叶中 1/3 后方。腺瘤位于位置 1

门入路技术可以非常容易地完成腔镜下探查甲状腺下动脉后方、沿着食管一直到后纵隔。在甲状腺下动脉水平可以非常容易地解剖出甲状旁腺的血管蒂，通过血管蒂可以找到腺瘤。轻轻地牵拉就可以显露腺瘤，增大的外形会有助于迅速地切除它们。

■ 寻找位置 2 的下位甲状旁腺腺瘤时需要在甲

状腺叶下 1/3 的后方进行探查。有时，放入腔镜后马上就能辨认出下位腺瘤。它们容易在气管周围或食管周围向后向下下降，与喉返神经关系密切，它们的后方紧贴神经。这时，侧方入路视野有助于安全解剖神经。

■ 虽然寻找同侧正常甲状旁腺并不是必须的，但其常可以在位置 1 或位置 2 找到（图 31-20）。

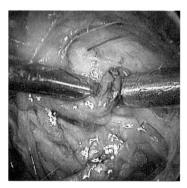

图 31-20 ● 辨认同侧下位甲状旁腺，这个腺体是正常的

甲状旁腺腺瘤的游离

■ 不要钳夹腺瘤以避免甲状旁腺断裂或潜在的出血风险。用双钝头金属剪钝性逐步从周围组织游离腺瘤（图 31-21）。用一把分离钳牵

拉腺瘤，提供一些张力，其他器械用来从周围组织分离腺体，松解疏松组织，进行完全地游离。当分离出血管蒂后（图 31-22），钳夹、骨骼化并用 3mm 电钩电凝终末血管分支（图 31-23）。

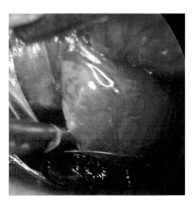

图 31-21 ● 用双钝头剪进行腔镜下上位甲状旁腺腺瘤的游离。不要钳夹腺瘤，避免包膜破裂

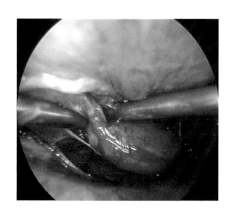

图 31-22 ● 游离上位甲状旁腺腺瘤血管蒂

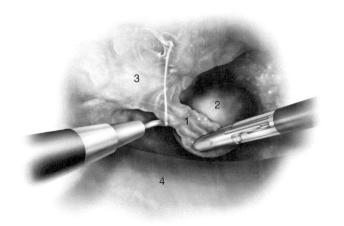

图 31-23 ● 用 3mm 电钩电凝上位甲状旁腺腺瘤②终末血管分支①。③甲状腺腺叶；④颈总动脉

切除甲状旁腺腺瘤

- 大多数甲状旁腺腺瘤可以从 10mm 套管针中取出。操作时需取出 10mm 腔镜，同时经 10mm 套管针放入一把抓钳和一个 5mm 腔镜，抓住腺瘤血管蒂将腺瘤拉入套管针（图 31-24），将套管针和标本一起取出。

- 更大的腺瘤不能被拉入 10mm 套管针内，可以在直视下经套管针处切口直接取出，没有必要将标本放在无菌塑料袋中。检查没有出血后可以将两个 3mm 套管针拔出。

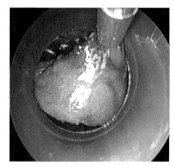

图 31-24 ● 切除甲状旁腺腺瘤。钳夹腺瘤血管蒂，从套管针取出腺瘤

关闭切口

- 不必放置引流管，缝合颈阔肌，用纤维蛋白胶关闭皮肤切口和两个 3mm 套管针切口（图 31-25）。不用切口敷料贴。

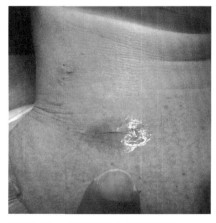

图 31-25 ● 用纤维蛋白胶关闭切口

经验与教训

适应证	■ 仅术前影像学检查清楚地定位为单发腺瘤的散发性原发性 HPT 患者才具备 EPLA 手术指征。 ■ 根据术前影像学检查结果，对于甲状旁腺腺瘤处于颈部较深位置者可以考虑使用 EPLA。
QPTH 方法	■ QPTH 检测方法的应用非常重要，特别是在定位不准确时。
套管针的放置	■ 将 3 个套管针放置在 SCM 前缘一线上，固定在皮肤上，防止不自主移动。 ■ 设计腔镜套管针切口时应考虑到手术中转的可能，切口应该可以向内侧延伸进行传统颈部手术。 ■ 应该通过腔镜套管针切口由内向外地建立穿透皮肤的操作套管针通路。
操作区域建立	■ 患者头部正中位，避免 SCM 和带状肌紧张。 ■ 为了扩大操作空间，插入腔镜套管针前，上下方向来回塞入一块小的湿纱布，深达所建立腔隙的位置，然后移除它。
腔镜下探查	■ 记住因为操作空间非常小，腔镜非常接近解剖结构，结构会高度放大，所以确有将腔镜视野下感觉变大的正常腺体切除的风险。
腔镜下游离	■ 不要钳夹腺瘤以避免甲状旁腺破裂，完全可以用双钝头钳进行游离。

术后处理

■ 患者可以在手术室中等待 QPTH 结果，在检测需要时间较长的情况下，患者也可以在拔管后转到麻醉恢复室，如果此时 QPTH 结果提示甲状旁腺腺瘤并没有成功切除的话，患者必须再次回到手术室。如果 QPTH 值没有下降超过 50% 达到正常范围（10 ～ 65pg/ml）时，应该中转进行双侧颈部探查。

■ 切除腺瘤后 4h、术后第 1 天、术后第 8 天应该检测血清甲状旁腺激素（parathyroid hormone，PTH）水平。术后第 1 和第 8 天应该检测血钙和血磷水平。

■ 血清 PTH 水平在切除腺瘤后 4h 会达到最低点，大多数患者在术后 48 ～ 72h 血钙达到最低点。因为是单侧甲状旁腺探查，术后甲状旁腺功能低下并不常见。然而，在有严重骨质缺钙，即有"骨饥饿"的患者，可以观察到术后低钙血症。如果有症状，应该应用钙剂和维生素 D 衍生物进行治疗。

■ 通常患者术后第 1 天出院。

■ 术后应常规进行声带检查。

结果

■ EPLA 术后，超过 95% 的患者血钙正常。然而，应该知道这些显著的结果源于仔细选择患者的结果。

■ 在病变复发或术后发生并发症等方面，EPLA 比其他 MIP 技术并没有明显优势。

■ 同其他通过有限度的颈部探查进行单侧腺体切除的手术比较，EPLA 没有导致 HPT 的复发或持续状态的增多，与双侧颈部探查相比，其具有术后疼痛更轻，美容效果更好的特点（图 31-26）。术后低钙血症的发生率和严重性也是低的。

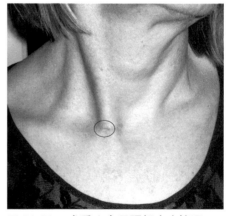

图 31-26 ● **术后 1 个月颈部瘢痕情况**

并发症

■ 血肿。

■ 喉返神经损伤。

■ 没有发现甲状旁腺腺瘤：手术中转。

■ 腺瘤包膜破裂。

■ 术前影像学假阳性表现。

■ QPTH 检测的假阴性结果。

第 **32** 章　二次甲状旁腺切除术

Barnard J.A.Palmer　William B.Inabnet, III

定义

- 二次甲状旁腺手术发生在不同的情况下，但最常见的还是手术失败、复发或持续甲状旁腺功能亢进。
- 甲状旁腺功能亢进持续状态是指初次甲状旁腺术后 6 个月内出现甲状旁腺功能亢进一直存在或再次出现。
- 复发性甲状旁腺功能亢进是指经过成功手术后 6 个月的正常血钙水平，再次出现高钙血症。

病史和体征

- 获得详细的病史，关注每天的治疗。
- 管理的第一步是生化指标的收集以确定是否存在甲状旁腺功能亢进持续或复发状态。推荐收集 24h 的血钙水平。
- 必须对每个患者在持续性甲状旁腺功能亢进存在的风险和手术并发症之间权衡再次手术的利弊，如果持续性甲状旁腺功能亢进存在的风险较低，而手术风险高，则选择非手术治疗。
- 第一次手术的方式对再次甲状旁腺手术是非常关键的，术者必须明白初次手术失败的原因。
- 必须仔细回顾手术记录和病理报告，关注探查范围、寻找辨别切除了几个甲状旁腺、是否病理证实、是否自体移植甲状旁腺。

影像学和其他检查

- 广泛详细的术前准备是二次甲状旁腺手术成功的关键。
- 回顾前次手术记录、影像学和病理报告，明白失败的原因。
- 定位是术前准备的必备一环，应该在所有二次甲状旁腺手术患者中进行术前的定位。超声、异丁基异腈扫描、计算机断层扫描（甲状旁腺四维 CT）（图 32-1），单光子发射计算机断层摄影 - 计算机断层扫描，氟脱氧葡萄糖正电子发射断层扫描等可以用来定位并排除多发性腺体疾病。术前病变腺体的定位能够显著改变手术入路，特别是当异常腺体位于纵隔内时。
- 细针穿刺同时检测穿刺物甲状旁腺激素水平。能够确定可疑病变处是否是甲状旁腺组织或超声发现的病变是否是甲状旁腺腺瘤。
- 当无创性检查无法定位病变时，有创性定位检查比如分段选择性静脉取血（图 32-2）或

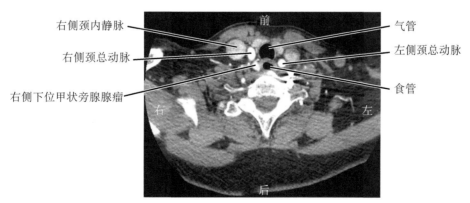

图 32-1 ● **甲状旁腺 CT 显示在右颈总动脉后方，气管侧后方，食管侧方增强显影的病灶，提示为右下位甲状旁腺腺瘤**

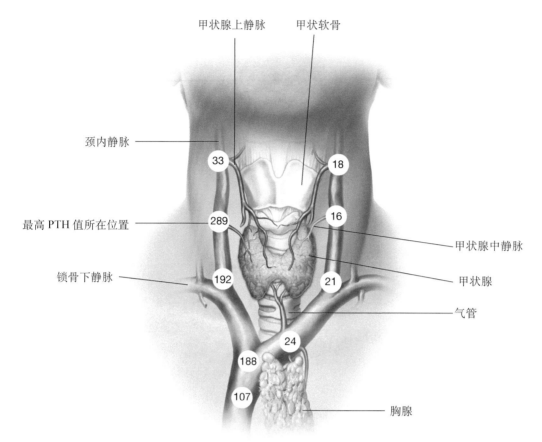

甲状腺上静脉　甲状软骨

颈内静脉

最高PTH值所在位置

锁骨下静脉

甲状腺中静脉

甲状腺

气管

胸腺

图 32-2 ● **分段静脉取血图示，不同的解剖位置 PTH 水平不同，提示右侧中部的甲状旁腺腺瘤**

动脉造影技术可以备选。

外科处理

术前准备
- 必须全面研究影像学资料，设计手术入路。
- 复习术前要点，二次探查前仔细清楚地设计手术步骤。
- 定位阳性的病变有助于精确地二次探查，而对于多腺体病变或无法定位的病变则需要范围更大的探查。
- 二次手术前推荐纤维喉镜检查，记录声带功能有助于确定手术范围。
- 术中冷冻切片和术中 PTH 检测有助于证实病变为甲状旁腺和生化指标上的改善。

体位
- 患者可以仰卧位或半坐卧位，双臂束起，用

肩垫使颈部后伸位（图 32-3）。
- 消毒铺巾的范围尽量大，上方超过下颌角，下方超过剑突水平，因为有可能切开胸骨。
- 全身麻醉气管内插管，可以使用术中喉返神经检测仪。

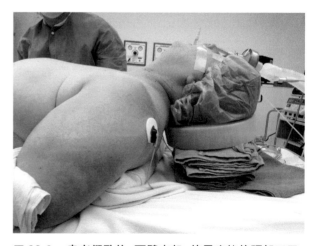

图 32-3 ● **患者仰卧位，两臂束起，使用肩垫使颈部延展，向前方提高气管和向头侧提高上纵隔的结构**

颈部二次探查

切口和皮瓣悬吊

- 根据术前定位进行皮肤切口的设计，最好在自然的颈部皮肤皱褶处或前次手术切口处（除非切口太低或太高）。切口的宽度取决于颈部的厚度，但是应该足够大到上至舌骨水平下至前纵隔水平（图 32-4）。
- 如果术前能够定位，切口可以选择垂直于病灶上方的位置。
- 游离皮肤和颈阔肌，悬吊在颈前静脉表面的颈阔肌下皮瓣，向上到甲状软骨切迹，向下至胸骨柄，侧方到胸锁乳突肌前缘。

颈部入路

- 颈部二次手术的入路可以是通过精准的探查入路或标准的中线、后外侧入路或甲状胸腺韧带入路。
- 通过术前定位病灶而进行的精准探查并不经过前次的颈部切口，应该根据病灶位置和术者经验，以及影像学检查选择切口位置，进行探查。
- 当怀疑为多发性腺体疾病或异常腺体无法术前定位时，具备从原颈部切口入路的指征，这时利用原手术切口，修剪颈部瘢痕，垂直分离带状肌，打开中线。
- 当瘢痕组织广泛或寻找靠后方的腺体时，应该可以考虑后门入路或侧后方入路。可以利用上次手术切口偏侧方的部分，在带状肌侧缘和 SCM 前缘之间入路（图 32-5）。
- 当腺瘤位于甲状腺叶下极前方或甲状腺胸腺韧带内时，应该可以考虑前门入路或甲状腺胸腺韧带入路。舌骨下肌群尽量向下分离，以直接达到甲状腺胸腺韧带，避免解剖带状肌和甲状腺包膜之间的组织。
- 一旦深达带状肌，开始牵拉甲状腺，包括从腺体表面提拉起带状肌，将甲状腺向内旋转。Kittner、甲状腺夹钳或 8 字缝合可以用来帮

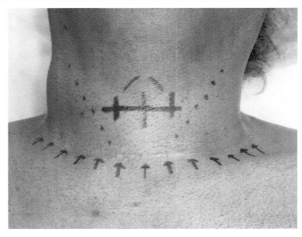

图 32-4 ● 根据术前定位和计划入路在自然皮肤皱褶处设计切口，经典的、大的、下位切口已经被偏上方的更小的切口或直接位于甲状旁腺病变处的切口所取代。侧后方入路可以选择侧方切口，在胸锁乳突肌前缘和带状肌侧方之间。图中向上的箭头为经典的手术切口，横向实线为偏上的小切口

助牵拉甲状腺。
- 辨认并保护喉返神经。

探查

- 根据术前影像学检查系统地进行术前准备。
- 如果术前能够定位病变腺体，可以进行精准探查。
- 从遗留腺体可能存在的正常位置开始探查，上位腺体一般出现在甲状腺中部到上 1/3 处，这种情况占到 85% 的可能，大体位置是在甲状软骨下缘喉返神经的后方和甲状腺下动脉的上部。
- 下位腺体标准的位置是在甲状腺下极后方附近，喉返神经的前面，从甲状腺下动脉到甲状腺下极之间或沿着甲状腺胸腺韧带走行（见第 28 章，图 28-11）。
- 如果在正常位置无法找到，可以在腺体可能出现的异常位置进行寻找。
- 异位上极腺体一般会向后向下移位，当它们向下移动时位置会更加靠后。
- 沿着甲状腺上极包膜鞘和血管蒂周围进行触诊寻找。
- 从气管食管沟向下到纵隔的后方（图 32-6）。

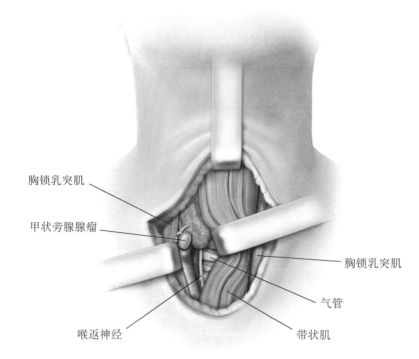

胸锁乳突肌

甲状旁腺腺瘤

胸锁乳突肌

气管

喉返神经

带状肌

图 32-5 ● 侧后方入路和经典的入路是相似的，不同之处是侧后方入路需沿着胸锁乳突肌内缘和胸骨舌骨肌、胸骨甲状肌侧缘之间入路，减少中线瘢痕处的解剖。可以根据需要分离肩胛舌骨肌

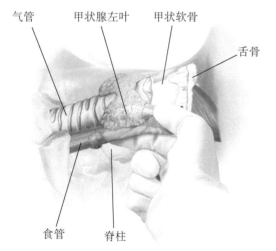

气管   甲状腺左叶   甲状软骨

舌骨

食管   脊柱

图 32-6 ● 从下咽部上方到纵隔显露气管食管沟侧壁，遗漏的腺体可能在椎体前间隙找到，手指触诊可以提高在这个区域寻找甲状旁腺的效果

- 下位腺体所处的范围更大，但接近 25% 的可能是沿着甲状腺胸腺韧带或在胸腺上极水平。它们很少位置靠后，位置越低就越靠前。
- 寻找并精细化探查甲状腺后方和下方。
- 检查甲状腺胸腺韧带，切开胸腺鞘膜，向头侧拉出胸腺腺叶，仔细检查胸腺组织（图 32-8）。

- 探查颈动脉鞘，向上至下颌角水平（图 32-7）。

辨认腺体并切除
- 正常甲状旁腺约 3mm × 2mm × 4mm 大小，黄褐色。
- 异常腺体质韧，似橡胶感，红褐色。
- 从周围组织游离腺体，钳夹分离血管蒂。
- 组织学检查可以确认甲状旁腺，锐性分离活检腺体头端组织，操作要非常小心避免损伤脆弱的血供。
- 术中 PTH 监测可以提高治愈率，指导探查的范围。
- 10min 内 PTH 下降至基线的 50% 以上并达到正常范围是治愈的指征。如果对多发性腺体疾病进行手术（而不是遗漏一个腺体），PTH 水平也应该在 10min 内达到正常范围。
- 如果 PTH 水平没有突然下降，还应该继续探查，直到达到一个合适的下降水平。

其他的操作
- 因为下位甲状旁腺通常移位到上纵隔的前方，

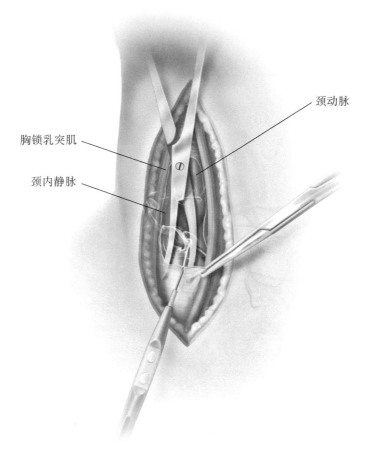

颈动脉

胸锁乳突肌

颈内静脉

图 32-7 ● 如果没有寻找到腺瘤，可以打开颈动脉鞘

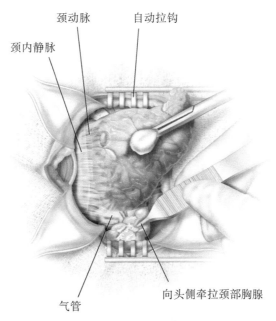

颈动脉　　自动拉钩

颈内静脉

气管　　　向头侧牵拉颈部胸腺

图 32-8 ● 因为甲状旁腺部分嵌入胸腺的情况不常见，除非无法找到病变甲状旁腺时才进行颈部胸腺切除术。从胸腔牵拉出胸腺上方部分组织，向头侧提起，直到看见并分离后方血管。在一个腺体一直无法找到的情况下，一些外科医生会切除患侧甲状腺叶。除非术前有充分影像学证据说明存在纵隔肿瘤，不必劈开纵隔

它们可以与胸膜关系密切。

- 如果没有找到病变甲状旁腺，可以进行经颈部的胸腺切除术（图 32-8）。向头侧轻轻牵拉胸腺，逐步钝性分离提拉胸腺至颈部切口处，在无名静脉水平切除胸腺组织。
- 同样，也可以进行遗漏甲状旁腺侧的甲状腺叶切除术。
- 对于无法定位的二次甲状旁腺手术，分阶段

手术是常见的。如果病变腺体无法找到，应该结束手术再次定位。

关闭切口

- 仔细止血，将带状肌缝合归位至中线（如果是侧方入路则归位至 SCM），缝合归位颈阔肌，关闭皮肤切口。
- 除非有大范围的游离或探查，并不需要常规放置引流管。

纵隔探查

入路

- 只有纵隔内有高功能腺体存在证据时才进行纵隔探查，最好术前有两种不同的定位检查能够确定腺体的位置。
- 大多数位于主动脉弓以上后纵隔或前纵隔的

腺瘤能够经颈部找到并切除。

- 在前纵隔或中纵隔较深位置的病变需要经胸部入路（图 32-9）。
- 精准定位是最重要的，可以进行创伤小的入路，如前纵隔切开术或胸腔镜手术，而不必进行部分或正中胸骨切开术（图 32-10）。
- 入路的选择应根据病变的定位和术者的水平。

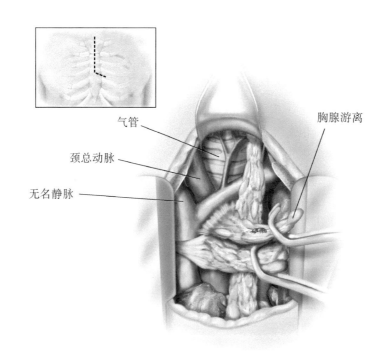

气管

颈总动脉

无名静脉

胸腺游离

图 32-9 ● **在预计腺瘤水平下方 3cm 处进行胸骨中线切开或部分胸骨切除术可以提供纵隔的手术入路（插图显示胸部手术切口位置）。探查界限包括无名静脉上方，心包下方。腺瘤一般位于前纵隔内胸腺残余部分**

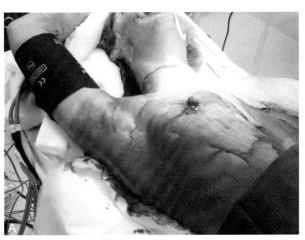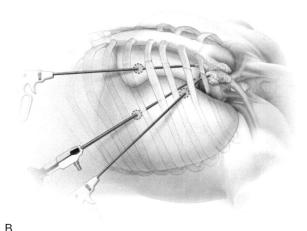

图 32-10 ● 必须在有阳性定位的前提下才能进行胸部手术。A.图片为胸腔镜手术体位，患者仰卧位，同侧上肢抬高过头，在肋间经胸廓入路；B.胸腔镜套管针的位置

甲状旁腺二次移植

■ 对于多发性腺体病变或残留甲状旁腺血供不佳的情况下，可以进行甲状旁腺二次移植以保留功能。移植物成活的概率较高但需要数

周的时间来发挥功能。

■ 将约 50mg 的外观看起来最正常的甲状旁腺组织切成 1mm 见方的小块，放置在前臂肌肉囊袋中，或者也可以放置在前臂或前胸壁皮下组织内（图 32-11）。

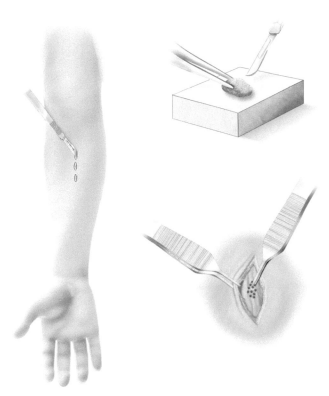

图 32-11 ● 甲状旁腺组织进行再次移植，其被切成 1mm 小片，放置在前臂肌肉间隙中，如图所示。或者可以放置在前臂或前胸壁皮下

经验与教训

指征	■ 需具备完整的的病史和体征，包括症状和严重高的高钙血症，证实存在甲状旁腺功能亢进复发或持续状态的生化指标。
术前准备	■ 需要复习首次手术要点和病理结果。 ■ 术前定位为二次手术提供了线路图。
切口设计	■ 根据术前定位和术前计划进行切口设计。 ■ 切口设置在自然皮肤皱褶处时会提高美容效果。
颈部入路	■ 颈部入路包括精准入路、侧后方入路、甲状腺胸腺韧带入路、中线处原切口重设入路。
探查	■ 首选寻找上位或下位腺体正常的位置。 ■ 探查可能的非正常位置，包括气管食管沟、颈动脉鞘、甲状腺胸腺韧带、颈部胸腺和甲状腺内部。
纵隔内病变	■ 经过术前精准的定位可以对纵隔内病变进行创伤小的手术操作，比如经颈部或胸腔镜下的入路。
其他的操作	■ 当病变腺体无法找到时，可以进行经颈部胸腺切除术或同侧甲状腺叶切除术。 ■ 甲状旁腺二次移植可以对多发腺体病变的患者提供有益的帮助。
关闭切口	■ 分层关闭切口，不需要引流。

术后处理

■ 刚刚结束手术时要注意监测呼吸情况。

■ 在甲状旁腺二次移植、大范围游离、腺体或血管经过控制处理、多个腺体切除等情况下，术后甲状旁腺功能低下的发生风险增高。

■ 经过钙剂和维生素 D 预防性应用，结合血钙和 PTH 的监测，术后低钙血症可以得到缓解。通常术后连续应用 3 ～ 6 个月的钙剂，避免慢性低钙状态激活继发的甲状旁腺功能亢进。

结果

■ 二次甲状旁腺手术的成功率是为 82% ～ 98%，

在多发性腺体病变时成功率低到 37% ～ 73%。

■ RLN 损伤率为 0% ～ 2.7%，永久性低钙血症发生率为 1% ～ 18%。

并发症

■ 颈部积液。

■ 血肿。

■ 感染。

■ 声音改变。

■ 喉返神经损伤。

■ 低钙血症，甲状旁腺功能低下。

■ 手术失败或复发。